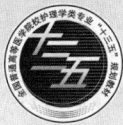

全国普通高等医学院校护理学类专业"十三五"规划教材

（供护理学类专业用）

U0746372

临床营养学

主　编　江育萍

副主编　焦凌梅　李华文

编　者　（以姓氏笔画为序）

江育萍（广西中医药大学）　　　　　李华文（广东医科大学）

肖德强（广西医科大学）　　　　　　陈　英（江西中医药大学）

段一娜（承德医学院）　　　　　　　黄迎春（南京总医院）

彭南海（南京大学金陵学院）　　　　焦凌梅（海南医学院）

中国健康传媒集团

中国医药科技出版社

内容提要

本教材为全国普通高等医学院校护理学类专业"十三五"规划教材之一,系根据全国普遍高等医学院校护理学类专业"十三五"规划教材编写总体原则、要求和《临床营养学》课程教学大纲的基本要求及课程特点编写而成。内容主要包括临床营养学概述、营养学基础、合理营养与平衡膳食、营养咨询、营养评价、营养风险评估、医院膳食、临床营养支持(肠外营养与肠内营养)、常见疾病的营养治疗等。并在各章设有"学习目标""案例引导""本章小结"及"目标检测"等模块。本教材同时配套有"医药大学堂"在线学习平台(包括电子教材、教学大纲、教学指南、视频、课件、题库、图片等),从而使教材内容立体化、生动化、易教易学。本教材篇幅合理、结构严谨、科学性强、可操作性强,对临床营养工作具有实用的指导意义。

本教材供全国普通高等医学院校护理学类专业师生教学使用。

图书在版编目(CIP)数据

临床营养学/江育萍主编. —北京:中国医药科技出版社,2016.8

全国普通高等医学院校护理学类专业"十三五"规划教材

ISBN 978-7-5067-8264-7

Ⅰ. ①临… Ⅱ. ①江… Ⅲ. ①临床营养—医学院校—教材

Ⅳ. ①R459.3

中国版本图书馆 CIP 数据核字(2016)第 083172 号

美术编辑 陈君杞
版式设计 张 璐

出版 **中国健康传媒集团** | 中国医药科技出版社
地址 北京市海淀区文慧园北路甲 22 号
邮编 100082
电话 发行:010 – 62227427 邮购:010 – 62236938
网址 www.cmstp.com
规格 889×1194mm ¹⁄₁₆
印张 13½
字数 322 千字
版次 2016 年 8 月第 1 版
印次 2023 年 7 月第 4 次印刷
印刷 北京市密东印刷有限公司
经销 全国各地新华书店
书号 ISBN 978-7-5067-8264-7
定价 32.00 元

获取新书信息、投稿、为图书纠错,请扫码联系我们。

全国普通高等医学院校护理学类专业"十三五"规划教材

出 版 说 明

　　为面向全国省属院校本科护理学专业教学实际编写出版一套切实满足培养应用型护理学人才需求和"老师好教、学生好学及学后好用"的护理学类专业教材，在教育部、国家卫生和计划生育委员会、国家食品药品监督管理总局的支持下，根据教育部高等教育教学改革精神，以及培养临床实用型人才、提高护理实践能力等护理人才培养要求，在全国普通高等医学院校护理学类专业"十三五"规划教材建设指导委员会专家的悉心指导下，中国医药科技出版社组织全国近 110 所以省属高等医学院校为主体的具有丰富教学经验和较高学术水平的600 余位专家教授历时 1 年余的编撰，本套教材即将付梓出版。

　　全套教材包括护理学类专业理论课程教材共计 34 门。将于 2016 年 8 月由中国医药科技出版社出版发行。主要供全国普通高等医学院校护理学类专业教学使用，也可供医药卫生行业从业人员学习参考。

　　本套教材定位清晰、特色鲜明，主要体现在以下方面：

　　1. 切合院校教学实际，突显教材针对性和适应性

　　在编写本套教材过程中，编者们始终坚持从全国省属医学院校护理学类专业教学实际出发，并根据培养应用型护理人才的需求和医疗机构对护生临床护理实践能力、沟通交流能力、服务意识、敬业精神等要求，结合国家护士执业资格考试新要求，同时适当吸收护理行业发展的新知识、新技术、新方法，从而保证教材内容具有针对性、适应性和权威性。

　　2. 强化护理能力培养，满足应用型人才培养需求

　　本套教材的内容和体系构建着眼于理论与实践相结合、人文社科及护理与医学相结合，强化培养学生实践能力、独立分析问题和解决问题的评判性思维能力，满足以能力为本位的高素质、强能力、精专业、重实践的应用型本科护理学人才培养需求。

　　3. 创新教材编写模式，增强内容的可读性实用性

　　在遵循教材"三基、五性、三特定"的建设规律基础上，引入"案例引导"模块内容，同时设计"学习目标""知识链接""知识拓展""考点提示""本章小结""目标检测"等模块，以增强教材内容的可读性和实用性，更好地培养学生学习的自觉性和主动性以及理论联系实践的能力、创新思维能力和综合分析能力。

4. 搭建在线学习平台，立体化资源促进数字教学

在编写出版整套纸质教材的同时，编者与出版社为师生均免费搭建了与每门纸质教材相配套的"医药大学堂"在线学习平台（含电子教材、教学课件、图片、微课、视频、动画及练习题等教学资源），使教学内容资源更加丰富和多样化、立体化，更好地满足在线教学信息发布、师生答疑互动及学生在线测试等教学需求，促进学生自主学习，为提高教育教学水平和质量，实现教学形成性评价等和提升教学管理水平提供支撑。

编写出版本套高质量教材，得到了全国知名专家的精心指导和各有关院校领导与编者的大力支持，同时本套教材专门成立了评审委员会，数十位专家对教材内容进行了认真审定并提出了宝贵意见，在此一并表示衷心感谢。出版发行本套教材，希望受到广大师生欢迎，并在教学中积极使用本套教材和提出宝贵意见，以便修订完善，共同打造精品教材，为促进我国护理学类专业教育教学改革和人才培养作出积极贡献。

中国医药科技出版社
2016 年 7 月

全国普通高等医学院校护理学类专业"十三五"规划教材

教材建设指导委员会

顾　　问　姜小鹰（福建医科大学护理学院）

主 任 委 员　何国平（中南大学湘雅护理学院）

副主任委员　（以姓氏笔画为序）

丁　萍（安徽医科大学）	方正清（安徽中医药大学护理学院）
任　辉（第三军医大学护理学院）	刘建军（江西中医药大学护理学院）
刘殿刚（湖北中医药大学）	张　瑛（长治医学院护理学院）
张彩虹（海南医学院国际护理学院）	单伟颖（承德医学院护理学院）

委　　员　（以姓氏笔画为序）

王秀华（中南大学湘雅护理学院）	王春平（潍坊医学院）
邓科穗（江西中医药大学护理学院）	申丽娟（昆明医科大学）
朱大诚（江西中医药大学）	朱天民（成都中医药大学）
江育萍（广西中医药大学）	苏衍萍（泰山医学院）
李　净（安徽中医药大学）	李玉红（安徽医科大学护理学院）
李玉翠（长治医学院护理学院）	李智山（湖北文理学院医学院）
宋晓亮（长治医学院）	张雪飞（湖北中医药大学）
金荣疆（成都中医药大学）	周谊霞（贵州医科大学护理学院）
房民琴（三峡大学第一临床医学院）	钟志兵（江西中医药大学）
姜贵云（承德医学院）	徐旭东（济宁医学院）
唐红英（第三军医大学）	黄秀凤（广东医科大学护理学院）
章新琼（安徽医科大学护理学院）	商战平（泰山医学院）
梁桂仙（昆明医科大学护理学院）	彭德忠（成都中医药大学）
新　燕（内蒙古医科大学）	翟　静（泰山医学院）
颜文贞（广东医科大学护理学院）	魏秀红（潍坊医学院护理学院）

全国普通高等医学院校护理学类专业"十三五"规划教材

教材评审委员会

主 任 委 员 姜小鹰（福建医科大学护理学院）　　何国平（中南大学湘雅护理学院）

副主任委员 （以姓氏笔画为序）

王　强（河南大学护理学院）　　王克芳（山东大学护理学院）

史瑞芬（南方医科大学护理学院）　　朱爱勇（第二军医大学护理学院）

江智霞（遵义医学院护理学院）　　安力彬（大连大学护理学院）

李惠玲（苏州大学护理学院）　　张立力（南方医科大学护理学院）

张美芬（中山大学护理学院）　　尚少梅（北京大学护理学院）

赵　岳（天津医科大学护理学院）　　郝玉芳（北京中医药大学护理学院）

胡秀英（四川大学华西护理学院）

委　　　员 （以姓氏笔画为序）

于　睿（辽宁中医药大学护理学院）　　王　彦（河北大学护理学院）

王亚宁（江西科技学院护理学院）　　王爱敏（青岛大学医学院护理学院）

王继红（北华大学护理学院）　　方正清（安徽中医药大学护理学院）

毕怀梅（云南中医学院护理学院）　　任海燕（内蒙古医科大学护理学院）

刘　娟（宁夏医科大学护理学院）　　刘卫东（滨州医学院护理学院）

刘化侠（泰山医学院护理学院）　　刘建军（江西中医药大学护理学院）

刘彦慧（天津中医药大学护理学院）　　李　伟（潍坊医学院护理学院）

李　红（福建医科大学护理学院）　　李伊为（广州中医药大学护理学院）

李远珍（皖南医学院护理学院）　　李春卉（吉林医药学院护理学院）

李保刚（昆明医科大学护理学院）　　李惠萍（安徽医科大学护理学院）

杨英豪（河南中医药大学护理学院）　　吴　彬（广西中医药大学护理学院）

何桂娟（浙江中医药大学护理学院）　　何朝珠（南昌大学护理学院）

张　佩（锦州医科大学护理学院）　　张　瑛（长治医学院护理学院）

张素英（包头医学院护理学院）　　张彩虹（海南医学院国际护理学院）

张翠娣（上海中医药大学护理学院）　　陈长英（郑州大学护理学院）

林　秧（厦门医学院护理学院）　　林　萍（佳木斯大学基础医学院）

林素兰（新疆医科大学护理学院）　　周建荣（重庆医科大学护理学院）

郎玉玲（牡丹江医学院护理学院）　　单伟颖（承德医学院护理学院）

胡　慧（湖北中医药大学护理学院）　　袁爱华（长沙医学院护理学院）

贾秀英（贵州医科大学护理学院）　　郭　宏（沈阳医学院护理学院）

崔香淑（延边大学护理学院）　　韩　琳（兰州大学医学院护理学院）

谢　晖（蚌埠医学院护理学系）　　廖　力（南华大学护理学院）

鞠　梅（西南医科大学护理学院）　　魏碧蓉（莆田学院护理学系）

全国普通高等医学院校护理学类专业"十三五"规划教材

书 目

序号	教材名称	主编	ISBN
1	护理专业英语	刘殿刚	978 – 7 – 5067 – 8239 – 5
2	医学统计学	张雪飞	978 – 7 – 5067 – 8240 – 1
3	人体解剖学	徐旭东　邹智荣	978 – 7 – 5067 – 8269 – 2
4	药理学	宋晓亮　王瑞婷	978 – 7 – 5067 – 8267 – 8
5	组织学与胚胎学	苏衍萍　吴春云	978 – 7 – 5067 – 8271 – 5
6	医学微生物学与寄生虫学	李智山　杜峦英	978 – 7 – 5067 – 8268 – 5
7	生物化学	翟　静　周晓慧	978 – 7 – 5067 – 8243 – 2
8	生理学	朱大诚	978 – 7 – 5067 – 8266 – 1
9	医学免疫学	新　燕	978 – 7 – 5067 – 8241 – 8
10	病理学	申丽娟　王娅兰	978 – 7 – 5067 – 8253 – 1
11	病理生理学	商战平　卢彦珍	978 – 7 – 5067 – 8263 – 0
12	预防医学	王春平　李　君	978 – 7 – 5067 – 8247 – 0
13	临床营养学	江育萍	978 – 7 – 5067 – 8264 – 7
14	社区护理学	李玉红	978 – 7 – 5067 – 8258 – 6
15	护理心理学	钟志兵	978 – 7 – 5067 – 8242 – 5
16	老年护理学	邓科穗　钟清玲	978 – 7 – 5067 – 8256 – 2
17	健康评估	王秀华　丁　萍	978 – 7 – 5067 – 8265 – 4
18	护理学导论	唐红英　王　萍	978 – 7 – 5067 – 8244 – 9
19	基础护理学	颜文贞　肖洪玲	978 – 7 – 5067 – 8246 – 3
20	护理伦理学	黄秀凤	978 – 7 – 5067 – 8245 – 6
21	护理管理学	李玉翠　任　辉	978 – 7 – 5067 – 8248 – 7
22	内科护理学	魏秀红　张彩虹	978 – 7 – 5067 – 8249 – 4
23	外科护理学	梁桂仙　宫叶琴	978 – 7 – 5067 – 8250 – 0
24	妇产科护理学	单伟颖　柳韦华	978 – 7 – 5067 – 8251 – 7
25	儿科护理学	张　瑛　张丽萍	978 – 7 – 5067 – 8252 – 4
26	五官科护理学	房民琴　王志英	978 – 7 – 5067 – 8254 – 8
27	精神科护理学	章新琼	978 – 7 – 5067 – 8257 – 9
28	急危重症护理学	周谊霞　田永明	978 – 7 – 5067 – 8255 – 5
29	康复护理学	姜贵云	978 – 7 – 5067 – 8259 – 3
30	中医养生康复学	金荣疆　唐　巍	978 – 7 – 5067 – 8270 – 8
31	中医临床护理学	刘建军	978 – 7 – 5067 – 8261 – 6
32	针灸推拿与护理	彭德忠	978 – 7 – 5067 – 8262 – 3
33	中医护理学基础	李　净　孟静岩	978 – 7 – 5067 – 8260 – 9
34	中医营养与食疗	朱天民	978 – 7 – 5067 – 8272 – 2

注:34 门主干教材均配套有中国医药科技出版社"医药大学堂"在线学习平台。

前言

古人云："民以食为天"。我国最早的医书《黄帝内经》就总结出了"五谷为养、五果为助、五畜为益、五菜为充，气味合而服之，以补益精气"精辟的膳食原则。随着国民经济的发展，人们的物质生活水平有了很大的提高，由此引发的营养问题日渐突显，如一些与营养有关的慢性病（如高脂血症、心脑血管疾病、糖尿病、肥胖、痛风等）的患病率，不仅呈上升势态且有年轻化的趋势；而蛋白质－热能营养不良、维生素及无机盐缺乏症等营养不良性疾病又与之并存。因此，合理营养与健康水平及慢性病的营养保健问题越发受到人们的关注，期望通过平衡膳食实现合理营养，从而促进健康、延年益寿。

本教材共设 2 篇 13 章，主要内容包括营养学基础和营养与疾病两大部分，重点介绍了合理营养与平衡膳食、营养咨询、营养评价、营养风险评估、医院膳食、临床营养学支持（肠外营养与肠内营养）、常见疾病的营养治疗等等。不仅涉及疾病的营养治疗，还涵盖了营养在病因、病程、预防和康复等多方面的综合作用，有助于学生掌握相关的临床营养学知识，在工作中对患者进行正确的膳食指导和营养教育，提高治疗效果，促进康复。

本教材编写以"三基"（基本知识、基础理论、基本技能）和"五性"（思想性、科学性、先进性、启发性、适用性）为指导原则，结合护理学专业的特点，突出基本概念与基本知识，密切联系临床的实际应用。通过本课程的学习，希望学生能掌握临床营养学的基本知识和基本技能，并能运用于护理程序中；能够对患者开展营养评价及营养风险评估；能够为不同的患者提供合理的膳食指导；了解不同疾病患者的营养需要并掌握其膳食营养特点，为实施营养护理提供理论基础。本教材同时免费配套有中国医药科技出版社"爱慕课"在线学习平台（包括电子教材、教学大纲、教学指南、视频、课件、题库、图片等），使教材内容立体化、生动化，易教易学，欢迎广大师生积极使用。

本教材由长期从事护理本科临床营养学教学的一线教师共同编写完成，编写过程中得到了编者及其学校的大力支持，辽宁中医药大学护理学院于睿院长及其团队对教材内容进行了审定，在此表示衷心感谢。由于时间仓促、编者水平与篇幅所限，对教材中的不足或疏漏之处，敬请读者不吝赐教，提出宝贵意见。

编　者

2016 年 3 月

目 录
CONTENTS

第一篇　营养学基础

第二篇　营养与疾病

绪　　论

学习目标

知识要求

1. 掌握　临床营养学基本概念。
2. 熟悉　营养治疗的目的及原则。
3. 了解　膳食营养素参考摄入量、临床营养学的发展简史及学习临床营养学的必要性。

一、临床营养学基本概念

（一）营养

营养（nutrition）从字义上讲"营"的含义是谋求，"养"的含义是养生，营养就是谋求养生。养生是我国传统医学中使用的术语，即保养、调养、颐养生命。用现代科学的语言具体地描述"营养"，即营养是机体摄取食物，经过消化、吸收、代谢和排泄，利用食物中的营养素和其他对身体有益的成分构建组织器官、调节各种生理功能，维持正常生长、发育和防病保健的过程。

（二）营养素

营养素（nutrient）是机体为了维持生存、生长发育、生理功能、体力活动和健康以食物的形式摄入的一些化学物质。机体所需的营养素包括蛋白质、脂类、碳水化合物、维生素、矿物质和水共六大类，其中，蛋白质、脂类、碳水化合物称为宏量营养素；矿物质和维生素称为微量营养素。

（三）营养学

营养学（nutrition）是研究膳食、营养素及其他食物成分对健康影响的科学。研究内容包括：营养素及其他食物成分在人体内消化、吸收、利用与排泄的过程及其对人体健康、疾病的作用，营养素之间的相互作用与平衡，营养素需要量与膳食营养素参考摄入量，营养缺乏病与营养相关慢性病的预防和营养治疗，特殊人群与特殊环境下的营养，食物的营养素保存与营养素强化，植物化学物与保健食品，社区营养管理与营养教育，食物营养政策与营养法规等。

营养学属于自然科学范畴，是预防医学的组成部分，具有很强的实践性。从理论上讲，营养学与生物化学、生理学、病理学、临床医学、食品科学、农业科学等学科都有密切联系。从应用方面来看，它可以指导群体或个体合理安排膳食，改善国民体质，防病保健，促进社会经济发展。

（四）临床营养学

临床营养学（clinical nutrition）也称医学营养学（medical nutrition），是从治疗的角度研究膳食与各种疾病之间的关系，即各种食物（或膳食结构）对疾病的发生、发展和预后的影响，以及对疾病的预防和治疗作用。

（五）肠内营养

肠内营养（enteral nutrition，EN）是指经口或管饲等途径提供营养物质至胃肠内的方法。狭义的肠内营养则专指管饲方式。凡胃肠道功能正常，或存在部分功能者，营养支持都应首选肠内营养。

（六）肠外营养

肠外营养（parenteral nutrition，PN）是经静脉途径输注足够的能量和各种营养素，以纠正或预防营养不良，维持营养平衡的营养治疗方法。当患者被禁食，所有营养物质均经静脉营养提供时，称为全胃肠外营养（total parenteral nutrition，TPN）。

（七）营养治疗

营养治疗（nutritional therapy）是根据疾病的病理生理特点，给患者制定各种不同的膳食配方，经肠内或肠外为患者提供营养物质的过程。营养治疗以利于辅助治疗，纠正营养不良，增强机体抵抗力，对恢复健康能起到药物所不能替代的作用。因此，营养治疗在增进治疗效果上与医疗和护理同等重要，是现代临床综合治疗中不可缺少的一个重要组成部分。

二、营养治疗的目的和原则

（一）营养治疗目的

1. 调整营养素　根据疾病治疗的需要，利用热能和某种营养素的补充或减少以达到辅助治疗作用。如减少热能、脂肪和碳水化合物的摄入，补充足够的蛋白质，有利于肥胖者减轻体重；或通过补充高蛋白及高热能饮食，使消瘦者体重增加；对手术前后患者营养的适当调整，有利于手术的进行及术后康复。

2. 减轻脏器负荷　如患急性肾小球肾炎的患者，尿量少且有水肿时，应限制食盐、蛋白质和水分的摄入量，以减轻肾脏的负担、控制病情、促进康复。

3. 控制营养素　如糖尿病患者，主要是由于胰岛素分泌绝对或相对不足，导致碳水化合物、脂肪及蛋白质代谢紊乱，通过调整能量摄入量及三大产热营养素的供能比，有利于病情稳定。

4. 有利于消化、吸收　注意食物的选择及烹调方法，使之细软易消化。如消化道溃疡的患者，可给予少渣膳食，并切碎煮烂，易于消化、吸收，有利于溃疡面的愈合。

5. 补充热能消耗　如大面积烧伤、消化道瘘患者，热能消耗增多，可供给高热能要素膳及高蛋白质匀浆膳，由静脉补充脂肪乳剂及氨基酸溶液等，均有助于促进康复。

6. 辅助诊断　用特定试验膳食，如为了辅助诊断有无消化道隐性出血时，可用潜血试验膳食了解消化道出血情况。

（二）营养治疗基本原则

1. 膳食配制　了解患者的一般情况，包括年龄、性别、职业、经济条件等，以及既往史、现病史、营养史，有无药物和食物过敏史，结合不同疾病的病理生理要求，制定饮食营养治疗计划；且计划必须符合治疗原则和膳食营养要求以及食品卫生的规定，如高脂血症患者既要控制含胆固醇高的动物蛋白质及动物脂肪，又必须补充一定量的豆类蛋白质及植物脂肪，以满足机体的需要；还应结合膳食的性质制定餐次，普通膳食每天以 3 餐为宜，软食每天 4~5 餐，半流质膳食每天 5~6 餐，流质膳食每天 6~7 餐。

2. 食物多样化　结合病情与食物性质，科学烹调，选择蒸、煮、烧、烩、焖、煨、炒、煎、卤、汆等不同的烹调方法，使饭菜色、香、味、形俱佳，美味可口，品种多样化，平衡膳食，且注意季节的变换，以增进食欲，有助于食物的消化吸收。

3. 营养支持 危重患者的营养支持尤为重要。应密切观察病情，根据病情变化及时修订营养治疗方案，观察和记录实际摄入量、营养代谢的变化等，科学地制订营养治疗配方。如果患者胃肠功能衰竭时，则应采用肠外营养的方法。

4. 膳食要求 凡因治疗或检查需要严格控制热能时，饮食要称重，并嘱患者卧床休息，减少活动，避免发生低血糖等。

5. 膳食指导 结合病情，尊重患者的饮食习惯，做好膳食指导，出院时提供患者膳食指导处方，使患者能自觉配合膳食治疗。

三、膳食营养素参考摄入量

膳食营养素参考摄入量（dietary reference intakes，DRIs）是为了保证机体合理摄入营养素，避免缺乏或过量，在推荐膳食营养素供给量（recommended dietary allowance，RDA）的基础上发展起来的每日平均膳食营养素摄入量的一组参考值。

1. 平均需要量（estimated average requirement，EAR） 是指某一特定性别、年龄及生理状况群体中对某营养素需要量的平均值。

2. 推荐摄入量（recommended nutrient intake，RNI） 是指可以满足某一特定性别、年龄及生理状况群体中绝大多数个体（97%～98%）需要量的某营养素需要量摄入水平。

3. 适宜摄入量（adequate intake，AI） 是通过观察或实验获得的健康群体某种营养素的摄入量。

4. 可耐受最高摄入量（tolerable upper intake level，UL） 是指平均每日摄入某种营养素的最高限量。

四、临床营养学发展简史

我国具有悠久的营养科学史，早在3000多年前就有了关于营养的论述。在我国最早的医书《黄帝内经》中就有"五谷为养、五果为助、五畜为益、五菜为充"的论述，这与现代营养学提出的"合理膳食"的原则一脉相承。孟诜所著《食疗本草》为我国第一本"食物疗法"专著，记载了丰富的营养经验。

现代营养学奠基于18世纪末期，到了19世纪至20世纪初，是发现和研究各种营养素的鼎盛时期。经过漫长时间的探索，逐渐发现并认识蛋白质、脂肪、碳水化合物、矿物质等营养素，特别是维生素的生理作用；对微量元素的系统研究始于1930年之后，如1931年发现人患斑釉牙与饮水中氟含量过多有关。

1790年Hunter经鼻－胃途径喂养吞咽肌麻痹的患者获得成功。1901年Einbom设计一种在管的远端附有金属小囊的十二指肠橡皮管，经胃进入十二指肠即可喂养。1969年Randall受宇航员饮食的启发，将要素膳用于患者，发展了近代肠内营养。

随着无菌、输液和输血技术的发展，肠外营养也随之长足进步。此后的百余年间，静脉输注葡萄糖和电解质溶液以及输血（包括人血白蛋白等血制品）等成为危重患者营养治疗的主要措施。1952年法国外科医生Robert Aubaniac，首先采用锁骨下静脉穿刺到上腔静脉进行输液，解决了用高渗糖的胃肠外营养的途径问题。1959年美国哈佛医学院布里根医院外科医生Francis Moore首先提出热量与氮的合适比值为627.6kJ（150kcal）:1g的理论。1961年Wretind发明的大豆油脂肪乳剂Intralipid成为极好的静脉补充能量来源。

肠内营养和肠外营养的迅速发展，使可供选择的营养支持产品由少到多，丰富多样，满足不同患者不同病情的不同需要。营养产品的功能由专门的营养支持发展到营养与治疗兼备。同时，开展了对患者的营养风险筛查和营养评价，并发现人体最大的免疫器官是肠道，而且肠道还具有屏障作用。如果肠道内缺乏营养供给，不仅肠道本身营养不良，也会减弱肠道的免疫功能以及导致细菌异位。因此，能用胃肠道补充营养的就不用静脉；能用匀浆膳的不用要素膳，只有在万不得已的情况下，才用要素膳或全肠外营养。

近年来，临床营养研究又有了新进展，如膳食、营养与慢性病，即癌症、心脑血管病、糖尿病等疾病的关系，已成为现代营养学研究的重要内容；营养与遗传密切相关，营养状态直接或间接地影响基因和基因的表达；食品成分除营养素外，还有植物化学物对健康的影响等。

五、学习临床营养学知识的必要性

随着我国经济的发展和国民生活水平的不断提高，大众对健康的要求越来越高，营养与疾病的关系也越来越受到关注。由于护士所在岗位的特殊性，其营养知识水平的高低不仅影响自身的健康，也会影响患者的康复。

1997 年我国颁布的《护士注册法》明确规定，健康教育是护士应尽的义务，临床营养知识教育是护理健康教育不可缺少的内容。而护士掌握必要的临床营养学相关知识，可根据患者的病情，对患者进行正确的膳食指导和营养教育，是整体护理的一个重要环节。且在营养治疗过程中，护士有着不可替代的作用，护士通过护患沟通及细致观察病情，可有效地预防和处理不良反应，降低营养治疗的并发症，提高治疗效果，促进康复，减轻患者的经济负担。

因此，在护理高等教育中开设临床营养学课程，有助于护生掌握相关的临床营养学知识，为将来临床护理工作打下良好基础，提高护理工作质量。

本章小结

营养是机体为了维持正常生长及发育和防病保健，从食物中摄取机体所需的营养素（蛋白质、脂类、碳水化合物、维生素、矿物质和水），而膳食营养素参考摄入量则有助于居民平衡膳食，合理营养。可根据病情、营养治疗目的及原则，选择适当的临床营养支持（肠内营养或肠外营养）以促进疾病康复。因此，通过了解临床营养学的发展历程，更应重视临床营养学的学习。

目标检测

A1 型选择题

答题说明：每一道题有 ABCDE 5 个备选答案，只有 1 个正确答案，其余均为干扰答案。

1. 下列属于微量营养素的是

　　A. 脂肪　　　　　B. 蛋白质　　　　C. 维生素　　　　D. 糖类　　　　E. 水

2. 能够满足 97% ~98% 特定群体某营养素需要量摄入水平的是

　　A. RNI　　　　　B. RDA　　　　　C. AI　　　　　　D. UL　　　　　E. EAR

3. 下列不属于肠内营养的途径是

　　A. 口服　　　　　B. 空肠瘘　　　　C. 管饲　　　　　D. 静脉　　　　E. 胃造瘘

4. 营养治疗的目的有

　　A. 补充热能消耗　　　　　B. 有利于消化吸收　　　　　C. 减轻脏器负荷

　　D. 辅助诊断　　　　　　　E. 以上都是

5. 半流质膳食每天餐次宜安排

　　A. 3 餐　　　　　B. 5 ~6 餐　　　　C. 4 ~5 餐　　　　D. 6 ~7 餐　　　　E. 2 ~4 餐

（江育萍）

第一篇

营养学基础

第一章　宏量营养素

学习目标

知识要求

1. 掌握　相关基本概念、蛋白质营养价值的评价方法及产热营养素的热能比。
2. 熟悉　碳水化合物、脂类、蛋白质的生理功能与膳食来源及蛋白质－热能营养不良。
3. 了解　碳水化合物、脂类、蛋白质的组成及参考摄入量。

技能要求

1. 熟练掌握评价食物蛋白质、脂肪营养价值的技能。
2. 学会应用碳水化合物、脂类、蛋白质热能比例确定人体需要量。

案例引导

临床案例　患儿张某，男，11月龄，身高72cm、体重6kg。因"反复腹泻、体重不增2个多月"就诊。近2个月来反复腹泻，大便稀水样或蛋花样，每日7～8次。食欲尚可，进食即泻。小便多，明显消瘦，无抽搐。

个人史：第一胎、第一产，足月顺产，出生体重3.5kg。母乳喂养至4个月，后添加鲜牛奶及米糊、稀饭，近2个月主要以米糊和稀饭喂养。

体格检查：体温36.1℃、脉搏109次/分、呼吸27次/分。精神欠佳；消瘦，皮下脂肪少，无水肿；皮肤松弛，弹性差；头发稀少、干枯；腹软，腹壁皮下脂肪0.2cm；肝脏肋下2.5cm，质软；脾脏肋下未及；肠鸣音亢进；心肺无异常。

辅助检查：HGB 86g/L；ALT 53.1U/L、AST 54U/L、ALB 28g/L；K^+ 35mmol/L、Na^+ 131mmol/L、Cl^- 96mmol/L；肾功能无异常；黄色水样便，余未见异常。

诊断　蛋白质－能量营养不良。

提问　根据现有资料，请回答：

1. 患儿的喂养方式对其患蛋白质－能量营养不良有何影响？
2. 如何为该患儿进行膳食护理？

第一节　碳水化合物

一、概述

碳水化合物（carbohydrate）是由碳、氢、氧3种元素组成的一类有机化合物，这类有机化合物的分子结构中氢和氧的比例与水分子的氢氧比例相同，因此被称为碳水化合物。碳水化合物一般是植物通过光合作用将太阳能转化而成的能量形式，所以富含碳水化合物的食物多数是植物性食物，动物性食物中碳水化合物含量较低。碳水化合物是中国居民膳食中能量的主要来源。

二、碳水化合物的分类与组成

碳水化合物种类很多，FAO/WHO 根据化学结构和生理功能把碳水化合物分为糖、寡糖和多糖，见表 1-1。

表 1-1　膳食主要碳水化合物的分类

分类	亚组	组成
糖（1~2 个单糖）	单糖	葡萄糖、果糖、半乳糖
	双糖	蔗糖、乳糖、麦芽糖、海藻糖
	糖醇	山梨醇、甘露醇、木糖醇
寡糖（3~9 个单糖）	异麦芽低聚糖	麦芽糊精
	其他寡糖	棉子糖、水苏糖、低聚果糖、低聚木糖
多糖（≥10 个单糖）	淀粉	直链淀粉、支链淀粉、淀粉糊精
	非淀粉多糖	纤维素、半纤维素、果胶、树胶

（一）糖

糖包括单糖、双糖和糖醇。

1. 单糖　单糖是最简单的糖分子，一般不能再被水解为更小分子的糖，每个单糖分子含 3~9 个碳原子。主要单糖有葡萄糖、果糖和半乳糖。

（1）葡萄糖　是构成食物中多种寡糖和多糖的基本单位。如淀粉分子完全由葡萄糖构成，蔗糖由葡萄糖与果糖化合而成。

（2）果糖　是由葡萄糖异构化形成的一种单糖。果糖主要存在水果、蜂蜜里面，果糖和葡萄糖组成蔗糖，但是果糖的甜度比蔗糖要高。果糖被人体吸收后，部分转变成葡萄糖被人体利用，也有一部分转变为糖原、乳酸和脂肪。果糖和葡萄糖是自然界最常见的单糖。

（3）半乳糖　具有与葡萄糖相同种类和数量的原子，但是结构不同。自然界中很少有游离的半乳糖分子，它只存在于奶类食品的乳糖中。半乳糖在人体内转变成葡萄糖后才能被利用。

2. 双糖　双糖是由两分子单糖缩合而成。常见的双糖有蔗糖、麦芽糖、乳糖和海藻糖等。

（1）蔗糖　由葡萄糖与果糖组成，普遍存在于自然界的蔬菜和水果中，如绵白糖、白砂糖或红糖等蔗糖是通过精炼甘蔗或甜菜的汁液获得的。

（2）麦芽糖　含有两个葡萄糖基。种子发芽或者淀粉分解时可生成大量麦芽糖。

（3）乳糖　由葡萄糖和半乳糖结合形成，只存在于乳类食品中。人体内含有消化乳糖的乳糖酶，但随着年龄的递增肠道里的乳糖酶逐渐减少，导致消化乳糖的能力下降。如有些人在摄入牛奶或含有乳糖的食物之后，出现恶心、疼痛、腹泻、胀气等症状，这种情况称为乳糖不耐症。乳糖不耐症的人群可尝试少量饮用牛奶或者饮用发酵后的酸奶，酸奶中的乳糖大部分转变为乳酸，可减少人体消化乳糖的负担。

（4）海藻糖　由两分子葡萄糖结合形成，在菌藻类、豆类、酵母及发酵食品中含量较丰富。海藻糖对多种生物活性物质如蛋白质、酶、疫苗及一些生物制品具有非特异性保护作用。

3. 糖醇　糖醇是单糖的衍生物。常见的有山梨醇、甘露醇、木糖醇和麦芽醇等。糖醇有甜味，且不影响胰岛素分泌，故常用于肥胖、糖尿病等人群的膳食中，或在食品工业上替代部分蔗糖的使用。

（二）寡糖

寡糖又称为低聚糖，是由 3～9 个单糖分子构成的聚合物。比较重要的寡糖有棉子糖、水苏糖、异麦芽低聚糖、低聚果糖、低聚木糖等。这些低聚糖主要存在于蔬菜、水果和豆类食品中，多数低聚糖难以被人体消化酶消化，但是可以被结肠的有益菌群利用，产生一些短链脂肪酸，抑制有害细菌的生长。

（三）多糖

多糖是由 10 个或 10 个以上单糖分子组成的高分子聚合物。按功能的不同可分为储存多糖和结构多糖。常见的储存多糖有植物细胞所含有的淀粉和动物体内含有的糖原；结构多糖有构成植物细胞壁的纤维素、半纤维素、果胶、树胶等非淀粉多糖，以及甲壳动物的甲壳素等。

1. 淀粉 是植物储存葡萄糖的形式，主要为植物种子的生长提供能量储备，大多数淀粉存在于谷类、根茎类等植物中。根据聚合方式不同分为直链淀粉和支链淀粉。人类的消化酶可使淀粉降解为葡萄糖。淀粉的次级水解产物相对含葡萄糖数目较少，称为淀粉糊精。

2. 糖原 与淀粉组成相似，由连成链的葡萄糖聚合而成，只是糖原的链较长且多分支，几乎只存在于动物组织中，因此也称动物淀粉。人体内的酶可分解糖原降解为葡萄糖，但是食物中糖原含量少，因此它不是碳水化合物的主要食物来源。

3. 膳食纤维 是指不能被人体消化酶所消化的多糖，主要包括纤维素、半纤维素、果胶、树胶、抗性淀粉等，木质素虽然不属于碳水化合物，但是它存在于植物细胞壁中与纤维素难以区分，因此也把木质素归为膳食纤维的范畴。

三、碳水化合物的生理功能

人体内的碳水化合物主要有葡萄糖、糖原和含糖的复合物，碳水化合物的功能与摄入食物的碳水化合物种类及机体内的存在形式有关。

1. 提供能量 碳水化合物是人体最经济且最主要的能量来源。1g 葡萄糖在体内氧化可产生 16.74kJ（4.0kcal）的能量。机体内碳水化合物的储备形式是糖原，主要分布在肌肉和肝脏中。肝糖原分解为葡萄糖并进入血液循坏，为机体特别是大脑和神经组织提供能量，葡萄糖是胎儿和婴儿大脑神经组织唯一的能量来源。肌肉中的糖原只为自身提供能量。机体内的糖原储备只能满足人体大约 12 小时的需要，因此每天必须从膳食中补充足够的碳水化合物。一些不被人体消化的膳食纤维在肠道细菌发酵下产生少量短链脂肪酸，也可为肠黏膜细胞提供少量能量。

2. 参与组织细胞构成 每个组织细胞都含有碳水化合物，主要以糖脂、糖蛋白、蛋白多糖等形式存在于细胞生物膜、细胞质与细胞间质中。如大脑和神经组织的糖脂、软骨和骨骼含有的糖蛋白，DNA 和 RNA 中所含的核糖等。

3. 构成机体多种重要生理活性物质 碳水化合物也参与一些抗体、酶和激素的构成，调节机体的各种活动。

4. 节约蛋白质作用 当机体摄入的碳水化合物或脂肪等非蛋白质能量充足时，可避免机体为了满足自身对能量的需求，动用蛋白质通过糖原异生作用产生葡萄糖，即节约蛋白质作用。

5. 抗生酮作用 脂肪酸在体内彻底氧化的代谢过程需要草酰乙酸参与，而草酰乙酸是碳水化合物的代谢产物，当碳水化合物摄入不足时，脂肪酸无法彻底氧化而产生较多酮体堆积，易导致机体产生酮血症或酮尿症。膳食中摄入足够的碳水化合物可避免脂肪代谢不全、酮体过量堆积，称为碳水化合物的抗生酮作用。人体每天至少应摄入 50～100g 碳水化合物才可防止酮体蓄积。

6. 解毒作用 葡萄糖醛酸在肝脏内能够与多种有害物质结合并通过一定代谢途径排出体外，如酒精、四氯化碳、微生物毒素等，以达到解毒的目的。

7. 改变食物感官性状 食物中的单糖、双糖具有甜味，且部分碳水化合物的羰基可以与蛋白质的氨基在适当温度下发生羰氨反应，使食物褐变并散发香味，刺激人体食欲，有利于消化。

8. 维持肠道健康 某些低聚糖及膳食纤维等不易被人体消化的碳水化合物可以刺激肠道蠕动，并且诱导肠道益生菌大量繁殖，改善肠道微生态环境，对肠道健康有重要的影响。

四、碳水化合物的膳食来源与参考摄入量

（一）碳水化合物的膳食来源

碳水化合物主要来源于植物性食物。粮谷类一般含碳水化合物60%～80%，薯类含量为15%～29%，这两类食物所含的碳水化合物主要是淀粉；豆类的碳水化合物含量为40%～60%，其中约有一半的碳水化合物为寡糖；根茎类蔬菜为4.1%～25%，鲜豆类为5%～20%，叶菜类蔬菜一般在10%以下；淀粉类坚果为31%～50%；奶类食品为3.4%～7.4%，主要是乳糖；水果中以枣类碳水化合物含量较高，约30%；单糖、双糖这些简单糖类的来源主要是蔗糖、糖果、甜食、糕点、蜂蜜等食品。

膳食纤维主要来源于粗粮、薯类、豆类、蔬菜、菌藻类及水果、坚果等植物性食物中。

（二）参考摄入量

中国营养学会制定了中国居民膳食中碳水化合物的可接受范围AMDR，1岁以上不分年龄、性别和生理状态，食物中总碳水化合物占能量的比例均为50%～65%，添加糖不超过总能量的10%。

膳食纤维的适宜摄入量为25g/d。

第二节 脂 类

一、概述

脂类（lipids）是人类膳食中不可缺少的营养物质，无论是为人体储备和提供能量、构成组织细胞，还是改善食物的色香味等感官性状，脂类都起着重要的作用。健康成人体内脂肪占体重的14%～19%。但是随着人们生活水平的提高，脂类在膳食中所占的比重越来越大，与脂肪相关疾病的发病率也随之升高，这不仅与脂类摄入量的改变有关，也与脂类的种类和结构的多样化有关。因此，合理摄取脂类食物，对维持机体健康和预防疾病具有重要意义。

二、脂类的组成及必需脂肪酸

（一）脂类的组成

脂类包括脂肪和类脂两大类，一般难溶于水，可溶于有机溶剂。

1. 脂肪 脂肪是由一分子甘油结合三分子脂肪酸而成的三酰甘油，又称为甘油三酯（triglyceride）或中性脂肪。植物的油脂和动物的脂肪大多数为三酰甘油。人体内的三酰甘油约占脂类总量的95%，主要分布于腹腔、皮下和肌肉纤维间，随着机体摄入膳食能量与机体活动的改变而相应增减，因此又称为动脂。

脂肪酸（fatty acid）是脂类的基本构成物质，为具有甲基端和羧基端的碳氢链，化学分子式为$CH_3[CH_2]_nCOOH$。脂肪酸很少以游离形式存在，一般整合到三酰甘油中。目前已知天然的脂肪酸有50多种。

脂肪酸可按其碳链的长短、饱和程度或空间结构等进行分类。

（1）按碳链长短分类　含 14～24 个碳原子的脂肪酸为长链脂肪酸（long - chain fatty acid，LCFA），人体内的脂肪酸多数属于长链脂肪酸，此外大脑、视网膜等组织中还含有一些极长链的脂肪酸；8～12 个碳原子的属于中链脂肪酸（medium - chain fatty acid，MCFA），中链脂肪酸不用催化可直接与甘油酯化为中链三酰甘油（medium - chain triglyceride，MCT），中链三酰甘油水溶性好且可直接被小肠吸收，在细胞内快速氧化提供能量，因此在食物加工及临床应用中日益受到重视；含 6 个碳原子以下的为短链脂肪酸（short - chain fatty acid，SC-FA），人体内的短链脂肪酸主要是来自低聚糖和膳食纤维等不易被人体消化的碳水化合物在肠道内被微生物酵解的产物。

（2）按饱和程度分类　可分为饱和脂肪酸（saturated fatty acid，SFA）、单不饱和脂肪酸（monounsaturated fatty acid，MUFA）和多不饱和脂肪酸（polyunsaturated fatty acid，PUFA）。饱和脂肪酸不含双键，如月桂酸 $C_{12:0}$，棕榈酸 $C_{16:0}$；单不饱和脂肪酸含有一个不饱和双键，如棕榈油酸 $C_{16:1,n-7}$，油酸 $C_{18:1,n-9}$；含有两个及以上不饱和双键的称为多不饱和脂肪酸，如亚油酸 $C_{18:2,n-6}$，α - 亚麻酸 $C_{18:3,n-3}$，多不饱和脂肪酸主要存在于植物当中。不饱和脂肪酸具有降低血总胆固醇和低密度脂蛋白的作用，而不会降低高密度脂蛋白水平。

（3）按不饱和双键的空间结构分类　可分为顺式脂肪酸（cis - fatty acid）和反式脂肪酸（trans - fatty acid）。天然食物中的不饱和脂肪酸大多数为顺式结构，牛奶和奶油中含有少量反式脂肪酸。反式脂肪酸大多出现在氢化的植物油中。不少研究表明反式脂肪酸会升高低密度脂蛋白胆固醇，并降低高密度脂蛋白胆固醇水平，增加机体患冠心病的风险。

2. 类脂　类脂包括磷脂、固醇类及其衍生物糖脂和脂蛋白等，约占体内脂类总量的 5%，主要分布在细胞生物膜、神经组织、机体组织器官等。类脂在体内较稳定，一般不易受膳食能量和机体活动的影响，称为定脂。

（1）磷脂　人体内除了三酰甘油外，含量最多的脂类就是磷脂（phospholipids）。按化学结构可分为两类：一类是磷酸甘油脂，包括卵磷脂、脑磷脂、肌醇磷脂等，最重要的是卵磷脂；另一类是神经鞘磷脂，神经鞘磷脂与卵磷脂分布于细胞膜上。磷脂的主要功能有：①构成细胞膜，帮助脂类和脂溶性物质出入细胞膜；②乳化脂肪、胆盐和胆固醇，利于吸收转运和代谢，防止胆固醇在血管内沉积，预防心血管疾病；③释放胆碱，促进神经递质乙酰胆碱的合成，改善神经系统功能；④可作为能源提供机体能量。

（2）固醇类　固醇类（steroid）广泛存在于各类食物中，其中最重要的是胆固醇。胆固醇是细胞膜重要的组成成分，是人体多种重要物质的合成原料，如胆汁、睾酮等，皮肤里的 7 - 脱氢胆固醇可经紫外线照射转变为维生素 D_3。机体内胆固醇如果过多可增加动脉硬化的风险。

知识链接

传统的烘焙工艺采用动物脂肪软化面粉，但是动物脂肪普遍含有较多的胆固醇及饱和脂肪酸，摄入过多会增加心血管疾病的风险。如果采用富含不饱和脂肪酸的植物油替代动物脂肪，可减少胆固醇的含量，但是不饱和脂肪酸的双键不稳定易被氧化，且植物油熔点低偏软不耐高温，不利于烘焙食品的加工和保存。将不饱和脂肪酸的双键与氢离子结合，令其变为饱和键，随着饱和度的提高，植物油可由液态变为固态。这种状态的油脂提高了抗氧化的能力，同时物理性状的改变更有利于烘焙及煎炸工艺，在食品加工行业中应用广泛。但是，在氢化过程中，一些未被氢化的不饱和脂肪酸空间结构可由顺式变为反式结构，成为反式脂肪酸。

（二）必需脂肪酸

大部分脂肪酸可由机体利用糖类、脂肪或蛋白质合成，但有些是机体所必需的多不饱和脂肪酸在体内无法合成，必须从食物中摄取，称为必需脂肪酸（essential fatty acids，EFAs）。严格来说，必需脂肪酸只有两种，包括亚油酸 $C_{18:2,n-6}$ 和 α-亚麻酸 $C_{18:3,n-3}$。亚油酸可衍生出一系列 $n-6$ 系列的多不饱和脂肪酸，如花生四烯酸（arachidonic acid，AA）；α-亚麻酸则代谢产生一系列 $n-3$ 系列的多不饱和脂肪酸，重要的有二十碳五烯酸（eicosapentaenoic acid，EPA）和二十二碳六烯酸（docosahexaenoic acid，DHA）等。

三、脂类的生理功能

1. 储存和供给能量　人体如果摄入过多热能而没有完全利用时，这些能量在体内以脂肪的形式储存，当机体需要能量时三酰甘油可被动员分解释放出能量。1g 脂肪在人体内完全氧化可产生约 37.67kJ（9.0kcal）的能量，在三大产热营养素中产能最高。

2. 构成组织细胞成分　细胞膜、线粒体膜等各种生物膜中含有大量脂肪酸和一定量的胆固醇，脂类在维持细胞结构和功能中起着重要的作用。

3. 参与机体重要物质的形成　胆固醇合成胆酸、维生素 D 和类固醇激素等，调节机体的生理功能。脂肪组织还具有内分泌作用，分泌肿瘤坏死因子 α，白细胞介素-6 等，这些因子可参与调节机体代谢、免疫和生长发育等。

4. 节约蛋白质和促进碳水化合物代谢　充足的脂肪、碳水化合物等非蛋白热源的摄入，可以避免机体因为热能不足而分解蛋白质来获取能量。此外，脂肪的代谢产物也可促进碳水化合物的能量代谢。

5. 提供必需脂肪酸　亚油酸、α-亚麻酸及其衍生物对机体有多种作用，主要有：①构成磷脂，维持细胞的结构及功能；②是前列腺素、血栓戊烷、白三烯等物质的前体，这些物质调节机体众多的生化反应，协调细胞的相互作用等；③促进胆固醇酯化、转运和代谢，降低血液胆固醇含量，减少心血管疾病风险；④研究表明动物精子形成与必需脂肪酸有关；⑤EPA 和 DHA 可维持视网膜视觉功能，促进大脑发育。机体如果缺乏必需脂肪酸，可影响生长发育和生殖功能，导致皮肤湿疹，引起肝、肾、神经、视觉功能障碍等。

6. 维持体温及保护内脏　皮下脂肪可隔热保温，维持机体正常体温；脂肪组织对内脏器官有支撑和缓冲外力的作用，避免内脏受外力损伤；腹腔脏器之间有大量脂肪，可在消化道蠕动过程中起一定润滑作用。

7. 膳食脂肪改善食物性状及增加饱腹感　烹调中适当使用油脂可改善食物的色香味，促进食欲；食物中的脂肪进入十二指肠可刺激十二指肠产生抑胃素，抑制胃蠕动，增强饱腹感，食物脂肪越多饱腹感越强。

8. 促进脂溶性维生素吸收　不少含脂肪丰富的食物同时也含有各种脂溶性维生素，脂肪可促进这些脂溶性维生素的溶解和吸收。长期低脂饮食或患肝胆疾病、消化吸收障碍，可导致脂溶性维生素的缺乏。

四、脂类营养价值的评价

评价膳食脂肪的营养价值应考虑脂肪的消化率、必需脂肪酸的含量和脂溶性维生素的含量三方面，见表 1-2。

1. 脂肪消化率　一般来说，含短链脂肪酸或不饱和脂肪酸较多的三酰甘油比较软，且熔点低，不饱和度越高熔点越低，更容易被消化。这些脂肪酸多数存在于植物油脂中。动物脂肪因为主要含饱和脂肪酸，所以消化率较植物油低，在动物脂肪中羊油熔点最高，消化率也最低。

2. 必需脂肪酸含量　植物油中多不饱和脂肪酸含量高于动物脂肪，故必需脂肪酸含量也高于动物脂肪。但鱼类特别是海鱼类食物也含有丰富的 $n-3$ 系列多不饱和脂肪酸，而植物油中的椰子油主要含饱和脂肪酸，不饱和脂肪酸含量少。

3. 脂溶性维生素含量 植物油特别是谷类胚芽油富含维生素 E，一些植物油和动物肝脏脂肪中含有维生素 K；动物脂肪组织中几乎不含维生素，脂溶性维生素主要分布在动物内脏器官的脂肪中，如肝脏特别是羊肝和某些海鱼的肝脏富含维生素 A 和维生素 D。

表 1-2　食物脂类营养价值的评价指标

评价指标		代表性食物
消化率		菜油、花生油、橄榄油、豆油、棉籽油、麻油、椰子油、乳脂、葵花籽油、茶油、猪油等
必需脂肪酸含量		葵花籽油、豆油、玉米油、棉籽油、芝麻油、花生油、米糠油等
脂溶性维生素含量	维生素 A	羊肝、牛肝、鸡肝、鹅肝、猪肝、鸭肝、鸭蛋黄、鹅蛋黄、枸杞子、紫苏、西蓝花、鸭肝、鸡心、胡萝卜等
	维生素 D	鱼干（大马哈鱼）、奶酪、蛋黄（生鲜）、香菇（干）、猪油、全蛋（生鲜）、黄油、奶油等
	维生素 E	胡麻油、酵母（鲜）、鹅蛋黄、豆油、辣椒油、棉籽油、葵花籽油、芝麻油、山核桃、菜籽油、玉米油、核桃（干）、花生油、核桃（鲜）、芝麻籽（白）等
	维生素 K	菜籽油、萝卜缨、羽衣甘蓝、黄瓜、菠菜、大豆、花椰菜、卷心菜、蛋黄、生菜、莴苣、猪肝、麦麸、鸡肝、燕麦、麦芽、奶酪等

五、脂类的膳食来源与参考摄入量

（一）膳食来源

膳食中的脂肪来源于烹调用油、动物性食品和各种植物的种子。植物性食物和植物油脂一般所含的脂肪酸以不饱和脂肪酸较多，如山茶油、橄榄油富含单不饱和脂肪酸，大豆油、玉米油、花生油等富含亚油酸，α-亚麻酸在亚麻籽油、紫苏籽油中含量较高，大豆油含有少量 α-亚麻酸；植物油也含有丰富的维生素 E，因此营养价值较高，但椰子油主要含有饱和脂肪酸。

动物性脂肪一般含饱和脂肪酸较多，消化率也低。而鱼类脂肪 EPA 和 DHA 含量较丰富，鱼类肝脏含维生素 A、维生素 D 较多，其营养价值较高；蛋类的脂肪主要分布在蛋黄中，单不饱和脂肪酸含量较多。

食物中胆固醇主要分布于动物性食物中，特别是动物内脏（肝脏、大脑）和蛋黄。

（二）参考摄入量

中国营养学会制定了中国居民膳食中脂肪的可接受范围 AMDR，18 岁以上成人不分性别及生理状态，脂肪占能量的比例是 20%～30%，其中饱和脂肪酸占能量比例应低于 10%，$n-6$ 多不饱和脂肪酸占能量比例为 2.5%～9.0%，$n-3$ 多不饱和脂肪酸占能量比例为 0.5%～2.0%，EPA + DHA 为 0.25～2.0g/d，孕妇和乳母 EPA + DHA 的适宜摄入量（AI）为 0.25g/d，未制定 AMDR。

第三节　蛋　白　质

一、概述

蛋白质（protein）是地球上一切生物的基本组成成分，从简单的低等生物到复杂的高等生物，都需要蛋白质来维持生命和代谢。150 年前人们对其命名时就引用于希腊文"proteios"（最重要），显现了蛋白质对生命体的重要性。人体内的蛋白质一直处于分解与合成的动态平衡中，以此更新和修复组织蛋白质。成人每天大约有 3% 的蛋白质被更新，因此人体需要每天从食物中获取一定量的蛋白质。

二、蛋白质的组成及必需氨基酸

（一）蛋白质的组成

蛋白质是由氨基酸（amino acid，AA）以肽键连接并通过一定空间构象变化组成的结构复杂的一大类大分子有机化合物。蛋白质、糖类和脂肪都含有碳、氢、氧原子，但是构成蛋白质的还有氮元素，有的蛋白质还含有硫、磷等元素。大多数动物性食物的蛋白质氮含量比较相似，大约16%，即每16g氮元素相当于100g蛋白质，因此，常用氮含量除以16%（即乘以6.25折算系数）估算动物性食物蛋白质的量。而植物性食物如大米、大豆等食物的蛋白质含氮量较高，但其折算系数相对较低。不同食物蛋白质的折算系数见表1-3。

样品中蛋白质的百分含量（g%）＝每克样品中含氮量（g）×蛋白质折算系数×100%

表1-3 不同食物蛋白质的折算系数

食物	折算系数	食物	折算系数
全小麦	5.83	芝麻、葵花籽	5.30
小麦胚芽	6.31	杏仁	5.18
大米	5.95	花生	5.46
燕麦	5.83	大豆	5.71
大麦及黑麦	5.83	鸡蛋（全）	6.25
玉米	6.25	肉类和鱼类	6.25
小米	6.31	乳及乳制品	6.38

（二）必需氨基酸和氨基酸模式

碳、氢、氧、氮以氨基酸的结构作为蛋白质的基本组成单位，人体内绝大多数蛋白质由20种氨基酸组成（表1-4）。这20种氨基酸约有一半人体可以利用糖类或脂肪提供的碳骨架以及其他物质提供的氮进行合成。但是有9种氨基酸在人体内不能合成或者合成的速度不能满足机体需要，必须从食物中获得，称为必需氨基酸（essential amino acid，EAA）。成人体内包括色氨酸、蛋氨酸、苏氨酸、亮氨酸、异亮氨酸、缬氨酸、赖氨酸、苯丙氨酸8种；由于婴儿合成组氨酸的量不能满足其生长发育的需要，因此婴儿体内的必需氨基酸有9种。如缺乏这些必需氨基酸，机体就无法顺利合成所需的蛋白质。

有时在食物来源不足或疾病等特殊状态下，某些非必需氨基酸也会转变为必需氨基酸，这些氨基酸称为条件必需氨基酸（conditionally essential amino acid，CEAA）或半必需氨基酸（semi-essential amino acid，SEAA）。如半胱氨酸和酪氨酸在人体内分别由蛋氨酸和苯丙氨酸转变而成，因此在计算必需氨基酸含量时，常把蛋氨酸和半胱氨酸、苯丙氨酸和酪氨酸合并计算。

表1-4 构成人体蛋白质的氨基酸

必需氨基酸		非必需氨基酸		条件必需氨基酸	
异亮氨酸	Isoleucine（Ile）	丙氨酸	alanine（Ala）	半胱氨酸	cysteine（Cys）
亮氨酸	leucine（Leu）	精氨酸	arginine（Arg）	酪氨酸	tyrosine（Tyr）
赖氨酸	lysine（Lys）	天门冬氨酸	Aspartic acid（Asp）		
蛋氨酸	methionine（Met）	天门冬酰胺	asparagine（Asn）		
苯丙氨酸	phenylalanine（Phe）	谷氨酸	glutamic acid（Glu）		
苏氨酸	threonine（Thr）	谷氨酰胺	glutamine（Gln）		
色氨酸	tryptophan（Trp）	甘氨酸	glycine（Gly）		
缬氨酸	valine（Val）	脯氨酸	proline（Pro）		
组氨酸	Histidine（His）	丝氨酸	serine（Ser）		

各种蛋白质在必需氨基酸的种类和含量上存在着差异。蛋白质中必需氨基酸的种类和构成比例称为氨基酸模式（amino acid pattern），计算方法是把该种蛋白质中的色氨酸含量定为1，其余必需氨基酸与色氨酸含量的相应比值即为该种蛋白质的氨基酸模式（表1-5）。食物蛋白质的氨基酸模式越接近人体蛋白质的氨基酸模式，则这种蛋白质越容易被机体利用，称为优质蛋白质。

表1-5　几种食物蛋白质和人体蛋白质氨基酸模式

氨基酸	人体	全鸡蛋	牛奶	牛肉	大豆	面粉	大米
异亮氨酸	4.0	3.2	3.4	4.4	4.3	3.8	4.0
亮氨酸	7.0	5.1	6.8	6.8	5.7	6.4	6.3
赖氨酸	5.5	4.1	5.6	7.2	4.9	1.8	2.3
蛋氨酸 + 半胱氨酸	3.5	3.4	2.4	3.2	1.2	2.8	2.3
苯丙氨酸 + 酪氨酸	6.0	5.5	7.3	6.2	3.2	7.2	3.8
苏氨酸	4.0	2.8	3.1	3.6	2.8	2.5	2.9
缬氨酸	5.0	3.9	4.6	4.6	3.2	3.8	4.8
色氨酸	1.0	1.0	1.0	1.0	1.0	1.0	1.0

三、氮平衡

人体每天通过皮肤、黏膜和毛发脱落、肠道消化酶分泌排出的氮，大约损失20g以上的蛋白质，这是人体不可避免的氮消耗，称为必要的氮损失（obligatory nitrogen losses，ONL）。

反映机体摄入食物的蛋白质和机体排泄的蛋白质之间的代谢关系称为氮平衡（nitrogen balance），其关系式如下：

$$B = I - (U + F + S)$$

B：氮平衡；I：摄入氮；U：尿氮；F：粪氮；S：皮肤等氮损失。

当摄入氮与排出氮相等时，称为零氮平衡（zero nitrogen balance）。正常情况下，健康的成年人应处于比零氮平衡多5%的状态，即体内蛋白质总量基本恒定不变。当摄入氮超出排出氮时，意味着体内蛋白质合成速度超过了分解速度，称为正氮平衡（positive nitrogen balance），处于生长发育阶段的婴幼儿、孕妇、乳母、恢复期患者和运动、劳动需要增加肌肉时，应保证适当的正氮平衡。当摄入氮低于排出氮时，称为负氮平衡（negative nitrogen balance），提示体内蛋白质在减少，如饥饿、疾病及老年时一般处于这种状态，对于这些人群应注意减轻或纠正负氮平衡。

四、蛋白质的生理功能

1. 参与组织细胞的构成和更新　人体内任何一种组织细胞都以蛋白质为重要的构成成分，如肌肉、内脏所含大量蛋白质，骨骼、牙齿的胶原蛋白等。正常成人体内蛋白质含量占体重的16% ~19%，体内的蛋白质不断地分解与合成，分解产生的氨基酸大部分可重新被机体利用，但有一部分被排出体外，因此每天都需要摄入适量蛋白质维持组织更新。婴幼儿、孕妇、乳母还应补充额外的蛋白质以促进生长发育、合成新组织及泌乳等需要。

2. 构成多种重要生理活性物质　人体内众多的蛋白质体现出各种重要的生理功能，如催化各种生化反应的酶、调节生理并维持内环境稳定的激素、抵御有害物质入侵的抗体、血液中运输氧气和脂类等物质的载体。

3. 供给能量　蛋白质含有碳氢氧元素，可通过水解释放出能量，1g蛋白质在体内氧化代谢可产生16.74kJ（4.0 kcal）的能量，但是机体摄入蛋白质主要是为了合成组织细胞及生理活性物质，利用蛋白质供给能量是次要功能。

五、食物蛋白质的营养价值评价

天然食物中无论是动物性食品还是植物性食物，不同种类的食物蛋白质的含量和氨基酸模式都不一样，且人体对这些食物蛋白质的消化吸收也不尽相同，使得各类食物蛋白质的营养价值有所差异。评价各类食物蛋白质的营养价值主要从食物蛋白质的含量、消化吸收和人体利用程度这三个方面考虑。

（一）蛋白质含量

食物蛋白质含量是评价食物蛋白质质量的基础，一般来说动物性食物蛋白质含量约20%，较植物性食物高，但植物性食物中的大豆蛋白质含量高达35%～40%。

测定食物蛋白质的含量一般采用凯氏定氮法，先测定食物中的总氮含量，再乘以转换系数6.25即为蛋白质的量。但这种方法是通过测定食物氮含量来推算蛋白质的量，计算结果会受食物中非蛋白质氮的影响，因此凯氏定氮法测出来的蛋白质常称为粗蛋白。

（二）蛋白质消化率

蛋白质消化率反映了食物蛋白质在消化道内被消化吸收的程度，是指在消化道内被机体吸收的蛋白质占摄入食物蛋白质的百分比。蛋白质消化率越高，则被机体利用的量可能越多，营养价值也就越高。计算蛋白质消化率时，可用食物摄入氮减去粪便排出的氮表示经肠黏膜吸收的氮量，但是粪便里的氮不仅有未吸收的食物氮，还有一部分为肠黏膜脱落细胞和分泌消化酶的氮。根据是否考虑粪代谢氮，可分为表观消化率和真消化率。表观消化率较真消化率低，因此实际应用时常常采用表观消化率。

$$蛋白质表观消化率（\%）= \frac{摄入氮 - 粪氮}{摄入氮} \times 100\%$$

$$蛋白质真消化率（\%）= \frac{摄入氮 - （粪氮 - 粪代谢氮）}{摄入氮} \times 100\%$$

食物蛋白质消化率受蛋白质性质、膳食纤维、食物抑蛋白酶因子等因素的影响。一般来说动物性食物蛋白质的消化率高于植物性食物，如鸡蛋蛋白质消化率为97%而大米蛋白质消化率为87%。烹调方式也影响食物蛋白质的消化率，如整粒大豆蛋白质消化率为60%，加工成豆腐或豆浆之后蛋白质消化率提高到90%以上。常见食物蛋白质的消化率见表1-6。

表1-6　常见食物蛋白质消化率（%）

蛋白质来源	真消化率	蛋白质来源	真消化率	蛋白质来源	真消化率
鸡蛋	97	大米	87	大豆粉	86
牛奶	95	面粉（精制）	96	菜豆	78
肉鱼	94	燕麦	86	花生酱	95
玉米	85	小米	79	花生	94
豆子	78	黑小麦	90	中国混合膳	96

（三）蛋白质利用率

吸收到体内的蛋白质并不意味着全部能被人体充分利用，因此需要评估吸收到体内的蛋白质被机体利用的程度及蛋白质利用率。评价蛋白质利用率的指标很多，常用的指标有以下几种。

1. 蛋白质功效比值　蛋白质功效比值（protein efficiency ratio, PER）基于一种假设，如果一种蛋白质质量高，则单位重量内引起生长发育阶段动物体重增加幅度就会相应较大。评估蛋白质功效比值可选择刚断奶的雄性大鼠，用含10%被测蛋白质的饲料喂养28天，记录进食量并定期称量大鼠体重，计算实验期内大鼠平均每摄入1g被测蛋白质所增加的体重量。

$$蛋白质功效比值 = \frac{实验期内动物增加体重（g）}{实验期内蛋白质摄入量（g）}$$

因为不同实验条件下，同一种食物蛋白对机体体重的影响有明显差异，所以，实验常常用参考蛋白标化酪蛋白喂养的大鼠作为对照组，把实验蛋白的 PER 与酪蛋白对照组的 PER 相比，再乘以标准情况下酪蛋白的 PER 值 2.5 进行校正，即为被测蛋白质的功效比值：

$$被测蛋白质功效比值 = \frac{实验组功效比值}{对照组功效比值} \times 2.5$$

因为测定蛋白质功效比值用的是生长发育阶段的动物，因此蛋白质功效比值常用来评价婴幼儿食品中蛋白质的营养价值。常见食品的蛋白质功效比值：全鸡蛋 3.92、牛奶 3.09、鱼 4.55、牛肉 2.30、大豆 2.32、大米 2.16。

2. 生物价 蛋白质生物价（biological value，BV）反映食物蛋白质吸收后被机体利用的程度。一种食物蛋白质的生物价越高，则营养价值就越高。生物价的计算公式为：

$$生物价 = \frac{储留氮}{吸收氮} \times 100\%$$

$$吸收氮 = 食物氮 - （粪氮 - 粪代谢氮）$$

$$储留氮 = 吸收氮 - （尿氮 - 尿内源性氮）$$

食物蛋白质生物价的高低取决于必需氨基酸的种类和比例，一种食物蛋白质的必需氨基酸构成越接近人体必需氨基酸的模式，其生物价就越大。常见食物蛋白质生物价见表 1-7。

表 1-7 常见食物蛋白质的生物价

蛋白质	生物价	蛋白质	生物价
鸡蛋蛋白质	94	熟大豆	64
鸡蛋白	83	扁豆	72
鸡蛋黄	96	蚕豆	58
脱脂牛奶	85	白面粉	52
鱼	83	小米	57
牛肉	76	玉米	60
猪肉	74	白菜	76
大米	77	红薯	72
小麦	67	马铃薯	67
生大豆	57	花生	59

3. 蛋白质净利用率 蛋白质净利用率（net protein utilization，NPU）指摄入的食物蛋白质被机体利用的程度，它与生物价不同之处在于考虑了食物蛋白质的消化吸收率。

$$蛋白质净利用率（\%） = 生物价 \times 消化率 = \frac{储留氮}{摄入氮} \times 100\%$$

4. 氨基酸评分 氨基酸评分（amino acid score，AAS）是目前应用较为广泛的一种食物蛋白质质量评价方法，不仅适用于单一食物蛋白质的评价，还便于评价混合食物蛋白质的质量。这种方法用每克被测蛋白质的必需氨基酸含量除以每克人体蛋白或参考蛋白相应的必需氨基酸含量，在 9 种必需氨基酸的比值中挑出最低的比值，即为该食物蛋白的氨基酸评分。其计算公式为：

$$氨基酸评分 = \frac{被测蛋白质每克氮（或蛋白质）中氨基酸量（mg）}{理想模式或参考蛋白质中每克氮（或蛋白质）中氨基酸量（mg）}$$

氨基酸评分所对应的必需氨基酸即为该种食物蛋白质相对含量最低的必需氨基酸，这些必需氨基酸的不足将限制人体对该种食物蛋白的利用，因此，食物蛋白质中含量相对较低的必需氨基酸称为该种食物的限制性氨基酸（limiting amino acid）。含量最低的称为第一限制性氨基酸，依此类推。为了提高食物蛋白质的营养价值，将不同种类的食物混合食用，让几种食物的必需氨基酸互相补充，使混合膳食蛋白质的氨基酸模式接近人体的氨基酸模式，提高食物蛋白质的利用率，这种作用称为蛋白质的互补作用（complementary action）。比如谷类食物的第一限制性氨基酸为赖氨酸，采用富含赖氨酸的大豆或肉类蛋白与谷类配膳可以提高谷类蛋白质的利用率。

氨基酸评分的不足是忽略了食物蛋白质的消化率，结合消化率的氨基酸评分称为经消化率修正的氨基酸评分。计算公式为：

$$经消化率修正的氨基酸评分 = 氨基酸评分 \times 真消化率$$

六、蛋白质—热能营养不良

蛋白质 – 热能营养不良（protein – energy malnutrition，PEM）是因为蛋白质和能量摄入不足引起的营养缺乏病。PEM 在众多营养不良中对机体危害最为严重。多数因为贫困、灾害等引起。该病主要分布于非洲，中、南美洲，中东、东亚及南亚地区。

PEM 主要危害婴幼儿健康，根据临床表现分为两种类型。

1. 水肿型营养不良　水肿型营养不良（kwashiorkor）主要指能量摄入基本满足机体需要而蛋白质质量差且严重不足的营养性疾病，多见 3～13 岁儿童。病儿乏力，生长迟缓，体重占标准体重的 60%～80%，腹部、腿部等凹陷性水肿，易感染，腹泻，毛发干脆易脱落，可出现脂肪肝。患儿表情淡漠，情绪焦虑易激惹，食欲下降。

2. 干瘦型营养不良　干瘦型营养不良（marasmus）是由能量和蛋白质均严重摄入不足引起的多见小于 2 岁的幼儿。患儿体重下降明显，低于标准体重的 60%，全身消瘦，皮下脂肪消失，肌肉萎缩，无明显水肿，易感染、腹泻，毛发稀疏细黄干枯易脱落，无脂肪肝，体温低于正常，心率慢，易出现贫血。患儿神经发育迟缓，表情淡漠，情绪焦虑易激惹。

七、蛋白质的膳食来源与参考摄入量

（一）蛋白质的膳食来源

蛋白质存在各种细胞当中，因此广泛分布于动植物性食物中。多数动物性食品的蛋白质含量较植物性食物高，且动物性蛋白质氨基酸模式与人体较为接近，属于优质蛋白质；需要注意的是动物性食物往往富含胆固醇和饱和脂肪酸，因此不宜摄入过多。植物性食品中蛋白质含量较高的是大豆类食品，且大豆蛋白质的氨基酸模式与人体氨基酸模式也比较相似，与动物蛋白均属于优质蛋白质。其余的植物性食品如谷类、薯类的蛋白质含量一般在 7%～15%，因含有较多的限制性氨基酸，这些植物性蛋白质不属于优质蛋白质。

（二）参考摄入量

根据中国居民膳食营养素参考摄入量推荐，膳食中蛋白质占总能量的 10%～15%。18 岁以上成人，不分劳动强度，男性蛋白质 RNI 为 65g/d，女性蛋白质 RNI 为 55g/d，或者按 1.0g/（kg·d）计算。孕中期妇女额外增加 15g/d，孕后期增加 30g/d，乳母则增加 25g/d。为了提高膳食蛋白质质量，优质蛋白质应占蛋白质总摄入量的 30%～50%，其中动物蛋白应占优质蛋白质的 50% 以上。

本章小结

宏量营养素包括碳水化合物、脂类和蛋白质。

碳水化合物是膳食中主要的能量来源。分为单糖、双糖、寡糖、多糖。单糖、双糖较易被吸收，引起血糖迅速升高，多糖升高血糖的作用较平缓。多糖中的膳食纤维对促进肠道健康、调解血脂和血糖有重要的影响。碳水化合物多数存在于根茎类食物中，动物性食品含量较少。

脂类包括三酯甘油和类脂。构成三酯甘油的脂肪酸可根据碳链的长短、饱和状态及空间结构进行分类。脂肪酸中的亚油酸和α-亚麻酸属于必需脂肪酸，必需脂肪酸及其代谢产物对机体生理功能有重要影响。膳食脂肪的营养价值可从脂肪消化率、必需脂肪酸含量和脂溶性维生素含量等进行评价。

蛋白质是组织细胞的基本组成物质，也是构成多种重要生理活性的物质。蛋白质的基本组成单位是氨基酸，氨基酸分为必需氨基酸、非必需氨基酸和条件必需氨基酸。食物中必需氨基酸的构成影响着机体对食物蛋白质的利用。蛋白质互补作用可提高食物蛋白质利用率。评价食物蛋白质营养价值可从蛋白质含量、消化率和利用率来评价。

宏量营养素在体内代谢既相互依赖又相互影响，因此膳食中这三类营养素比例适宜才能有利于人体健康。

目标检测

A1 型选择题

答题说明：每一道题有 ABCDE 5 个备选答案，只有 1 个正确答案，其余均为干扰答案。

1. 能明显降低机体血中胆固醇含量的碳水化合物是
   A. 果糖　　　　B. 糖原　　　　C. 甘露醇　　　　D. 膳食纤维　　　　E. 乳糖

2. 在体内具有抗生酮作用的营养素是
   A. 蛋白质　　　B. 脂肪　　　　C. 碳水化合物　　D. 氨基酸　　　　E. 必需脂肪酸

3. 下列油脂中饱和脂肪酸含量最高的是
   A. 芝麻油　　　B. 花生油　　　C. 椰子油　　　　D. 玉米油　　　　E. 大豆油

4. 膳食中存在的两种必需脂肪酸是
   A. $n-3$ 系列的亚油酸和 $n-6$ 系列的 α-亚麻酸
   B. $n-6$ 系列的亚油酸和 $n-3$ 系列的 α-亚麻酸
   C. $n-6$ 系列的 EPA 和 $n-3$ 系列的 DHA
   D. $n-3$ 系列的 EPA 和 $n-6$ 系列的 DHA
   E. $n-6$ 系列的油酸和 $n-3$ 系列的棕榈酸

5. 蛋白质互补作用实际上是混合食物中哪项相互补充的结果
   A. 优质蛋白质与非优质蛋白质　　　B. 必需氨基酸与非必需氨基酸
   C. 所有氨基酸　　　　　　　　　　D. 必需氨基酸
   E. 苯丙氨酸与酪氨酸

6. 当测定机体氮的摄入量/氮的排出量比值为 0.8 时，表示机体处于
   A. 零氮平衡　　B. 正氮平衡　　C. 负氮平衡　　D. 总氮平衡　　E. 氮排出量过少

（肖德强）

第二章 能 量

学习目标

知识要求

1. 掌握 能量系数与人体的能量消耗。
2. 熟悉 能量单位及膳食来源。
3. 了解 能量参考摄入量。

技能要求

1. 熟练掌握蛋白质、脂肪和碳水化合物质量与能量换算的技能。
2. 学会应用公式确定人体的基础能量消耗和每日能量消耗。

案例引导

临床案例 患者小李，男，35岁，身高170cm，体重80kg，公司文职人员，因"体检发现血脂升高2周"就诊。患者无明显不适，无头晕、耳鸣，无头痛、眼花，无胸痛、心悸、发绀，无恶心、呕吐，无腹痛、腹泻，睡眠尚可。既往史无特殊。

个人史：平时不喜欢运动，喜欢甜食与油腻饮食。

体格检查：体温36.5℃，脉搏70次/分，呼吸24次/分，血压130/86 mmHg，双肺呼吸音清，心率65次/分，律齐，各瓣膜听诊区未闻及病理性杂音，无心包摩擦音。腹部呈肥胖体型，腹式呼吸存在。全腹软，无压痛及反跳痛，肝、脾未触及。

辅助检查：TC 5.77mmol/L，TG 1.35mmol/L，HDL-C 1.31mmol/L，LDL-C 3.48mmol/L；WBC 11.4×10^9/L，RBC 4.06×10^{12}/L，HGB 143g/L，LYM 41.3%，GRA 52%；肝肾功能无异常。

诊断 ①低密度脂蛋白增高；②高总胆固醇血症；③轻度肥胖。

提问 根据现有资料，请回答：

1. 小李每日消耗的总能量是多少？
2. 基础能量消耗和每日总能量消耗有何区别？

能量是一切生命活动的物质基础。机体需要能量来维持体温、呼吸、心跳和血液循环、肌肉活动等。机体每天所需要的能量主要来源于食物中的碳水化合物、脂肪和蛋白质，这些物质在体内经过代谢释放出能量，其中一部分以三磷酸腺苷的形式为机体各种活动提供能源，另一部分则转变为热能维持体温和散发出体外。根据能量守恒定律，当机体的能量摄入与消耗失衡时，易导致消瘦或肥胖。因此，机体每天应根据个体的需要摄入合适的能量。

第一节　能量单位及能量系数

一、能量单位

能量在国际上以焦耳（Joule, J）为单位表示。1J 是指 1 牛顿的力把 1kg 的物体移动 1m 所消耗的能量。由于能量数值常常较大，一般以千焦（kJ）或兆焦（MJ）作为衡量单位。营养学上习惯使用卡（cal）或千卡（kcal）作为能量单位。在 1 个标准大气压下把 1L 纯水由 15℃升到 16℃所需要的能量则为 1kcal。两种单位的换算关系如下：

$$1MJ = 1000kJ \quad 1kJ = 1000J \quad 1kJ = 0.239 \text{ kcal} \quad 1kcal = 4.184kJ$$

二、能量系数

1g 产热营养素在体内氧化产生的能量称为能量系数。每克碳水化合物、脂肪和蛋白质在体外完全燃烧所产生的能量分别为 17.15kJ、39.54kJ 和 23.64kJ，与其在体内氧化所产生的能量并不相同。这是因为碳水化合物和脂肪可以在体内完全氧化为 CO_2 和 H_2O，而蛋白质的体内氧化产物除了 CO_2 和 H_2O 以外，还有尿素、尿酸、肌酐等有机物随尿液排出体外，这些有机物储存了部分能量，故碳水化合物和脂肪在体外燃烧和在体内代谢所产生的能量相似，而蛋白质体内代谢所产生的能量低于体外完全燃烧释放的能量。考虑到混合食物中碳水化合物、脂肪和蛋白质并非完全被消化道吸收，经消化率校正之后，食物中的碳水化合物、脂肪和蛋白质的能量系数分别为碳水化合物 16.74kJ（4.0kcal）/g、脂肪 37.66kJ（9.0kcal）/g、蛋白质 16.66kJ（4.0kcal）/g。

第二节　人体的能量消耗

对于人体而言，获取能量主要是为了满足基础代谢、体力活动、食物热效应及生长发育等方面的需要，不同年龄、不同生理阶段能量消耗的比重有所不同。健康成年人的能量消耗主要满足基础代谢、体力活动和食物热效应三方面的需要，婴幼儿和儿童还包括生长发育所需的能量，孕妇和乳母还包括胎儿生长发育、母亲组织储备和哺乳的能量消耗等。

一、基础代谢

人体在 22～26℃室温下，空腹、静卧并处于安静状态称为基础状态，此时人体维持呼吸、心跳等最基本生命活动的能量代谢称为基础代谢（basal metabolism）。人体基础代谢所消耗的能量称为基础能量消耗（basal energy expenditure, BEE）。基础代谢消耗的能量一般占人体消耗总能量的 60%～70%。单位时间内的基础代谢称为基础代谢率（basal metabolic rate, BMR），可用每小时每平方米体表面积散发的热量 kJ/（m² · h）来表示。

基础代谢测定一般在清晨且至少禁食 10～12 小时之后，人处于清醒、静卧状态下进行，而且测定前最后一餐不宜吃太饱，以排除食物消化、吸收、转运的影响；测量室温保持在 22～26℃，以排除环境温度的影响。

（一）基础能量消耗的计算方法

1. 根据体表面积计算　按照性别、年龄、身高、体重按公式计算体表面积，查表得出基础代谢率，体表面积与基础代谢率的乘积即为每小时基础代谢消耗的能量。

基础代谢能量消耗 = 体表面积（m²）×基础代谢率［kJ/（m² · h）］×24h

体表面积可按 1984 年赵松山提出的适合中国人的体表面积与身高、体重的线性回归方程计算：

$$体表面积（m^2）=0.00659×身高（cm）+0.0126×体重（kg）-0.1603$$

基础代谢率可按性别、年龄在人体基础代谢率 $[kJ/(m^2 \cdot h)]$ 表中查出相应的基础代谢率，见表 2-1。

表 2-1 人体基础代谢率 $[kJ/(m^2 \cdot h)]$

年龄（岁）	男	女	年龄（岁）	男	女	年龄（岁）	男	女
1 ~	221.8	221.8	17 ~	170.7	151.9	50 ~	149.8	139.7
3 ~	214.6	214.2	19 ~	164.0	148.5	55 ~	148.1	139.3
5 ~	206.3	202.5	20 ~	161.5	147.7	60 ~	146.0	136.8
7 ~	197.9	200.0	25 ~	156.9	147.3	65 ~	143.9	134.7
9 ~	189.1	179.1	30 ~	154.0	146.9	70 ~	141.4	132.6
11 ~	179.9	175.7	35 ~	152.7	146.4	75 ~	138.9	131.0
13 ~	177.0	168.6	40 ~	151.9	146.0	80 ~	138.1	129.3
15 ~	174.9	158.8	45 ~	151.5	144.3			

基础代谢率的测定条件要求较严格，需禁食 10 ~ 12 小时，1985 年 WHO 提出用静息代谢率（resting metabolic rate，RMR）（表 2-2）代替 BMR。RMR 与 BMR 的测定条件相似，区别是 RMR 不用空腹 10 ~ 12 小时，而是进食后 3 ~ 4 小时测量，故受食物消化的影响，RMR 比 BMR 略高。

表 2-2 24 小时人体静息代谢参考值（kcal/24h）

年龄（岁）	体重（kg）								
	40	50	57	64	70	77	84	91	100
男性									
10 ~	1351	1526	1648	1771	1876	1998	2121	2243	2401
18 ~	1291	1444	1551	1658	1750	1857	1964	2071	2209
30 ~	1343	1459	1540	1621	1691	1772	1853	1935	2039
60 ~	1027	1162	1256	1351	1423	1526	1621	1716	1837
女性									
10 ~	1234	1356	1441	1527	1600	1685	1771	1856	1966
18 ~	1084	1231	1334	1437	1525	1628	1731	1833	1966
30 ~	1177	1264	1352	1386	1438	1499	1560	1621	1699
60 ~	1016	1121	1195	1268	1331	1404	1478	1552	1646

2. Harris - Benedict 公式计算 根据性别按体重、身高和年龄用 Harris - Benedict 多元回归方程计算 BEE。

男 BEE（kcal/24h）=66.47 + 13.75×体重（kg）+5.00×身高（cm）-6.76×年龄（岁）

女 BEE（kcal/24h）=655.10 + 9.56×体重（kg）+1.85×身高（cm）-4.68×年龄（岁）

3. 根据体重计算 WHO（1985 年）建议用 Schofield 公式根据体重计算基础代谢能量消耗（表 2-3），但是这个公式计算结果较中国人的能量消耗数值偏高，中国营养学会建议 18 ~ 59 岁的群体在此公式计算的结果中减去 5%。

表 2-3 根据体重计算 BMR 的 Schofield 公式

年龄（岁）	男性 MJ/d	女性 MJ/d
0 ~	0.2550W - 0.226	0.2550W - 0.214
3 ~	0.0949W + 2.07	0.0941W + 2.09

续表

年龄（岁）	男性 MJ/d	女性 MJ/d
10 ~	0.0732W + 2.72	0.0510W + 3.12
18 ~	0.0640W + 2.84	0.0615W + 2.08
30 ~	0.0485W + 3.67	0.0364W + 3.47
60 ~	0.0565W + 2.04	0.0439W + 2.49

注：W = 体重（kg）

（二）基础代谢的影响因素

1. 体表面积　基础代谢与体表面积成正比，体表面积越大，通过体表散热就越多，基础代谢能量消耗也就越大。

2. 身体体成分　瘦体组织（包括肌肉、内脏等）和脂肪组织的构成比不同，也会影响基础代谢。瘦体组织代谢耗能大于脂肪组织，所以体重相同时瘦高的人其基础代谢能量消耗比矮胖的人高。

3. 年龄与生理　基础代谢与年龄成反比，成人比儿童基础代谢能量消耗低，更年期后更低。但是孕妇和乳母其基础代谢较一般女性高。

4. 性别　男性的肌肉组织比女性多，所以年龄和体表面积相同时，男性基础代谢较女性高。

5. 激素水平　肾上腺素、去甲肾上腺素、甲状腺素等激素对能量代谢有较大的影响。如甲状腺功能亢进时，能量代谢升高，机体易消瘦，相反甲状腺功能低下时，能量代谢降低，易导致肥胖。

6. 气温和生活方式　气温越低机体的基础代谢就越高；劳动强度大、精神紧张者基础代谢也会升高；而摄食减少的人群其基础代谢会降低。

二、体力活动

人体的能量消耗不仅用于维持基础代谢，还可满足人体各项体力活动的需要。一般来说体力活动消耗的能量占机体总消耗能量的15% ~30%，体力活动的能量消耗受劳动强度、劳动持续时间、工作熟练程度、体重、肌肉所占比重等因素影响，其中劳动强度为主要影响因素。

成人能量消耗或需要量可用基础代谢能量消耗乘以身体活动水平（physical activity level，PAL）来计算，PAL 的计算公式为：

$$PAL = 每人每日24小时消耗的总能量/基础代谢能量$$

$$每人每日24小时消耗的总能量 = 基础代谢能量 \times PAL$$

中国营养学会专家委员会把中国成人体力活动强度按 PAL 分为三级：轻体力活动水平（PAL1.50）、中体力活动水平（PAL1.75）、重体力活动水平（PAL2.00），见表2-4。

表2-4　中国营养学会建议中国成人体力活动水平分级

活动水平	职业工作时间分配	工作内容举例	PAL
轻	75%时间坐或站立 25%时间站着活动	办公室工作、修理电器钟表、售货员、酒店服务员、化学实验操作、讲课等	1.50
中	25%时间坐或站立 75%时间特殊职业活动	学生日常活动、机动车驾驶、电工安装、车床操作、金工切割等	1.75
重	40%时间坐或站立 60%时间特殊职业活动	非机械化农业劳动、炼钢、舞蹈、体育运动、装卸、采矿等	2.00

三、食物热效应

食物热效应（thermic effect of food，TEF）过去称为食物特殊动力作用（specific dynamic action，SDA）。人体摄食后对食物进行消化、吸收、代谢、转化等过程所消耗能量，并能升高体温和散发热量，这种因为摄食引起能量的额外消耗称为食物热效应。

食物的热效应与膳食成分有关。食物中的蛋白质热效应最大，是其本身产能的30%～40%，碳水化合物为5%～6%，脂肪为4%～5%，混合膳食的食物热效应相当于基础代谢的10%。另外，食物热效应还与摄食量和进食速度有关，吃得越多越快，食物热效应就越大。食物热效应的能量只升高体温和散发出体外，无法提供机体可利用的能量，因此在摄食时要考虑食物热效应的能耗，保证摄入能量和消耗能量的平衡。

四、生长发育

健康成人的能量代谢只用于满足基础代谢、体力活动、食物热效应的需要，但是对于婴幼儿、儿童、青少年等处于生长发育阶段的人群还需要额外增加能量；孕妇子宫、乳房增长、胎盘、胎儿发育等需要额外增加能量；乳母乳汁合成与分泌需要较孕期增加更多的能量。

第三节　能量的膳食来源与参考摄入量

一、膳食来源

人类膳食能量的主要来源为食物中的碳水化合物、脂肪和蛋白质。这三大产热营养素虽然都可以向机体提供能量，但是它们在体内有着各自特殊的生理作用，因此膳食中这三大产热营养素的比例要适宜。根据中国人传统膳食的习惯，以植物性食物为主，动物性食物为辅，中国营养学会建议三大产热营养素占膳食总热能的比例分别为：蛋白质10%～15%，脂肪20%～30%，碳水化合物50%～65%。

富含碳水化合物的谷薯类能量密度适中，是膳食能量最经济的来源；油料作物富含脂肪，属于高能量的食品；动物性食品、大豆和植物的种子含有丰富的油脂和蛋白质，能量较高；而蔬菜和水果因为脂肪、蛋白质含量很少且碳水化合物有一部分为膳食纤维，故能量较少。

二、参考摄入量

人体能量的摄入应与消耗平衡，当长期能量摄入与消耗失衡可引起体重改变，导致与体重失衡的疾病发生。

中国营养学会根据年龄、性别、劳动强度制定了中国居民膳食能量需要量（EER），其中18～50岁健康成人能量的EER为：①从事轻体力劳动，成年男性：9.41MJ/d，女性：7.53MJ/d；②从事中体力劳动，成年男性：10.88MJ/d，女性：8.79MJ/d；③从事重体力劳动，成年男性：12.55MJ/d，女性：10.04MJ/d。孕中期每天需相应增加1.26 MJ，孕后期每天需相应增加1.88MJ；乳母每天需相应增加2.09MJ。

知识链接

能量的推荐摄入量与其他营养素不同。其他营养素推荐摄入量的制定一般以平均需要量为基础，再增加一定安全量即为该营养素的推荐摄入量。而能量的推荐摄入量不需要增加安全量，其平均需要量就是相应人群能量的推荐量，否则容易导致能量摄入偏高而引起肥胖。由于无法准确测定每个个体所需要的能量，所以只能采用能量的估计值，称为估计能量需要量（EER，简称能量需要量）（WHO，1985）。

本章小结

　　能量是一切生命活动的物质基础，其主要来源于食物中的碳水化合物、脂肪和蛋白质。不同的产热营养素其能量系数不同。能量的消耗主要是为了满足基础代谢、体力活动、食物热效应及生长发育等方面的需要，不同年龄、不同生理阶段能量消耗的比重有所不同。确定机体能量需要考虑年龄、性别、体型和劳动强度等因素，机体能量摄入与三大产热营养素的比例必须要处于量与比例的平衡，否则易导致消瘦或肥胖及相关疾病的发生。

目标检测

A1 型选择题

答题说明：每一道题有 A、B、C、D、E 5 个备选答案，只有 1 个正确答案，其余均为干扰答案。

1. 目前国际上通用的营养能量单位是

　　A. 度　　　　　　B. 千卡　　　　　　C. 牛顿　　　　　　D. 焦耳　　　　　　E. 瓦特

2. 成人摄入混合膳食时，因食物特殊动力作用所消耗的能量约相当于基础代谢的

　　A. 5%　　　　　　B. 10%　　　　　　C. 15%　　　　　　D. 20%　　　　　　E. 30%

3. 1kcal 能量指的是将 1L 纯水由 15℃ 上升到多少度时所需要的能量

　　A. 16℃　　　　　B. 17℃　　　　　　C. 18℃　　　　　　D. 19℃　　　　　　E. 20℃

4. 下列同等重量食品中，含能量最高的是

　　A. 籼米　　　　　B. 小麦粉　　　　　C. 猪肉(肥瘦)　　　D. 花生油　　　　　E. 牛奶

5. 通常而言，普通成人一日能量消耗最多的是

　　A. 体力活动　　　B. 基础代谢　　　　C. 食物热效应　　　D. 各种应激　　　　E. 生长发育

（肖德强）

第三章 微量营养素

案例引导

　　临床案例　患儿小花，女，11个月，身长73cm，体重9.2kg。因"睡眠不安2个月"就诊。患儿约2个月前出现睡眠不安，夜间为重，经常夜间醒来哭闹。白天患儿烦躁、不易安慰。爱出汗，夜间为重。既往史无特殊。

　　个人史：第1胎第1产，足月自然分娩（4月份出生），母乳喂养，按时添加辅食，未补充维生素D和钙剂。

　　体格检查：体温36.9℃，脉搏120次/分，呼吸35次/分，血压80/50mmHg。可见肋膈沟，双肺呼吸音清，心率135次/分，律齐，腹膨隆呈蛙腹，肝脾未及。下肢轻度"O"形腿。

　　辅助检查：血清钙稍低，血磷降低，碱性磷酸酶增高。

　　提问　根据现有资料，请回答：

　　1. 该患儿的表现与哪些营养素不足有关？

　　2. 如何为该患儿进行膳食护理？

第一节　维　生　素

一、概述

　　维生素（vitamin，Vit）是维持人体正常生理活动所必需的一类低分子有机化合物。广泛存在于天然食物中，人体不能合成或合成量不足，且需要量甚微，属于微量营养素。既不参与机体组织的组成，也不提供热量，在机体的代谢、生长和发育过程中有着重要的作用，具有预防多种慢性退化性疾病的保健功能。

（一）维生素的分类

　　按溶解性将其分为脂溶性维生素和水溶性维生素两大类，见表3－1。

表 3 - 1　维生素分类及其特点

脂溶性	脂溶性维生素共同特点	水溶性	水溶性维生素共同特点
维生素 A	1. 只含碳、氢、氧三种元素	维生素 C	1. 除碳氢氧外还含氮硫钴等元素
维生素 D	2. 不溶于水，只溶于油脂和有机溶剂	维生素 B_1	2. 溶于水而不溶于脂肪及有机溶剂
维生素 E	3. 与脂类共存，油脂酸败时易破坏	维生素 B_2	3. 体内无非功能性储存
维生素 K	4. 所有代谢均与脂类有关	维生素 B_6	4. 如摄入过少可较快出现缺乏症状
	5. 储存于机体的脂肪组织与肝脏中	维生素 B_{12}	5. 一般无毒性
	6. 如摄入过量可引起中毒	尼克酸	6. 以辅酶或辅基形式参与酶系统代谢
	7. 摄入过少则可缓慢出现缺乏症状	叶酸	7. 可通过尿负荷试验评价其营养状况
		泛酸	
		生物素	

（二）维生素缺乏的原因

1. 膳食供给不足　膳食中维生素的含量取决于食物中原有的含量及加工、烹调与储藏时丢失或破坏的程度。

2. 抗维生素化合物的存在　如天然食物中的抗生物素蛋白可与生物素紧密结合而使之失去活性。

3. 人体吸收利用降低　如长期腹泻、消化道或胆管梗阻、胆汁分泌受限、胃酸分泌减少等疾病，可造成人体对维生素吸收利用降低。

4. 需求供给矛盾　机体对维生素的需求相对增加而没有及时补充，如儿童青少年、孕妇、乳母等。

二、维生素 A

维生素 A（vitamin A）又名视黄醇（retinol），是一类具有视黄醇生物活性的物质，包括维生素 和维生素 A 原（类胡萝卜素）。类胡萝卜素以 β - 胡萝卜素最为重要，其在肝内可转化为维生素 A。

（一）理化性质

维生素 A 为淡黄色结晶，胡萝卜素为深红色，均为脂溶性化合物，易被氧化，在酸性环境中不稳定；在油脂酸败过程中维生素 A 会受到严重破坏；食物中维生素 E、维生素 C 等抗氧化性物质，有提高维生素 A 稳定性的作用。胡萝卜素在烹调过程中比较稳定，且加工、加热有利于胡萝卜素从细胞内释出，提高吸收率。

（二）生理功能

1. 维持正常视觉功能　维生素 A 能促进视觉细胞内感光物质的合成与再生，是眼睛视网膜感光物质视紫红质的组成成分，对维持正常的"暗适应"能力有重要作用。

2. 维持上皮细胞的正常状态　维生素 A 可维持上皮细胞的正常生长与分化，若缺乏维生素 A 则上皮细胞退化，黏膜分泌减少，出现皮肤粗糙、脱屑、眼结膜干燥、发炎等。

3. 促进正常生长发育，维持正常生殖功能　维生素 A 有助于细胞的增殖和生长，维持机体正常的生长发育。维生素 A 是胚胎发育所必需的营养素，孕期缺乏可引起早产、低体重儿等。维生素 A 还可影响生殖系统上皮细胞组织的正常发育，如男性缺乏可致睾丸重量下降，精子生成障碍。

4. 维持骨骼正常发育　维生素 A 可维持正常的骨质代谢，如缺乏可减少破骨细胞的数量，影响成骨细胞的功能，使骨膜骨质过度增生，骨腔变小，导致骨骼发育不良。

5. 防癌抑癌作用　维生素 A 具有抗氧化、清除自由基的作用，进而可防癌抑癌。

6. 提高机体抵抗力 维生素 A 可调节机体免疫系统，增强机体免疫功能。

（三）缺乏与过量

1. 缺乏症

（1）眼部和视觉表现 夜盲症（night blindness）是指在黑暗中看不见物体。在发生夜盲症前，先有暗适应能力障碍。暗适应是指从光亮处进入暗处时，眼睛需要适应一段时间才能看到目标的生理现象。暗适应障碍是维生素 A 缺乏的最早表现。干眼病（xerophthalmia）是维生素 A 缺乏的典型临床特征。外观眼结膜、角膜干燥，失去光泽、发痒，少泪，角膜缘外侧呈泡沫状白斑即为毕托斑（Bitots spot），严重者可引起角膜软化、浑浊、畏光、感染诱发溃疡、穿孔而致失明。毕托斑具有特征性，对诊断维生素 A 缺乏有参考意义。

（2）蟾皮病 由于维生素 A 缺乏导致上皮细胞的正常生长与分化受到影响，皮肤干燥、粗糙、脱屑，毛囊过度角化而形成毛囊丘疹，丘疹常分布在四肢的伸侧，并逐渐蔓延至颈背部和面部。

（3）胚胎生长和发育异常 维生素 A 严重缺乏，可损伤胚胎生长，影响细胞的增殖与正常的骨质代谢。

（4）免疫功能受损 维生素 A 缺乏可导致血液淋巴细胞数及自然杀伤细胞减少和特异性抗体反应减弱；T 细胞功能受损和对免疫原性肿瘤抵抗力降低。

（5）易感性增高 主要是维生素 A 缺乏使机体的免疫力低下所致。

2. 过量 维生素 A 过量摄入可引起急慢性中毒。

（1）急性中毒 是由于一次或多次累计摄入成人推荐摄入量的 100 倍，儿童超过推荐摄入量的 20 倍而发生的急性中毒。主要症状有恶心、呕吐、头痛、眩晕、视物模糊、肌肉失调、婴儿囟门突起。当剂量极大时，可出现嗜睡、厌食、反复呕吐。

（2）慢性中毒 是长时间使用剂量超过推荐摄入量的 10 倍以上时可发生。常见症状有头痛、脱发、皮肤瘙痒、肝大、肌肉僵硬、长骨末端疼痛等症状。

正常饮食一般不会引起中毒，大多数中毒是由于过量口服浓缩维生素 A 制剂引起的，多见于儿童。

（四）膳食来源与参考摄入量

1. 膳食来源 维生素 A 的最好来源是动物肝脏，其次是奶油、蛋黄、鱼卵、鱼肝油。植物性食物中红、黄、绿的蔬菜和水果含有丰富的 β–胡萝卜素，如胡萝卜、菠菜、豌豆苗、空心菜、辣椒、韭菜、红心甜薯及芒果、柿子、杏等。

2. 参考摄入量 近年来的研究，提出了用视黄醇活性当量（retinol activity equivalents，RAE）代替黄醇当量（retinol equivalent，RE）评估膳食维生素 A 的活性，其换算关系见表 3 - 2。

表 3 - 2 黄醇当量（RE）与视黄醇活性当量（RAE）的比较

黄醇当量/RE	视黄醇活性当量/RAE
1 个黄醇当量（μgRE）：	1 个视黄醇活性当量（μg RAE）：
等于 1μg 全反式视黄醇	等于 1μg 全反式视黄醇
等于 2μg 溶于油剂的纯品全反式 β-胡萝卜素	等于 2μg 溶于油剂的纯品全反式 β-胡萝卜素
等于 6μg 膳食全反式 β-胡萝卜素	等于 12μg 膳食全反式 β-胡萝卜素
等于 12μg 其他膳食维生素 A 原类胡萝卜素	等于 24μg 其他膳食维生素 A 原类胡萝卜素

建议成人维生素 A 的 RNI：男性为 800μg RAE/d，女性为 700μg RAE/d。

三、维生素 D

维生素 D（vitamin D）又称抗佝偻病维生素，为类固醇衍生物，有维生素 D_2（ergocalciferol，麦角骨化醇）和维生素 D_3（cholecalciferol，胆钙化醇）。由于自然界中维生素 D_3 分布远广于维生素 D_2，故维生素 D 通常是指维生素 D_3。

（一）理化性质

维生素 D_3 是白色晶体、化学性质比较稳定，在 130℃ 加热 90 分钟，仍有活性，所以烹饪加工一般不易破坏，但油脂酸败时易被破坏。

（二）生理功能

1. 维持血液中钙、磷的正常浓度。

2. 促进骨骼和牙齿的钙化过程，维持骨骼和牙齿的正常生长。

3. 调节机体免疫功能，增强抗感染能力。

（三）缺乏与过量

1. 缺乏症 维生素 D 摄入不足，可导致骨骼和牙齿的骨化异常。

（1）佝偻病 典型佝偻病表现为低钙血症、骨骼病变和牙齿萌出延迟，影响骨骼正常钙化，骨骼变软和变形弯曲，如婴幼儿下肢弯曲，形成"O"或"X"形腿；胸廓外凸如鸡胸；肋骨与肋软骨连接处形成"肋骨串珠"；囟门晚闭、脊柱弯曲、骨盆变窄；婴儿出牙推迟、恒牙稀疏、凹陷、容易龋齿；腹部肌肉发育不良，腹部膨出。此外，还可影响神经、肌肉、免疫、造血等器官的功能。因日照关系，北方佝偻病的发病率较南方高。

（2）骨软化症 早期表现为腰背部和腿部不定位、时好时坏的疼痛，活动时加剧，严重时骨质软化、变形，易出现自发性或多发性骨折，多见于孕妇、乳母和老年人。

（3）骨质疏松症 骨质疏松的病变随着年龄增长而加重，主要表现为脊椎压缩变形、股骨颈和前臂腕部易骨折。女性较男性多发，且女性多见于绝经期后，男性则多见于 60 岁以后。

2. 过量 正常食物摄入维生素 D 一般不会过量，但过量摄入维生素 D 补充剂可引起中毒，特别是在临床上单独使用维生素 D 补充剂进行佝偻病治疗，且钙、磷供给不足时易发生。维生素 D 中毒表现为食欲减退、恶心、呕吐、头痛、发热、烦渴、血清钙磷增高等症状，如不及时纠正，可影响儿童生长发育，导致高钙血症和高钙尿症。钙可沉积于心血管、肺、肝、肾、脑和皮下，导致肾功能减退，高钙尿症严重者可死于肾功能衰竭。严重的维生素 D 中毒可致死，故必须要在医生或营养师的指导下补充维生素 D，避免滥用。

（四）膳食来源与参考摄入量

1. 膳食来源 维生素 D 既可由膳食提供，也可经皮下 7 - 脱氢胆固醇日光照射合成。维生素 D 主要来源于海水鱼（沙丁鱼）、动物肝、奶油、蛋黄等动物性食物，鱼肝油制剂中维生素 D 含量极高，可用于防治佝偻病。

2. 参考摄入量 由于维生素 D 的来源有膳食提供和皮肤光照合成，所以较难估计维生素 D 的摄入量。维生素 D 的 RNI 为成人 $10\mu g/d$，UL 为 $50\mu g/d$。

维生素 D 单位换算关系为：$1\mu g$ 维生素 $D = 40IU$ 维生素 D。

四、维生素 B_1

维生素 B_1（vitaminB₁）又称硫胺素（thiamine），是由吡啶环和噻唑环经亚甲基连接而成，因发现其可预防和治疗脚气病，所以又称为抗脚气病维生素。

（一）理化性质

维生素 B_1 为白色结晶，易溶于水，对光、热、碱敏感，在干燥和酸性溶液中稳定。还原性物质亚硫酸盐及二氧化硫等能使维生素 B_1 失活。

（二）生理功能

1. 维持碳水化合物的正常代谢。

2. 维持神经、肌肉的正常生理功能，特别是维持心肌的正常生理功能。

3. 促进胃肠蠕动，维持正常食欲。

（三）缺乏症

维生素 B_1 缺乏症称为脚气病，主要损害神经系统和循环系统。临床上依其典型症状分为四型。

1. 干性脚气病 表现为多发性神经炎，以对称性周围神经炎为主，从肢体远端开始，下肢较上肢多见，有灼痛或异样感，呈袜套样分布，逐渐向肢体近端蔓延，小腿腓肠肌有明显压痛，腱反射异常，严重者有腕下垂和足下垂等症状。

2. 湿性脚气病 以水肿和循环系统症状为主，水肿多见于足踝部，严重者下肢水肿、甚至心力衰竭。

3. 混合性脚气病 既有神经炎，又有心力衰竭和水肿。

4. 婴儿脚气病 多发生于出生数月的婴儿。初期食欲不振、呕吐、兴奋、腹泻、便秘、水肿、心跳加快、呼吸急促甚至呼吸困难。发病突然、病情急，如误诊可致死亡。

（四）膳食来源与参考摄入量

1. 膳食来源 维生素 B_1 广泛存在于天然食物中，动物内脏、肉类、豆类、花生及全谷类含量丰富，粮谷类是我国居民的主食，也是维生素 B_1 的主要来源。

2. 参考摄入量 成人维生素 B_1 的RNI：男性为1.4mg/d，女性为1.2mg/d。

五、维生素 B_2

维生素 B_2（vitaminB$_2$）又称核黄素（riboflavin），是由异咯嗪与核糖醇侧链组成。与各种酶蛋白结合成各种黄素酶类，是体内多种氧化酶系统不可缺少的辅基部分。

（一）理化性质

维生素 B_2 为黄棕色结晶，味苦，微溶于水，耐酸不耐碱，对光照或紫外线照射高度敏感。

（二）生理功能

1. 作为多种黄素酶类的辅酶，参与体内的生物氧化与能量代谢。

2. 作为谷胱甘肽还原酶的辅酶，可改善抗氧化防御系统功能。

3. 作为甲基四氢叶酸还原酶的辅酶，参与同型半胱氨酸代谢。

4. 参与色氨酸形成尼克酸及维生素 B_6 转变为磷酸吡哆醇的过程。

5. 有助于维持肠黏膜的结构与功能，影响铁的吸收和转运过程。

6. 视网膜有维生素 B_2 依赖性的光感受体存在，参与了暗适应过程。

（三）缺乏症

膳食中摄入不足是维生素 B_2 缺乏最常见的原因，主要表现在眼、口、唇、舌和皮肤的病变及贫血。

1. 眼部症状 初期为羞明、流泪及视物模糊，严重者出现角膜血管增生、睑缘炎。

2. 口部症状 表现为口角湿白斑、裂纹和张口疼痛，重者有溃疡、出血和化脓。

3. 皮肤症状 主要为脂溢性皮炎与阴囊炎（女性阴唇炎）。

4. 其他症状 儿童生长发育迟缓、缺铁性贫血、免疫力下降和胎儿畸形。

（四）膳食来源与参考摄入量

1. 膳食来源 动物性食物，尤以肝、肾、心、蛋黄及各种肉类中维生素 B_2 含量丰富，新鲜的绿叶蔬菜及豆类含量较多。

2. 参考摄入量 成人维生素 B_2 的 RNI：男性为 1.4mg/d，女性为 1.2mg/d。

六、叶酸

叶酸（folate/folic acid）又称蝶酰单谷氨酸（pteroylmonoglutamate，PteGlu）。由蝶啶通过亚甲基桥与对氨基苯甲酸结成蝶酸（蝶酰），再与谷氨酸结合而成。广泛存在于自然界，尤以绿叶蔬菜中广泛存在而得名。

（一）理化性质

叶酸为淡黄色结晶性粉末，微溶于水，不溶于有机溶液。对酸、热、光均不稳定，但在碱性溶液中却很稳定。食物中的叶酸经烹调加工后损失率可达 50%～90%。

（二）生理功能

食物中的叶酸进入人体后被还原成具有生理作用的活性形式四氢叶酸。

1. 参与核酸与蛋白质合成 作为一碳单位的载体参与核酸和蛋白质合成。

2. 参与 DNA 甲基化 可引起染色体结构、DNA 构象、DNA 稳定性及 DNA 与蛋白质相互作用的方式改变，进而控制基因表达。

3. 参与同型半胱氨酸代谢 如叶酸缺乏，可引起高同型半胱氨酸。

（三）缺乏症

叶酸缺乏的原因很多，如摄入不足，吸收不良，需要量增加及丢失过多等。孕妇、老年人、酗酒者，以及服用某些药物如避孕药、抗惊厥药、抗肿瘤药等的人群，都是叶酸缺乏的高危人群。

1. 巨幼红细胞性贫血 据观察发现，成人连续 5 个月叶酸摄入不足可出现巨幼红细胞性贫血，婴幼儿仅在 8 周内即可出现症状。

2. 神经管畸形 妊娠早期缺乏叶酸可引起胎儿神经管畸形，主要表现为脊柱裂和无脑儿。

3. 同型半胱氨酸血症 叶酸缺乏时，蛋氨酸合成受阻，血中同型半胱氨酸含量升高，激活血小板黏附与聚集，对血管内皮细胞产生损害，使心血管疾病危害性增加。

（四）膳食来源与参考摄入量

1. 膳食来源 叶酸广泛存在于动、植物食物中，尤以绿叶蔬菜和酵母含量最丰富，动物的肝、肾、蛋类、大豆、蚕豆、甜菜、菠菜、芹菜、花菜、莴苣以及水果中的梨、柑橘、香蕉和其他坚果类均含有较丰富的叶酸。

2. 参考摄入量 成人叶酸 RNI 为 400μg DFE/d，UL 为 1000μg DFE/d（dietary folate equivalent，DFE 叶酸当量）。

七、维生素 C

维生素 C（vitamin C）又称抗坏血酸（ascorbic acid），是一种强还原剂，有较强的抗氧化活性，机体不能合成，必须从食物中获取。

（一）理化性质

纯品维生素 C 为白色结晶，有酸味，易溶于水，微溶于乙醇，不溶于有机溶剂，耐酸，在光、热、有氧和碱性环境中不稳定，尤其在有氧化酶及铜、铁等金属离子存在时更易被氧化破坏。

（二）生理功能

1. 抗氧化作用 维生素 C 在体内可还原超氧化物、羟自由基、次氯酸及其他活性氧化物，清除自由基，防止脂质过氧化；促进铁的吸收；促使无活性的叶酸还原为具有生物活性的四氢叶酸；抵御低密度脂蛋白胆固醇的氧化，防止和延缓维生素 A 和维生素 E 的氧化。

2. 羟化作用 维生素 C 参与体内重要羟化反应。参与胶原蛋白合成；参与并促进胆固醇转化为胆汁酸的羟化过程；参与羟化酶过程；增强混合功能氧化酶活性，催化药物、毒物的羟化作用及其解毒过程。

3. 提高机体免疫力 维生素 C 可提高白细胞的吞噬功能，可促进抗体的形成。

4. 解毒 维生素 C 通过其抗氧化作用和羟化作用，对某些毒物如重金属离子（Pb^{2+}、Hg^{2+}、Cd^{2+}、苯）、细菌毒素及某些药物具有解毒作用。

（三）缺乏症

维生素 C 缺乏症称为坏血症（scurvy）。早期表现多为非特异性的，如疲乏、倦怠、皮肤出现瘀点或瘀斑、齿龈疼痛或发炎等。特异性体征是毛囊过度角化并带有出血性晕轮。

1. 出血 牙龈出血、鼻出血、骨膜下出血，皮下片状瘀斑，甚至出现血尿、便血及贫血，严重者可有胸腔、腹腔、颅内出血。

2. 牙龈炎 牙龈肿胀出血、牙床溃烂、牙根暴露、严重者牙齿松动与脱落。

3. 骨骼病变与骨质疏松 关节疼痛、骨痛甚至骨骼变形。

（四）膳食来源与参考摄入量

1. 膳食来源 维生素 C 广泛存在于新鲜蔬菜水果中。西红柿、菜花、柿子椒、深色叶菜、苦瓜，柑橘、柚子、苹果、葡萄、猕猴桃、鲜枣等均富含维生素 C。

2. 参考摄入量 建议成人维生素 C 的 EAR 为 100mg/d，UL 为 2000mg/d。

表 3-3 其他维生素的生理功能及食物来源一览表

种类	生理功能	参考摄入量	食物来源
维生素 E（生育酚）	1. 抗氧化作用 2. 维持生育功能 3. 维持免疫功能	AI 14mg/d	广泛分布于自然界，主要存在于各种油料种子中，谷类、坚果类及豆类含量也丰富
维生素 K	1. 参与凝血过程 2. 参与骨代谢 3. 与心血管健康有关	AI 80μg/d	绿叶蔬菜含量丰富，大豆及动物肝脏也较多
维生素 PP（尼克酸）	1. 参与能量与氨基酸代谢 2. 参与蛋白质等物质的转化 3. 调节葡萄糖代谢	RNI 12mgNE/d	主要来源于肉类、内脏、鱼及坚果类
维生素 B₆	1. 参与氨基酸代谢 2. 参与糖原与脂肪代谢 3. 参与某些微量营养素的转化与吸收 4. 调节神经递质的合成和代谢 5. 参与一碳单位和同型半胱氨酸代谢	RNI 1.4mg/d	广泛存在于动物性食物中，以豆类、畜肉及肝脏、鱼类含量丰富
维生素 B₁₂（钴胺素）	1. 甲基转移酶的辅酶 2. 参与甲基丙二酸 - 琥珀酸异构化过程	RNI 2.4mg/d	主要来源于肉类、内脏、鱼、禽、贝壳类及蛋类

第二节 无 机 盐

一、概述

无机盐是人体内无机物的总称。人体内的元素除碳、氢、氧、氮以有机物的形式存在外，其余则以无机物形式存在，统称为矿物质。根据其在人体内的含量和需要量分为常量元素和微量元素。

常量元素是指体内含量大于体重 0.01% 的矿物质，包括钙、镁、钾、钠、氯、磷、硫等 7 种，占体重的 4% ～5%。钙、镁、钾和钠为金属元素，氯、磷、硫为非金属元素。

微量元素是指体内含量小于体重 0.01% 的矿物质，分为三类。第一类为必需的微量元素，有铁、锌、碘、硒、铜、钼、铬、钴等 8 种；第二类为可能必需的微量元素，有锰、硅、镍、钒、硼等 5 种；第三类具有潜在毒性，但低剂量可能对人体具有必需功能的微量元素，有氟、铅、镉、汞、砷、铝、锂、锡等 8 种。

矿物质在体内的分布不均匀，例如钙和磷绝大部分在骨和牙等硬组织中，铁集中在红细胞，碘集中在甲状腺，钴集中在造血器官，锌集中在肌肉组织等。

矿物质对人体的功能主要有：①构成人体组织，如钙、镁、磷是骨骼和牙齿的重要成分；②与蛋白质协同，维持组织细胞渗透压、酸碱平衡及神经肌肉的兴奋性；③是酶和维生素必需的活性因子，许多金属酶均含有微量元素；④是某些激素的成分，如甲状腺素含有碘、铜，参与肾上腺类固醇的生成等。

由于新陈代谢每天都有一定量的矿物质排出体外，所以每天需要从食物中摄取矿物质以满足机体需要。

二、钙

钙是人体内含量最多的矿物质，总量为 1000～1200g，相当于成人体重的 1.5% ～2.0%，其中 99% 集中在骨骼和牙齿中，其余 1% 分布在体液及软组织中（称为混溶钙池），并与骨骼、牙齿中的钙保持动态平衡。骨骼钙与混溶钙池之间呈现动态平衡，即骨骼中的钙不断地从破骨细胞中释放出来进入混溶钙池，以维持血浆钙的浓度恒定。而混溶钙池中的钙又不断地沉积于成骨细胞，从而使骨骼钙得以不断更新。

（一）生理功能

1. 钙是构成骨骼和牙齿的主要成分，起支持和保护作用。

2. 促进体内某些酶的活性，参与细胞代谢，如腺苷酸环化酶、鸟苷酸环化酶、磷酸二酯酶、酪氨酸羧化酶和色氨酸羧化酶等的调节。

3. 调节细胞膜通透性，维持细胞膜的结构和功能。钙能与细胞膜表面的各种阴离子亚部位结合，调节受体结合和离子通透性，起电荷载体作用。钙还可调节细胞内信号的触发，改变细胞膜对钾、钠等阳离子的通透性。

4. 参与神经肌肉的活动，包括神经递质的释放、神经肌肉的兴奋、神经冲动的传导、激素的分泌、血液的凝固、细胞黏附、肌肉收缩等活动。钙可调整心跳节律，降低毛细血管的通透性，防止渗出，控制炎症与水肿，维持酸碱平衡。当血钙 <70mg/L 时，神经肌肉的兴奋性升高，出现搐搦。

（二）缺乏和过量

1. 缺乏 钙摄入不足会对机体产生不良的影响。

（1）佝偻病和骨质软化症。

（2）骨质疏松症。

（3）其他疾病，如糖尿病、高血压、心血管疾病等。

2. 过量　钙摄入过量也会给机体造成不利影响。

（1）高钙血症与钙尿。

（2）奶碱综合征。

（3）增加软组织钙化及心血管疾病的危险性。

（4）增加肾结石的危险性。

（5）与其他矿物质的相互作用，如钙、铁、锌、镁等离子相互影响，竞争性抑制其他元素的吸收。

（三）影响钙吸收的因素

人体钙主要在小肠近端吸收，吸收率为 20% ~60% 不等。影响钙吸收的因素有以下几种。

1. 促进吸收因素

（1）维生素 D 营养良好。

（2）某些氨基酸，如赖氨酸、色氨酸、精氨酸有利于钙的吸收。

（3）乳糖。

（4）钙、磷比例适当。

2. 抑制吸收因素

（1）粮谷类食物中的植酸。

（2）某些蔬菜中的草酸，如菠菜、苋菜、竹笋、韭菜等。

（3）过量摄入膳食纤维和脂肪。

（4）高蛋白膳食，可降低肾小球对钙的吸收。

3. 机体因素　钙的吸收还与机体状况有关，婴幼儿、孕妇、乳母由于需要量增加，钙的吸收率远大于普遍成人。随着年龄增长，钙吸收率逐渐下降，即婴幼儿期钙吸收率常大于50%，一般为 75% 左右；儿童期为 40%；成人则降至 20% 左右，老人仅达 15% 左右。

（四）膳食来源与参考摄入量

1. 膳食来源　奶及奶制品含钙丰富且吸收率高，是最好的钙源，虾皮、海带、豆类、坚果类、芝麻酱等是钙的良好来源。一些绿色蔬菜（如花椰菜、甘蓝菜）含钙丰富且含草酸较少，可作为钙的补充来源。在膳食中加入骨粉也是补钙的有效措施。

2. 参考摄入量　不同人群钙的 RNI：普通成人为 800mg/d，婴儿为 200 ~250mg/d，幼儿为 600mg/d，儿童青少年为 800 ~1200mg/d，孕妇为 1000/d，乳母为 1200mg/d，50 岁以上为1000mg/d。UL 为 20 000mg/d。

三、铁

铁是人体内含量最多的微量元素，在成人体内为 4 ~5g，其中 70% 存在于血红蛋白和肌红蛋白中，30% 以铁蛋白形式存在肝、脾和骨髓中。

（一）生理功能

1. 参与血红蛋白的合成，是肌红蛋白、细胞色素 A 及某些呼吸酶的主要成分。

2. 参与体内氧的运送和组织呼吸过程。

3. 维持正常的造血。

4. 促进抗体的产生，提高机体免疫力，增加中性粒细胞和巨噬细胞的功能。

5. 有助于药物在肝脏解毒。

（二）缺乏与过量

1. 缺乏 缺铁可引起缺铁性贫血，是常见的营养缺乏症，尤其是婴幼儿、青少年、孕妇、乳母及老人多见。缺铁性贫血表现为头晕、心悸、气短、乏力、脸色苍白，严重缺铁者可并发口腔炎、舌炎、萎缩性胃炎，毛发干枯脱落，及肤干燥、指甲呈匙状甲。此外，缺铁还可导致工作效率降低、学习能力下降、表情冷漠呆板、易烦躁、抗感染抵抗力下降等。动物和人体实验均证实缺铁会增加铅的吸收。流行病学研究表明，妊娠的早期贫血与早产、低体重儿及胎儿死亡有关。

2. 过量 由于机体无主动排铁功能，而铁的储存部位主要是肝脏，故长期过量摄取可蓄积在肝脏引起肝硬化，也可蓄积在肺、胰及心脏而造成损害。铁过量还可干扰人体对锌的吸收。铁摄入过量可引起急性或慢性铁中毒。

（三）影响铁吸收的因素

食物中的铁有血红素铁和非血红素铁两种形式。

血红素铁是与血红蛋白和肌红蛋白中的卟啉结合的铁，它以完整的卟啉复合物方式被吸收进黏膜细胞，不受食物中植酸和草酸的影响，吸收率较高，如鱼类为11%，畜肉和肝脏为22%。

非血红素铁是以氢氧化铁络合物的形式存在于植物性食物中，食物中的植酸和草酸可与铁形成不溶性铁盐，吸收率较低，如大米为1%，玉米和黑豆为3%，莴苣为4%，小麦与面粉为5%。

1. 促进铁吸收因素 维生素C、有机酸、动物蛋白均可促进铁的吸收，此外维生素 B_2 对铁的吸收、转运与储存有良好的作用。

2. 抑制铁吸收因素 植物性食物中的植酸、草酸、膳食纤维以及茶叶和咖啡中的多酚类物质，可抑制铁的吸收。

3. 机体因素 机体本身铁的储存量、胃肠道吸收不良综合征等均影响着铁的营养状况。

此外，经试验证实，无机锌与无机铁之间有较强的竞争作用，相互干扰吸收。

（四）膳食来源与参考摄入量

1. 膳食来源 动物性食物是铁的良好来源，主要为动物肝脏、全血、畜肉和鱼类等；蛋黄中的铁受卵黄高磷蛋白的影响，吸收率只有3%；黑木耳、芝麻酱含量丰富；绿叶蔬菜含量较高，但属于非血红素铁；奶类为贫铁食物。

2. 参考摄入量 成人铁的RNI：男性为12mg/d，女性为20mg/d，UL为42mg/d。

四、锌

锌分布于人体所有的组织、器官、体液及分泌物中，成人体内锌含量为 $2 \sim 2.5g$，其中60%存在于肌肉，30%存在于骨骼，后者不易被动用。

（一）生理功能

锌是一种多功能元素，其生理功能主要有以下几种。

1. 构成机体多种酶成分 已知体内有200多种酶含锌，是RNA、DNA聚合酶呈现活性所必需的，参与蛋白质和核酸的代谢。

2. 促进生长发育 锌既能促进胎儿的生长发育，也能促进性器官和性功能的正常发育。

3. 促进食欲 参与构成含锌蛋白－唾液蛋白，对味觉及食欲起促进作用。

4. 参与免疫功能 直接影响胸腺细胞的增殖，使胸腺激素分泌正常，维持正常免疫功能。

5. 保护正常视力 参与维生素A和视黄醇结合蛋白的合成，维持正常的暗适应能力。

6. 具有保护皮肤健康的作用。

（二）缺乏与过量

1. 缺乏 缺锌对儿童少年危害较大，表现为食欲不振、味觉减退、有异食癖、生长发育迟缓、皮炎、伤口不易愈合、暗适应能力下降、性器官发育不全，严重缺乏时可致侏儒症；

孕妇缺锌易出现胎儿畸形、低体重儿。

2. 过量　锌摄入过量可引起中毒，典型表现为上腹部疼痛、腹泻及恶心、呕吐等，并可引起铜的继发性缺乏、胃损伤及免疫功能抑制。

（三）影响锌吸收的因素

动物性食物中锌的生物利用率较高，维生素 D 可促进锌的吸收。植物性食物中的植酸、鞣酸及膳食纤维可抑制锌的吸收。锌与铁比值过小，即铁过多可抑制锌的吸收。

（四）膳食来源与参考摄入量

1. 膳食来源　锌来源广泛，尤其是贝壳类海产品、红肉、动物内脏均是锌的良好来源；牛奶的含锌量高于母乳，但吸收率只有42%，而母乳吸收率可达60%。乳母如不缺锌，则母乳喂养一般能满足婴儿需要。

2. 参考摄入量　锌的 RNI 为：男性 12.5mg/d，女性 7.5mg/d，孕妇为 9.5mg/d，乳母12mg/d。UL40mg/d

五、碘

成人体内碘的含量为 20 ~ 50mg，其中50%分布于肌肉，20%在甲状腺，10%在皮肤，6%在骨骼，其余存在于内分泌及中枢神经系统。血液中的碘主要为蛋白结合碘（PBI），含量为 40 ~ 80μg/L。

（一）生理功能

碘在体内主要参与甲状腺素的合成。甲状腺素可维持和调节机体代谢，促进生长发育，尤其是早期神经系统的发育。它能促进生物氧化，协调氧化磷酸化过程，调节能量的转化。对蛋白质、糖类、脂肪的代谢以及水盐代谢都有重要的影响。

（二）缺乏症

碘缺乏症至今仍是世界上四大营养缺乏病之一。饮食中长期碘摄入不足或生理需要量增加，可引起碘缺乏。碘缺乏可使甲状腺素分泌不足，生物氧化过程受到抑制，基础代谢率降低，导致甲状腺代偿性增生、肥大，出现甲状腺肿。胎儿期和新生儿期缺碘还可引起克汀病（呆小症），患儿表现为生长停滞、发育不全、智力低下、聋哑等（呆、小、聋、哑、瘫）。

（三）膳食来源与参考摄入量

1. 膳食来源　含碘丰富的食物有海产品，如海带、紫菜、发菜、海参、干贝、海鱼、海虾等。目前，我国采用食盐补碘的方法来防治碘缺乏病。

2. 参考摄入量　碘的 RNI 为成人 120μg/d，UL 为 600μg/d。

其他无机盐的生理功能及食物来源见表3－4。

表3－4　其他无机盐的生理功能及食物来源一览表

种类	生理功能	参考摄入量	食物来源
钠	1. 维持酸碱平衡 2. 调节水分与渗透压 3. 维持高血压正常 4. 其他功能	AI 1500mg/d	海产品、鸡蛋、食盐、酱油、咸肉等
钾	1. 维持神经肌肉的应激性健全 2. 参与糖和蛋白质代谢 3. 维持细胞正常的渗透压和酸碱平衡 4. 维持心肌的正常功能	AI 2000mg/d	水果、豆类、干果、乳制品、绿叶蔬菜等

续表

种类	生理功能	参考摄入量	食物来源
镁	1. 促进骨骼生长 2. 对钾、钙离子通道的抑制作用 3. 激活多种酶的活性 4. 调节胃肠道功能 5. 对激素的调节作用	RNI 330mg/d	海参、榛子、西瓜子、鲍鱼、小米、芥菜、茶、黄豆等
磷	1. 构成骨骼和牙齿 2. 参与能量代谢 3. 参与糖脂代谢 4. 维持生物膜正常结构 5. 构成遗传物质的重要成分 6. 调节体内酸碱平衡	RNI 720mg/d	黄豆、肉类、蛋、木耳、核桃等
氟	1. 构建牙釉质 2. 参与骨盐组成	AI 1.5mg/d	海产品、茶叶等
硒	1. 抗氧化作用 2. 免疫作用 3. 调节甲状腺激素 4. 解毒与排毒	RNI 50μg/d	芝麻、肝脏、大蒜、蘑菇海米、鲜贝、海参、龙虾等

本章小结

维生素和无机盐是人类不可缺少的营养素，机体需要量虽然很少，但是人体必需的。人体内一般不能合成，需从食物中获取。

维生素分为脂溶性维生素和水溶性维生素，无机盐包括常量元素和微量元素。维生素和无机盐对机体均有着重要的生理作用，如膳食中摄入不足，可影响机体生理功能，导致营养缺乏症的发生；但摄入过量也会引起急、慢性中毒，危害机体健康，因此平衡膳食、合理营养及科学搭配食物有助于微量营养素的吸收和利用，避免营养缺乏症或过量中毒的发生。

由于新陈代谢的作用，微量营养素每天都有一定量的排出，所以每天均需要从食物中摄取。

目标检测

A1 型选择题

答题说明：每一道题有 ABCDE 5 个备选答案，只有 1 个正确答案，其余均为干扰答案。

1. 毕脱斑的形成是由于
   - A. 维生素 B_2 缺乏
   - B. 维生素 B_1 缺乏
   - C. 维生素 D 缺乏
   - D. 维生素 C 缺乏
   - E. 维生素 A 缺乏

2. 下列关于钙吸收的正确描述是
   - A. 草酸盐抑制吸收
   - B. 植酸盐促进吸收
   - C. 糖类抑制吸收
   - D. 膳食纤维无影响
   - E. 蛋白质促进吸收

3. 下列食物中，含铁较多、吸收率最高的是

A. 大米　　　　B. 黑豆　　　　C. 肉类　　　　D. 奶类　　　　E. 面粉

4. 为阻断仲胺和亚硝酸盐合成亚硝胺，应同时给予何种物质
　　A. 维生素 B$_{12}$　　B. 叶酸　　　　C. 维生素 B$_2$　　D. 维生素 C　　　E. 维生素 A

5. 下列食物中，含锌量最高的是
　　A. 胡萝卜　　　　B. 牡蛎　　　　C. 畜禽肉类　　　D. 肝蛋类　　　E. 大米、面粉

6. 谷类加碱油炸烹调方法中营养素损失最大的是
　　A. 硫胺素　　　　B. 核黄素　　　　C. 尼克酸　　　　D. 抗坏血酸　　　E. 叶酸

7. 维生素 D 缺乏时出现的症状不包括
　　A. 佝偻病　　　　B. 骨质软化症　　C. 骨质疏松症　　D. 肾结石　　　E. 手足痉挛症

8. 口角炎和舌炎是由于
　　A. 维生素 A 摄入不足　　　　B. 蛋白质摄入不足　　　　C. 维生素 B$_2$摄入不足
　　D. 维生素 C 摄入不足　　　　E. 烟酸摄入不足

（江育萍）

第四章 其他营养素

学习目标

知识要求

1. 掌握 膳食纤维的营养学意义。
2. 熟悉 膳食纤维的分类及膳食来源与参考摄入量。
3. 了解 水的生理功能与人体需要量。

技能要求

1. 熟练掌握给患者膳食营养指导的技能。
2. 学会科学搭配食物。

案例引导

临床案例 患者王某，男，65岁，身高170cm，体重58kg，退休工人。因"反复便秘2年，无排便10天，腹胀加重"入院就诊。

个人史： 患者2年前反复出现便秘，表现为大便1次/3~4天，无规律，少便意，排便费力，粪便干结，便量少等现象，期间常依赖泻剂治疗。近10日未解大便，服用泻剂无效，腹胀、腹痛难忍遂入院就诊。结肠镜检查排除肿瘤的可能。肛管直肠测压显示，用力排便时肛门外括约肌呈矛盾性收缩，直肠壁的感觉阈值异常等。

体格检查： T：36.8℃，P：85次/分，R：20次/分，BP：120/90mmHg。腹部触诊左下腹有硬块，伴压痛，无反跳痛。

诊断 无力性便秘

提问 根据现有资料，请回答：

1. 该病的营养治疗原则有哪些？
2. 如何为该患者进行膳食护理？

第一节 水

一、概述

水是生命之源，自然界的一切生命现象均离不开水。水对机体具有维持体液恒定、调节体温、促进血液流动、传递和运送营养与代谢产物，以及催化细胞生理化学反应等多种功能，是人类赖以生存的最重要的营养素之一。机体内的水主要以两种形式存在，即与蛋白质和多糖结合的结合水和以自由状态存在于体液中的自由水，主要分布于细胞内液和细胞外液中。因此，断水比断食更能危及生命安全，断食后机体尚可消耗自身的组织维持生命1周或更长的时间，但断水造成人体缺水至全身水分的 10% 就会导致死亡，故水是维持人类生命的必要条件。

二、水的生理功能

（一）构成细胞和体液的重要组成成分

机体的体液是由水和溶于水中的无机盐及有机物等共同组成的水溶液，构成机体的内环境。体液分布于全身各处，以细胞膜为界又分为细胞内液和细胞外液。机体内的含水量因年龄、性别及脂肪组织含量的不同而有所不同，正常成人体液约占体重的 60%，其中细胞内液占体重的 40%，细胞外液占体重的 20%（血浆占 5%，细胞间液占 15%）；新生儿体内含水量最多，约占体重的 80%，其中细胞内液为 35%，细胞间液为 40%，血浆为 5%。不同组织的含水量也有差别：即在血浆中高达 97% 以上，肌肉中为 72%，脂肪中为 20% ~ 35%，骨骼为 25%，牙齿仅含 10%。

（二）参与新陈代谢

水是良好的溶剂，能溶解单糖、氨基酸、脂蛋白、维生素和矿物质等营养素，直接参与体内的许多化学反应，如水解、水合、氧化和还原。可促进营养物质的消化、吸收、转运和代谢产物的排泄。当体内的蛋白质和酶在水分充足时活性较强，而在缺水的黏稠体液中活性较低，故合理饮水有利于新陈代谢。

（三）调节酸碱平衡

水能溶解许多无机离子及其盐类，从而构成体内一系列的缓冲系统如磷酸盐缓冲系统、碳酸氢盐缓冲系统等，在调节机体的酸碱平衡中发挥着重要作用。

（四）调节体温

调节体温的作用是水最重要的功能之一。水可促进细胞利用氧气分解产热营养素，释放能量，维持体温。

（五）润滑作用

水是机体的润滑剂。人体的一些腔隙液如泪液、唾液、脑脊液、关节囊液、浆膜腔液等，均含有大量的水分，有利于局部器官、组织、关节和肌肉的润滑，减少摩擦，维持其正常的生理功能与活动。

（六）缓冲和保护作用

水在机体的皮肤、器官、肌肉、组织和脊椎受到冲撞时，能起到缓冲作用，从而保护机体减少损伤。

三、水的缺乏与过量

（一）水缺乏

水摄入不足或丢失过多，均可引起体内失水亦称脱水。根据水与电解质丧失的比例不同，可将脱水分为三种类型：高渗性脱水、低渗性脱水和等渗性脱水。

1. 高渗性脱水 主要以水的丢失为主，电解质丢失相对较少，故又称为缺水性脱水。当失水量占体重的 2% ~ 4% 时为轻度脱水，表现为口渴、尿少、尿比重增加等；当失水量占体重的 4% ~ 8% 时为中度脱水，表现为皮肤干燥、口舌干裂、声音嘶哑和全身软弱等；当失水量超过体重的 8% 时为重度脱水，进一步加重皮肤、黏膜干燥甚至高热、精神恍惚、烦躁不安等症状；当失水量超过体重的 10% 时可危及生命。治疗时应以迅速纠正病因、足量补水为主。

2. 低渗性脱水 主要以电解质丢失为主，水分丢失较少，故又称为缺盐性脱水。此时细胞外液渗透压低于正常，导致循环血量下降和组织细胞水肿，如肌肉细胞内水分过多可出现肌肉痉挛，脑细胞水肿可引发脑疝及顽固性癫痫发作的危险。临床表现为早期多尿，晚期尿少甚至尿闭，尿比重低，尿中 Na^+、Cl^- 降低或缺乏。治疗时应给予高渗及等渗盐水以恢复细胞外液容量。

3. 等渗性脱水 表现为水和电解质按比例丢失，体液渗透压不变，在临床上较为常见，也称为混合性脱水。兼有上述两型脱水的表现，如口渴、尿少。严重腹泻、呕吐或术后肠道引流如不注意补充水和电解质均可引起等渗性脱水。治疗时以补充等渗盐水为主。

（二）水过量（水中毒）

机体摄入水分过多而超出肾脏的排出能力时，可引起水分在体内潴留而导致水过量或水中毒。正常人极少出现，多见于疾病或不正确补水时。体内水分潴留超过体重的 10% 时，即为水肿。细胞吸收过多水分，导致细胞外液渗透压降低及细胞肿胀，如因脑细胞肿胀、脑组织水肿、颅内压增高可引起头痛、恶心、呕吐、记忆力减退、神志不清、行为异常、惊厥、谵妄、嗜睡和昏迷等症状，严重者可发生脑疝，甚至死亡。治疗时，轻度水中毒只需停止水摄入即可自然恢复，严重者除禁水外还应给予高渗性盐水以迅速纠正脑水肿。另外，高温环境下工作或剧烈运动时，应同时补充水分和适当的盐分以预防水中毒的发生。

四、水的需要量与来源

（一）水的需要量

人体需水量取决于非显性失水和显性失水（尿、汗等）的量，正常人水的需要量与排出量保持动态平衡，成人每日水的摄入量与排出量见表 4-1。机体对水的需要量与机体代谢、年龄、生理特殊情况、体力活动、气温、膳食等因素相关。中国居民膳食营养素参考摄入量推荐成人每日水的 AI：在温和气候条件和轻体力活动水平下，男性为 1.7L，女性为 1.5L。男性总摄入量 3.0L/d，女性总摄入量 2.7L/d，总摄入量包括食物中的水以及饮水中的水。在高温环境或中等以上体力活动时，或在特殊生理期如妊娠期、哺乳期等，由于水分丢失或额外分泌，水的需要量要增加。

（二）水的来源

水的来源包括 3 个方面：①饮用水和其他饮料；②食物中的水；③代谢水。代谢水（内生水）是指蛋白质、脂肪、碳水化合物等营养素在机体内氧化代谢过程中产生的水。每天机体可通过代谢产生约 300ml 的水。体内的水主要经肾脏以尿液形式排出，约占 60%，其次是经皮肤蒸发、呼吸、粪便等排出。机体通过水的摄入和排泄来维持水的平衡，这对维持内环境稳定具有非常重要的作用。在某些病理情况下，水的摄入或排出超过了机体的调节能力，就会出现脱水或水肿。

表 4-1 成人每日水的摄入量与排出量

	摄入量（ml）		排出量（ml）
食物	1000	呼吸	350
饮水或饮料	1200	皮肤	500
代谢水	300	粪便	150
		尿	1500
总量	2500		2500

第二节　膳食纤维

一、概述

膳食纤维（dietary fiber）是指食物中不能被人体消化吸收的非淀粉多糖及非多糖类的木质素。根据其水溶性的不同，一般分为可溶性膳食纤维（soluble fiber）和不溶性膳食纤维（insoluble fiber）。可溶性膳食纤维是指既可溶于水、又可以吸水膨胀，并能被大肠中微生物酵解的一大类纤维，包括果胶、树胶、黏胶和部分半纤维素，它们对小肠内的葡萄糖和脂质吸收有影响；不溶性膳食纤维主要包括纤维素、不溶性半纤维素和木质素，它们在大肠中发酵而影响大肠的功能。膳食纤维虽然不能被人体消化吸收，但其特有的生理功能对防治疾病越来越引起人们的重视，因而有学者将其列为第七类营养素。

膳食纤维具有 5 种主要特性。①吸水性：膳食纤维化学结构中含有许多亲水基团，因而具有吸水或结合水的能力。膳食纤维的吸水性既可增加食物的体积，又可增加肠道中粪团的体积和其在肠道中转运的速度，减少有害物质接触肠壁的时间。②黏稠性：可溶性膳食纤维如果胶、树胶等，具有一定的黏稠性，能形成黏性溶液，增加食糜的黏度，使胃排空速度降低，减少消化酶与食糜的接触，影响肠内营养物的消化和吸收。③结合胆汁酸：膳食纤维结构中含有许多活性基团，可以螯合吸附胆汁酸、胆固醇、化学药物和有毒物质等，从而抑制人体对它们的吸收，促使其排出体外，因而膳食纤维可降低胆固醇。④阳离子交换作用：膳食纤维具有阳离子交换作用，可结合胃肠道内的无机盐，二价阳离子如 Fe^{2+}、Ca^{2+}、Zn^{2+}、Cu^{2+} 等均可被膳食纤维结合。膳食纤维与阳离子的结合作用受 pH 值影响。⑤细菌发酵作用：膳食纤维虽然在小肠内不能被体内的酶分解，但在大肠中可被多种微生物分解发酵，从而诱导大量的有益产气菌群的生长，如双歧杆菌，改善肠内菌群。

二、膳食纤维的生理功能

（一）促进肠蠕动，预防大肠疾病

膳食纤维直接进入大肠后，刺激和促进肠蠕动，减少有害物质与肠壁的接触时间，尤其是果胶类吸水膨胀后，有利于粪便排出，降低了大肠内的压力，可有效地预防便秘、痔、肛裂、结肠息肉、肠激惹综合征和直肠癌。膳食纤维还可改善肠道菌群，有助于正常消化和增加排便量，预防肠癌、阑尾炎等。

（二）降低胆固醇，预防心血管疾病与胆石症

膳食纤维中的果胶和木质素可促进胆固醇和胆汁酸的排泄，抑制血清胆固醇及三酰甘油的上升，降低血浆胆固醇的浓度，预防动脉粥样硬化和冠心病等心血管疾病的发生及预防胆结石的形成。

（三）调节血糖，预防糖尿病

膳食纤维可延缓葡萄糖的吸收，使血糖不会因进食而快速升高，因此可减少胰岛素的分泌。许多研究表明膳食纤维补充剂或富含膳食纤维的食物可降低血糖。

（四）增加饱腹感，控制体重

膳食纤维提供热能极少，食物中的膳食纤维可替代部分碳水化合物和脂肪的体积，减少能量摄入。膳食纤维可吸水膨胀有一定的饱腹感，且可溶性膳食纤维可减缓胃对食物的排空

速度，使机体更耐饿。膳食纤维还能抑制淀粉酶的作用，延缓糖类的吸收；果胶能抑制脂肪的吸收；均有助于控制体重。

（五）预防其他癌症

流行病学研究表明，膳食纤维还能降低大肠癌、乳腺癌、胰腺癌发病的危险性。其机制可能与促进肠蠕动从而促进毒物排泄，与胆汁酸或胆固醇结合、减少初级和次级胆汁酸对肠黏膜的刺激作用等有关。

三、膳食纤维的膳食来源与参考摄入量

（一）膳食纤维的膳食来源

膳食纤维来源于植物性食物，如根茎类和绿叶蔬菜、水果、谷类和豆类等食物。纤维素和半纤维素等不溶性膳食纤维，在根茎类蔬菜、谷类的外皮和一些粗粮中含量较高；果胶、树胶等可溶性膳食纤维，主要存在于水果和一些蔬菜中。膳食中的膳食纤维主要来源于谷类，但精加工的谷类中含量较少。

（二）膳食纤维的参考摄入量

膳食纤维并非多多益善，由于膳食纤维不被消化吸收，摄入过多不仅会引起腹部不适，还会影响机体对蛋白质、维生素和矿物质的吸收。此外，有些疾病不宜多食膳食纤维，如各种急慢性肠炎、伤寒、痢疾、结肠憩室炎、肠道手术前后、肠道或食管管腔狭窄、食管静脉曲张等。

中国居民膳食营养素参考摄入量推荐成人膳食纤维的 AI 为 25g/d，未制定可耐受最高摄入量（UL）。《中国居民膳食指南》建议一般人群每天谷类食物至少有 1/3 是全谷物食品，蔬菜、水果摄入至少达到 500g 以上。建议习惯性便秘者应适当增加膳食纤维摄入量。

📖 本章小结

水和膳食纤维是维持人类健康的两大类重要营养素。

水是构成细胞和体液的重要组成成分，具有参与新陈代谢、调节酸碱平衡、调节体温、润滑作用、缓冲和保护作用等生理功能。水缺乏可引高渗性脱水、低渗性脱水和等渗性脱水；水过量则可中毒，水中毒常见于疾病或不正确补水时。正常情况下，机体对水的需要量与排出量应保持动态平衡。

膳食纤维包括可溶性和不可溶性两类，主要来源于植物性食物。膳食纤维不能被人体消化吸收，但具有促进肠蠕动、降低胆固醇、调节血糖、增加饱腹感、预防癌症等生理功能，因此在防治慢性病如结肠癌、直肠癌、心血管疾病、糖尿病、肥胖等方面意义重大。

✏️ 目标检测

A1 型选择题

答题说明：每一道题有 ABCDE 5 个备选答案，只有 1 个正确答案，其余均为干扰答案。

1. 下列哪种成分属于不溶性的膳食纤维

    A. 果胶　　　B. 木质素　　　C. 黏胶　　　D. 树胶　　　E. 山梨醇

2. 下列哪项不属于饮用水的生理功能

    A. 构成人体的成分　　　　　B. 滋润皮肤　　　　　C. 提供机体能量

    D. 维持消化吸收功能　　　　E. 调节体温

3. 一般情况下，健康人体每天需要的水摄入量，男性为
   A. 1000ml   B. 1500ml   C. 2000ml   D. 2500ml   E. 3000ml

4. 膳食纤维的主要来源是
   A. 蔬菜水果   B. 畜、禽肉类   C. 鱼肉、蛋类   D. 豆类   E. 奶类

5. 能够降低胆固醇和胆酸的吸收，具有降血脂作用的是
   A. 单糖   B. 淀粉   C. 双糖   D. 寡糖   E. 膳食纤维

（陈 英）

第五章　合理营养与平衡膳食

案例引导

临床案例　患者董某，女，58岁，身高158cm，体重52kg，家庭主妇。因"反复腰背酸痛3年，近1个月症状加重"入院就诊。

个人史： 患者日常喜食五谷杂粮，因不喜牛肉和羊肉的膻味从不摄食，亦不饮牛奶，每周只食猪肉或鸡肉2~3次，100~150g/次；鱼肉2次，50g/次；豆制品1次，50g/次；鸡蛋1~2个，80~100g；蔬菜约500g/d，水果200g/d。

患者于4年前绝经，近3年来反复出现腰酸背痛、腿脚乏力，近1个月腰背酸痛难忍遂入院。

体格检查： 体温36.7℃，脉搏76次/分，呼吸18次/分，血压125/72mmHg。

辅助检查： 骨密度检查显示BMD低于正常平均值的2.5个标准差。尿常规显示尿钙/肌酐比值增高。

诊断　骨质疏松症。

提问　根据现有资料，请回答：

1. 该病的营养治疗原则有哪些？
2. 如何为该患者进行膳食护理？

第一节　食物的营养特点

一、食物的分类

食物是人类赖以生存的物质基础，是人类活动所需热能和各种营养素及生物活性物质的主要来源，其主要生理作用是提供营养素、维持生命、促进生长发育和修复机体组织。食物种类繁多，按其来源可分为两大类：植物性食物和动物性食物。《中国居民膳食指南

（2016）》将食物分为四大类：谷薯类、蔬菜水果类、畜禽鱼蛋奶类、大豆坚果类。

1. 谷薯类 包括米、面、杂粮，薯类包括马铃薯、甘薯、木薯等，主要提供碳水化合物、蛋白质、膳食纤维和 B 族维生素。

2. 蔬菜水果类 主要提供膳食纤维、矿物质、维生素及有益健康的植物化学物。

3. 畜禽鱼蛋奶类 主要提供蛋白质、脂肪、矿物质、维生素 A、维生素 D 和 B 族维生素，其中所提供的蛋白质可与粮谷类食物中的蛋白质互补。

4. 大豆坚果类 包括大豆、其他干豆类及花生、核桃、杏仁等坚果类，主要提供蛋白质、脂肪、膳食纤维、矿物质、B 族维生素和维生素 E 等。其中大豆蛋白为优质蛋白质，含有较丰富的赖氨酸，可与谷类蛋白质互补。

二、食物的营养特点

（一）谷类和薯类

谷类主要提供碳水化合物、蛋白质、膳食纤维和 B 族维生素。

（1）碳水化合物含量最高，占 70% 以上，主要为淀粉，集中在胚乳中，是人类最理想和最经济的能量来源。

（2）蛋白质在 7.5% ～15% 之间，主要含谷蛋白和醇溶蛋白，不属于优质蛋白质，可与豆类或动物性食物配餐进食，以提高营养价值。

（3）脂肪含量低，以不饱和脂肪酸为主，含少量卵磷脂和植物固醇，主要集中在糊粉层和胚芽。

（4）矿物质主要是钙和磷，分布在糊粉层，以植酸盐形式存在。

（5）谷类是 B 族维生素的重要来源，主要分布在糊粉层和胚芽；谷类加工精度越高，维生素损失就越多；谷类几乎不含维生素 A、维生素 D 和维生素 C。

（二）豆类

豆类包括大豆类和其他豆类。豆类及其制品是我国的传统食品，是最重要的植物性蛋白质来源，也是膳食纤维、矿物质、维生素和生物活性物质的良好来源。豆类可加工成的豆制品包括豆浆、豆腐、豆粉、豆腐干、豆腐皮、发酵豆制品等。

（1）大豆含有丰富蛋白质，为 35% ～40%，且为优质蛋白，赖氨酸含量较多。

（2）脂肪含量为 15% ～20%，为不饱和脂肪酸，占总脂肪量的 85%，是高血脂、高血压、动脉粥样硬化等疾病患者的理想食品。

（3）碳水化合物含量为 25% ～30%，其中只有一半是可被人体利用的可溶性糖，如阿拉伯糖、半乳聚糖和蔗糖，另一半是人体不能消化吸收和利用的棉籽糖和水苏糖，存在于大豆细胞浆，在肠道细菌的作用下可产酸产气。

（4）大豆含有丰富的矿物质和维生素，其中钙、铁、维生素 B_1 和维生素 B_2 含量较高，还富含磷、钾、镁、锌等矿物质和维生素 E。干豆几乎不含维生素 C，但经发芽制成豆芽后，其含量显著提高。

（三）蔬菜水果类

蔬菜和水果类的营养特点主要是：富含维生素、矿物质和膳食纤维，水分含量高，蛋白质和脂肪含量低等。蔬菜按其可食部位和品种可分为叶菜类、根茎类、瓜茄类、鲜豆类和花芽类，按颜色可分为浅色和深色两类，深色蔬菜的营养价值一般高于浅色蔬菜。水果按果实的形态和特征分为仁果类、核果类、柑橘类和瓜果类。此外，蔬菜、水果还含有各种有机酸、芳香物质和色素等成分，可增进食欲及帮助消化。

（四）动物性食品

动物性食品包括畜肉类、禽肉类、鱼类、乳类及乳制品和蛋类等。

1. 富含优质蛋白质 畜肉类含量为10%～20%，禽肉类含量约为20%，鱼类含量为15%～25%，乳类及乳制品含量为3%～3.5%，蛋类含量一般在10%以上。且氨基酸模式与人体氨基酸模式接近，吸收利用率高；畜肉中的含氮浸出物，可使肉汤味鲜浓，刺激消化液分泌，有利于消化吸收。而鱼肉中的含氮浸出物主要是胶原蛋白和黏蛋白，是鱼汤冷却后形成凝胶的主要物质。

2. 脂肪 畜肉类为10%～30%，以饱和脂肪酸为主，胆固醇在内脏中的含量最高；禽肉类约20%；鱼类脂肪含量很少，一般为1%～3%，主要是多不饱和脂肪酸；乳类脂肪约3.5%，颗粒小呈高度分散状态，易于消化吸收，含有必需脂肪酸、卵磷脂等；蛋类脂肪98%集中在蛋黄，大部分是中性脂肪，易消化吸收，但蛋黄中的胆固醇含量较高。鱼肉中的必需脂肪酸具有降血脂、预防动脉粥样硬化等作用。

3. 碳水化合物 畜肉类为1%～5%，主要以糖原形式存在肌肉和肝脏中；乳类含量约为5%，主要以乳糖形式存在，可调节胃酸，促进胃肠蠕动；蛋类含量较少，蛋清中主要是甘露糖和半乳糖，蛋黄中主要是葡萄糖；禽肉类和鱼类含量极少。

4. 矿物质 畜肉类为0.8%～1.2%，即内脏最多，其次是瘦肉，铁含量较高，主要以血红素铁的形式存在，生物利用率高，是膳食铁的良好来源；鱼肉类为1%～2%，钙的含量较畜禽肉高，是钙的良好来源，海水鱼类含碘丰富，是碘的良好来源，锌、铁、硒也较丰富；乳类的钙、磷、钾含量较高，是钙的良好来源；蛋类的矿物质主要集中于蛋黄，其中钙、铁、镁、锌、钠、钾等含量较多，铁含量虽较高，但因以非血红素铁的形式存在，并与磷蛋白结合，故消化吸收率不高。

5. 丰富的维生素 畜肉类以B族维生素和维生素A为主，肝脏是这两类维生素的良好来源；鱼类是维生素A和维生素D的重要来源，也是维生素B_2的良好来源，维生素E、维生素B_1和烟酸的含量也较高，但几乎不含维生素C；牛乳中还含有维生素A、维生素D、维生素B_1、维生素B_2、烟酸等多种维生素，但维生素D含量较低；蛋类的维生素主要集中于蛋黄，B族维生素及脂溶性维生素A、维生素D、维生素E、维生素K含量较丰富。

（五）其他

1. 菌藻类 包括香菇、蘑菇、冬菇、酵母、银耳、木耳、海带、海藻和紫菜等，不仅味道鲜美，所含蛋白质也较一般蔬菜高。香菇含蛋白质丰富，含有30多种酶和18种氨基酸，以及丰富的维生素B_1和维生素A、维生素D。黑木耳营养丰富，富含铁，味道鲜美，被誉为"素中之荤"，有滋养、益胃、活血、润燥的作用。

2. 坚果类 指外层包有一层硬壳的籽实类植物性食物，如花生、瓜子、核桃、松子、腰果等。坚果类含有丰富的蛋白质、脂肪、钙等多种营养素，其所含的脂肪主要是不饱和脂肪酸，是构成脑组织的重要物质，是天然的健脑食品。

三、植物化学物

（一）植物化学物的分类

植物化学物是指存在于植物性食物中的不属于营养成分的一些低分子量生物活性物质，是植物的次级代谢产物。植物化学物按其化学结构或功能特点分类，包括多酚、类胡萝卜素、萜类化合物、有机硫化物、芥子油苷、皂苷、植物雌激素、植酸和植物固醇等。

（二）植物化学物的生物活性

植物化学物具有多种生物活性，主要表现为以下几个方面。

1. 抗癌作用 蔬菜和水果富含多种植物化学物，在降低人群癌症发病率方面具有积极作用。日常蔬菜和水果摄入量高的人群较摄入量低的人群癌症发生率要低50%左右。新鲜蔬菜和水果沙拉可明显降低癌症发生的危险性，对胃肠道、肺、口腔和喉的上皮肿瘤证据最为充分。

2. 抗氧化作用 癌症和心血管疾病的发病机制与过氧化及自由基的存在有关。现已发现多种植物化学物，如类胡萝卜素、多酚、黄酮类、植物雌激素、蛋白酶抑制剂和有机硫化物等具有明显的抗氧化作用，可清除自由基。

3. 免疫调节作用 迄今为止，已进行了多项有关类胡萝卜素对免疫系统刺激作用的动物实验研究，其结果均表明类胡萝卜素对免疫功能有调节作用。部分黄酮类化合物具有免疫抑制作用，而皂苷、有机硫化物和植酸具有增强免疫功能的作用。

4. 抗微生物作用 经研究证实球根状植物中的有机硫化物具有抗微生物作用。大蒜中的蒜素，属有机硫化物，具有很强的抗微生物作用。芥子油苷的代谢产物异硫氰酸盐和硫氰酸盐同样具有抗微生物活性。混合食用水芹、金莲花和辣根后，泌尿道中芥子油苷的代谢产物能够达到治疗尿路感染的有效浓度，但单独食用其中一种则不能达到满意的疗效。

5. 降胆固醇作用 以多酚、皂苷、植物固醇、有机硫化物和生育三烯酚为代表的植物化学物，具有降低血清胆固醇水平的作用，血清胆固醇的降低程度与食物中的胆固醇和脂肪含量有关。

6. 其他 植物化学物所具有的其他促进健康的作用还包括调节血压、血糖、血小板和血凝以及抑制炎症等作用。此外，部分的植物化学物还有一些特殊作用，如叶黄素在维持视网膜黄斑功能上发挥着重要作用，植酸具有较强的金属离子的螯合能力。

四、营养素与药物的相互作用

"医食同源，药食同根"，说明了合理膳食和营养与药物对于治疗疾病有着异曲同工之处，且食物与药物彼此之间会相互影响、相互作用。

（一）药物对食物及营养素的作用

药物对食物及营养素的作用主要是通过影响其摄入、吸收、合成利用、代谢和排泄产生的。

1. 影响食物摄入 有的药物长期服用可刺激食欲，增进食物摄入量，常用于营养状况差、体质虚弱者的康复治疗，如抗组胺药、精神药物、类固醇激素、胰岛素、甲状腺激素、磺脲类等；更多的药物则可因产生异味、引起味觉障碍及饱胀感、损害胃肠道功能或抑制中枢神经系统功能而降低食欲，如某些抗生素、非甾体类解热镇痛药、抗肿瘤药、双胍类口服降糖药等；某些中药如石膏、知母、大黄、黄柏、黄芪等，药性苦寒败胃，熟地黄滋腻碍胃，也可抑制食欲。

2. 影响营养素吸收 某些药物能增加食物和营养素的吸收，改善患者的营养状况，如抗胃酸分泌药西咪替丁；某些药物则可减少营养素的吸收，引起营养素吸收障碍甚至营养不良，如口服避孕药对多种维生素的吸收和代谢都会产生影响，同时对微量元素铜、镁、锌的吸收也有影响。

3. 影响营养素合成和利用 长期服用米诺环素或多西环素可抑制肠道内正常菌群，影响维生素K的生物合成而导致维生素K缺乏。泼尼松、地塞米松等皮质激素类药长期服用可引起体内蛋白质合成减少，促使蛋白质转变为糖原，减少组织对葡萄糖的利用和肾小管对葡萄糖的吸收。口服避孕药不利于机体对葡糖糖的储存，还影响盐酸和蛋白质在体内的合成。

4. 影响营养素代谢 有些药物可抑制维生素转变为相应的辅酶，或抑制该维生素参与的酶系统，而干扰维生素活性的生理功能，如精神药普吗嗪、丙咪嗪可抑制维生素 B_2 转化为活性辅酶形式；有的药物还会竞争维生素受体而引起维生素缺乏的症状。还有一些药物可激活肝药酶的活性，促进某些维生素的分解代谢导致体内储存下降，如孕期服用苯巴比妥可导致婴儿维生素 K 缺乏。同样，抗惊厥药物可使维生素 D 与叶酸代谢加速，从而造成缺乏。

5. 影响营养素排泄　有些药物可使矿物质、维生素的排出增加，还会造成氨基酸、脂肪酸及电解质排出增加，如常见的利尿药会引起钾、镁、锌等矿物质及维生素 B_1 的排出增加。有些药物本身就是维生素的拮抗剂，使用此类药物必然会使这些营养素排出增多或遭到破坏，从而出现缺乏病，如抗凝药香豆素与维生素 K 具有竞争性拮抗作用。

（二）食物及营养素对药物的作用

饮食对药物体内过程的影响是多方面的，不同的药物具有不同的理化性质，受到食物和机体生理状况的影响也不同，从而使吸收、分布、代谢、排泄出现变化。适当的饮食有助于药物的疗效，而不当的饮食则可能降低药物的疗效，危害患者的健康，甚至危及生命。

1. 影响药物吸收　食物和药物可发生理化作用而影响药物的吸收。铁盐可使红霉素的吸收减少 $47\% \sim 60\%$，对多西环素的吸收亦有一定影响。茶叶中的鞣质与生物碱类药物（如利血平、麻黄碱等）和铁剂都可以发生络合反应，生成难溶性的化合物而影响吸收；也可使复方消化酶、乳酶生等助消化药因酶失活而致药性减弱或消失。食物还可因改变胃肠道 pH 值、胃排空速率或改变药物在体内的溶解而影响药物的吸收。有些药物还应注意饭前或饭后服用的时间顺序以避免进食对药物吸收的影响。很多药物的口服吸收是否受到食物的影响，还取决于剂型因素。

2. 影响药物代谢　食物对药物代谢的影响主要是通过影响肝药酶的活性而起作用。若营养极端失衡，尤其是蛋白质、维生素和矿物质的不足会影响药酶的合成，或导致酶活性下降，使药物正常代谢受干扰，从而对药效产生影响，同时因机体对药物的清除率降低，增加了药物的毒性。高蛋白低碳水化合物膳食可加速肝脏药物代谢，而低蛋白高碳水化合物膳食可降低肝脏药物代谢能力；缺乏维生素 E 可抑制药酶系统中有效成分的合成；缺乏锌和镁，可使细胞色素 P450 减少，膳食中的脂肪含量及饱和程度也可调节 P450 酶的活性；膳食纤维也可抑制肝微粒体混合功能氧化酶系统，并通过改善肠道菌群而间接影响药物的代谢。

3. 影响药物排泄　膳食可影响尿液的酸碱性，从而影响某些药物的排泄速率。酸性尿液可延长酸性药物在体内的作用并延缓其排泄，碱性尿液会延长碱性药物的排泄时间和作用，从而增强药效或不良反应。如奎尼丁为碱性药物，同时服用橘子、葡萄汁等，因尿液碱化，会抑制奎尼丁排泄而有可能导致中毒。

药物和营养素之间的相互作用是多方面的，研究这些作用的目的，就在于找出两者之间的作用规律，趋利避害。对患者所用的药物与食物及患者的营养状况进行密切监测，有效避免食物和药物之间的不利影响，并进行正确的药食配伍的健康教育，促使临床治疗更为有效安全。

第二节　中国居民膳食指南及平衡膳食宝塔

一、膳食结构与合理营养

（一）膳食结构

膳食结构（dietary pattern）是指膳食中各类食物的种类及其数量的相对构成，也称食物结构。根据膳食中动物性与植物性食物所占的比重，以及能量、蛋白质、脂肪和碳水化合物的供给量作为划分膳食结构的标准，目前膳食结构分为以下 4 种类型。

1. 动植物食物平衡的膳食结构　该类型的植物性和动物性食物比例比较均衡，食物结构比较合理，基本符合营养要求。动物性蛋白质占膳食蛋白质总量的 50%，能量供给约为 10.88MJ（2600kcal），蛋白质和脂肪均可达 80g 左右，并有丰富的蔬菜、水果等。植物性食物中膳食纤维和动物性食物的营养素如铁、钙比较充足，有利于预防营养缺乏病。因此，该膳食结构已成为世界各国调整膳食结构的参考。

2. 植物性食物为主的膳食结构　该类型多见于发展中国家。膳食构成以植物性食物为主，动物性食物为辅，膳食能量基本满足人体需要，但蛋白质、脂肪摄入量均较低，来自于动物性食物的营养素如铁、钙、维生素 A 摄入不足。营养缺乏病是发展中国家居民的主要营养问题，但以植物性食物为主的膳食结构，膳食纤维充足，动物脂肪较低，有利于预防冠心病和高脂血症。

3. 动物性食物为主的膳食结构　该类型多见于发达国家。为高蛋白、高脂肪、高能量膳食，人均每日热能达 14.7MJ（3500kcal），蛋白质与脂肪达 100g 和 150g。导致冠心病、糖尿病、肠癌和乳腺癌等发病率增加。与植物性食物为主的膳食结构相比，营养过剩是此类膳食结构国家居民所面临的主要健康问题。

4. 地中海膳食结构　该膳食结构以地中海命名，是因为该膳食结构的特点为居住在地中海地区的居民所特有。该膳食结构的主要特点是：①膳食富含植物性食物，包括水果、蔬菜、豆类、果仁等；②食物的加工程度低，新鲜度较高；③橄榄油是主要的食用油；④脂肪提供的能量占膳食总能量比值的 25%～35%，饱和脂肪所占比例较低，为 7%～8%；⑤每天食用适量奶酪和酸奶；⑥每周食用适量鱼、禽、蛋；⑦新鲜水果每日均有摄入，甜食少吃；⑧每月食用几次红肉（猪、牛和羊肉及其产品）；⑨大部分成人有饮用葡萄酒的习惯。地中海地区居民心脑血管疾病发生率很低。因此，这种膳食结构也逐渐成为许多国家改进膳食模式的参考。

（二）合理营养

合理营养（rational nutrition）即是全面均衡的营养，指膳食的能量和营养素充足、种类齐全，相互间比例恰当，与机体需要保持平衡，也称均衡营养。机体从外界摄入食物并从中获得能量和营养素，不仅用于维持机体正常生长发育和新陈代谢，而且还要满足机体各项活动的需要。否则，可引起机体生长发育障碍和生理功能的改变，甚至导致营养缺乏症。因此，合理营养是健康的物质基础，而平衡膳食是合理营养的唯一途径。

（三）平衡膳食

平衡膳食（balance diet）指由多种食物构成的膳食。这种膳食不但能供给用膳者足够数量的热量和所需的各种营养素，以满足人体正常的生理需要，而且要保持各种营养素之间的合理比例和多样化的食物来源，以提高各种营养素的吸收和利用，达到合理营养的目的。

平衡膳食的基本要求包括以下几项。

（1）提供适量的能量和各种营养素，以能满足膳食营养素参考摄入量的标准为宜。

（2）提供种类全面、比例合适的营养素。

（3）食物新鲜卫生，无污染，无毒、无害。

（4）科学的烹调加工，尽可能减少食物中营养素的损失并提高其消化吸收率。

（5）良好的进餐制度与进餐环境。

二、《中国居民膳食指南（2016）》

2016 年 5 月 13 日，国家卫生和计划生育委员会发布了《中国居民膳食指南（2016）》。国家膳食指南的修订目标是以大众健康利益为根本，引导食物消费、调整膳食结构、促进平衡膳食模式、合理运动、提倡健康饮食新食尚。《中国居民膳食指南（2016）》为最大程度的满足人体营养健康需要提供了建议。该《指南》适用于 2 岁以上的所有健康人群。

《中国居民膳食指南（2016）》（一般人群膳食指南）具体内容如下。

1. 食物多样，谷类为主

（1）每天的膳食应包括谷薯类、蔬菜水果类、畜禽鱼蛋奶类、大豆坚果类等食物。

（2）平均每天摄入 12 种以上食物，每周 25 种以上。

（3）每天摄入谷薯类食物 250～400g，其中全谷物和杂豆类 50～150g，薯类 50～100g。

（4）食物多样、谷类为主是平衡膳食模式的重要特征。

2. 吃动平衡，健康体重

（1）各年龄段人群都应每天运动、保持健康体重。

（2）食不过量，控制总能量摄入，保持能量平衡。

（3）坚持日常身体活动，每周至少进行 5 天中等强度身体活动，累计 150 分钟以上；主动身体活动最好每天 6000 步。

（4）减少久坐时间，每小时起来动一动。

3. 多吃蔬果、奶类、大豆

（1）蔬菜水果是平衡膳食的重要组成部分，奶类富含钙，大豆富含优质蛋白质。

（2）餐餐有蔬菜，保证每天摄入 300～500g 蔬菜，深色蔬菜应占 1/2。

（3）天天吃水果，保证每天摄入 200～350g 新鲜水果，果汁不能代替鲜果。

（4）吃各种各样的奶制品，相当于每天液态奶 300g。

（5）经常吃豆制品，适量吃坚果。

4. 适量吃鱼、禽、蛋、瘦肉

（1）鱼、禽、蛋和瘦肉摄入要适量。

（2）每周吃鱼 280～525g，畜禽肉 280～525g，蛋类 280～350g，平均每天摄入总量 120～200g。

（3）优先选择鱼和禽。

（4）吃鸡蛋不弃蛋黄。

（5）少吃肥肉、烟熏和腌制肉制品。

5. 少盐少油，控糖限酒

（1）培养清淡饮食习惯，少吃高盐和油炸食品。成人每天食盐不超过 6g，每天烹调油 25～30g。

（2）控制添加糖的摄入量，每天摄入不超过 50g，最好控制在 25g 以下。

（3）每日反式脂肪酸摄入量不超过 2g。

（4）足量饮水，成年人每天 7～8 杯（1500～1700ml），提倡饮用白开水和茶水；不喝或少喝含糖饮料。

（5）儿童少年、孕妇、乳母不应饮酒。成人如饮酒，男性一天饮用酒的酒精量不超过 25g，女性不超过 15g。

6. 杜绝浪费，兴新食尚

（1）珍惜食物，按需备餐，提倡分餐不浪费。

（2）选择新鲜卫生的食物和适宜的烹调方式。

（3）食物制备生熟分开、熟食二次加热要热透。

（4）学会阅读食品标签，合理选择食品。

（5）多回家吃饭，享受食物和亲情。

（6）传承优良文化，兴饮食文明新风。

三、《中国妇幼人群膳食指南（2016）》

（一）《中国备孕妇女膳食指南》

备孕是指育龄妇女有计划地怀孕并对优孕进行必要的前期准备，是优孕与优生优育的重要前提。备孕妇女的营养状况直接关系着孕育和哺育新生命的质量，并对妇女及其下一代的健康产生长期影响。

1. 调整体重到适宜水平　肥胖或低体重备孕妇女应调整体重，使 BMI 达到 18.5 ~ 23.9 范围，即维持适宜体重，以在最佳的生理状态下孕育新生命。

2. 多吃含铁、碘丰富的食物　备孕期保证平衡膳食是充足营养的基础，由于铁、碘的重要性，也应引起足够重视。孕前适宜体重及充足的铁和碘储备有利于成功怀孕，降低不良妊娠结局风险。

3. 健康生活，做好孕育新生命的准备　夫妻双方应共同为受孕进行充分的营养、身体和心理准备。准备怀孕前 3 个月开始补充叶酸，可预防胎儿神经管畸形。禁烟酒，保持健康生活方式，有利于母子双方的健康。

（二）《中国孕期妇女膳食指南》

妊娠期是生命早期的起始阶段，营养作为最重要的环境因素，对母子双方的近期和远期健康都将产生至关重要的影响。孕期胎儿的生长发育、母体乳腺和子宫等生殖器官的发育，以及为分娩后乳汁分泌进行必要的营养储备，都需要平衡且充足的营养供给。妊娠各期妇女的膳食应在非孕妇女的基础上，根据胎儿生长速率及母体生理和代谢变化进行适当的调整。

（1）补充叶酸，常吃含铁丰富的食物，选用碘盐。

（2）孕吐严重者，可少量多餐，保证摄入含必要量碳水化合物的食物。

（3）孕中晚期适量增加奶、鱼、禽、蛋、瘦肉的摄入。

（4）适量身体活动，维持孕期适宜增重。

（5）禁烟酒，愉快孕育新生命，积极准备母乳喂养。

（三）《中国哺乳期妇女膳食指南》

哺乳期是母体用乳汁哺育新生子代使其获得最佳的生长发育并奠定一生健康基础的特殊生理阶段。哺乳期妇女（乳母）既要分泌乳汁、哺育婴儿，还需要逐步补偿由于妊娠、分娩时的营养素损耗，以促进各器官、系统功能的恢复。因此，哺乳期妇女应比非哺乳妇女需要更多的营养。

（1）增加富含优质蛋白质及维生素 A 的动物性食物和海产品，选用碘盐。

（2）产褥期食物品种丰富多样但不过量，重视整个哺乳期营养。

（3）愉悦心情，充足睡眠，促进乳汁分泌。

（4）坚持哺乳，适度运动，逐步恢复适宜体重。

（5）忌烟酒，避免浓茶和咖啡。

（四）《中国 6 月龄内婴儿母乳喂养指南》

本指南适用于出生后 1 ~ 180 天内的婴儿。0 ~ 6 月龄是一生中生长发育的第一个高峰期，对能量和营养素的需要高于其他任何时期。但婴儿的消化器官和排泄器官发育尚未成熟，功能不健全，对食物的消化吸收能力及代谢废物的排泄能力仍较低。针对6月龄内婴儿的喂养需求和可能出现的问题，基于目前已有的充分证据，同时参考世界卫生组织（WHO）、联合国儿童基金会（UNICEF）和其他国际组织的相关建议，提出6月龄内婴儿喂养指南。

（1）产后尽早开奶，坚持新生儿第一口食物是母乳。

（2）坚持6月龄内纯母乳喂养。

（3）顺应喂养，建立良好的生活规律。

（4）生后数日开始补充维生素D，不需补钙。

（5）婴儿配方奶是不能纯母乳喂养时的无奈选择。

（6）监测体格指标，保持健康生长。

（五）《中国7~24月龄婴幼儿喂养指南》

本指南所称7~24月龄婴幼儿是指满6月龄（出生180天）后至2周岁（满24月龄内）的婴幼儿。针对我国7~24月龄婴幼儿营养和喂养的需求，以及可能出现的问题，基于目前已有的证据，同时参考WHO等的相关建议，提出7~24月龄婴幼儿的喂养指南。

（1）继续母乳喂养，满6月龄起添加辅食。

（2）从富含铁的泥糊状食物开始，逐步添加达到食物多样。

（3）提倡顺应喂养，鼓励但不强迫进食。

（4）辅食不加调味品，尽量减少糖和盐的摄入。

（5）注重饮食卫生和进食安全。

（6）定期监测体格指标，追求健康生长。

（六）《中国学龄前儿童膳食指南》

本指南适用于2周岁以后至未满6周岁的学龄前儿童。经过7~24月龄期间膳食模式的过渡和转变，学龄前儿童摄入的食物种类和膳食结构已开始接近成人，是饮食行为和生活方式形成的关键时期。基于学龄前儿童生理和营养特点，其膳食指南应在一般人群膳食指南基础上增加以下5条指南。

（1）合理安排学龄前儿童膳食。

（2）引导儿童规律就餐、专注进食。

（3）避免儿童挑食偏食。

（4）每天饮奶，足量饮水，正确选择零食。

（5）经常户外活动，保障健康生长。

四、《中国居民平衡膳食宝塔（2016）》

《中国居民平衡膳食宝塔（2016）》共分为5层，各层位置和面积的不同反映了各类食物在膳食中的地位和应占的比重，见图5-5。这5层分别是：第一层（最底层），每天应摄入谷薯类250~400g，全谷物和杂豆50~150g，薯类50~100g，水1500~1700ml；第二层，每天应摄入蔬菜类300~500g，水果类200~350g；第三层，每天应摄入畜禽肉类40~75g、水产类40~75g、蛋类40~50g；第四层，每天应摄入奶及奶制品300g、大豆及坚果类25~35g；第五层（顶层），每天应摄入油25~30g、盐不超过6g。此外，膳食宝塔增加了水的摄入量和身体活动的图像，强调足量饮水和增加身体活动的重要性。目前我国大多数成人身体活动不足或缺乏体育锻炼，应改变久坐少动的不良生活方式，建议成人每天进行累计相当于步行

6000 步以上的身体活动。

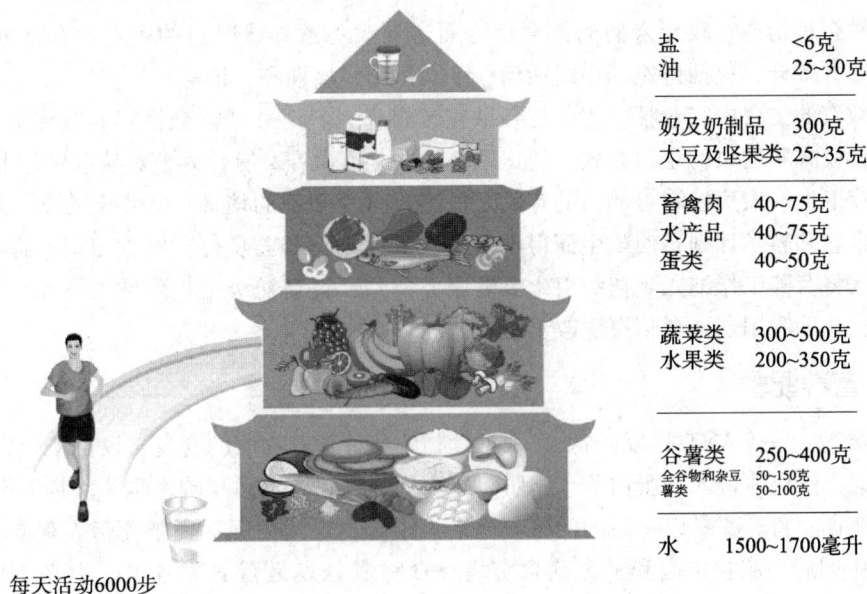

盐	<6克
油	25~30克
奶及奶制品	300克
大豆及坚果类	25~35克
畜禽肉	40~75克
水产品	40~75克
蛋类	40~50克
蔬菜类	300~500克
水果类	200~350克
谷薯类	250~400克
全谷物和杂豆	50~150克
薯类	50~100克
水	1500~1700毫升

每天活动6000步

图 5 - 1   中国居民平衡膳食宝塔（2016）

第三节   营养咨询

营养咨询是健康教育的一种形式，其包括膳食营养史调查、营养体格状况检查及必要的生化检查等，综合这些方面做出营养状况评价，然后提供营养咨询意见。营养咨询可提高各类人群对营养与健康的认识，消除或减少不利于健康的膳食因素，改善营养状况，预防营养性疾病的发生，提高人们的健康水平和生活质量。

一、营养咨询内容

SOAP 是近年来国际上比较流行的营养咨询方法，此法方便、简单、易行。SOAP 是主观询问（subjective）、客观检查（objective）、评价（assessment）和营养支持计划（plan）英文字头的缩写，其主要内容如下。

（一）主观询问

主观询问包括询问饮食习惯、膳食调查、餐次和分配比例、有无偏食史以及烹调加工方法等。采集膳食史时可选用不同的方法，如 24 小时回顾法、食物频率法等。

（二）客观检查

客观检查包括体格测量，如身高、体重、三头肌皮褶厚度、上臂围；实验室检查和辅助仪器检测如血常规、血生化指标检测；临床营养不良体征检查等。

（三）营养评价

按照中国营养学会《中国居民膳食营养素参考摄入量》进行膳食调查结果的评价，了解膳食结构是否合理，各种营养素是否满足机体需要；根据体格营养状况检查的结果评价当前的营养状况。

（四）营养支持计划

根据判定的结果，结合经济条件、饮食习惯以及疾病种类，除药物治疗外，在膳食营养原则方面给予指导，包括膳食禁忌、食物等值换算、参考食谱及注意事项等。

二、营养教育

营养教育是指通过改变人们的饮食行为而达到改善营养状况目的的一种有计划的活动，其方法和形式多样，包括讲座、小组活动、个别指导、培训和咨询等。

营养教育的主要内容包括：①通过各种宣传媒介，广泛开展群众性营养宣传活动，倡导合理的膳食模式和健康的生活方式，纠正不良的饮食习惯；②有计划地对从事餐饮业、农业、商业、医疗卫生、疾病控制等部门的有关人员进行营养知识的培训；③将营养知识纳入中小学的教育内容和教学计划，使学生懂得平衡膳食的原则，培养良好的饮食习惯，提高自我保健能力；④将营养工作纳入到初级卫生保健服务体系，提高初级卫生保健人员和居民的营养知识水平，合理利用当地食物资源改善营养状况。

三、营养配餐

营养配餐，是按人们身体的需要，根据食物中各种营养物质的含量，设计1天、1周或1个月的食谱，使机体摄入的蛋白质、脂肪、碳水化合物、维生素和矿物质等营养素比例适宜，达到平衡膳食。营养配餐以一系列的营养理论为指导，包括中国居民膳食营养素参考摄入量（DRIs）、中国居民膳食指南和平衡膳食宝塔，食物成分表是营养配餐工作中必不可少的工具。营养食谱的编制应遵循以下原则。

（一）保证营养平衡

膳食中要保证能量供给充足，各类营养素种类齐全，相互间的比例要合适，以保持膳食的平衡及满足机体的需要。

（二）饮食要多样化

主副食应注意多样化及烹调方法，保持膳食的色、香、味、形俱全，以增进食欲。

（三）合理分配各餐的食物量

将全天膳食适当的分配于各餐，通常早餐30%，中餐40%，晚餐30%。

（四）考虑季节和市场供应情况及经济条件

熟悉市场可供选择的原料，并了解其营养学特点；食谱既要符合营养要求，又要在经济上可承受，才会使食谱更有实际意义。

本章小结

食物是人类赖以生存的物质基础。人类通过摄取丰富多样的食物获得能够促进生长发育、维护健康和延年益寿的各种营养物质。不同地区的居民摄入食物的种类和数量有所不同，形成了不同的膳食结构，对机体健康有着不同的影响，而膳食结构能反映平衡膳食与合理营养与否。此外，《中国居民膳食指南》和《平衡膳食宝塔》有助于指导大众平衡膳食与合理营养。随着人们饮食习惯的改变，营养过剩或营养不良的相关疾病日渐凸显，营养咨询成为热点话题，其主要内容包括主观询问、客观检查、评价和营养支持计划即SOAP 4个方面，且营养咨询的最终目的是能够在膳食营养原则方面给予指导意见。

目标检测

A1型选择题

答题说明：每一道题有ABCDE 5个备选答案，只有1个正确答案，其余均为干扰答案。

1. 关于乳类的营养价值，下列说法错误的是

   A. 营养成分齐全，组成比例适宜   B. 钙磷比例适宜容易消化吸收

   C. 铁的含量丰富   D. 生物学价值高于一般肉类

   E. 乳糖含量高于牛奶

2. 无机盐和维生素的主要食物来源是

   A. 蔬菜水果   B. 鱼、肉类   C. 粮谷类   D. 豆类   E. 乳类

3. 谷类食品中的哪种营养素所占的比重最大

   A. 蛋白质   B. 脂肪   C. 碳水化合物   D. 矿物质   E. 维生素

4. 谷类食物中的第一限制氨基酸是

   A. 谷氨酸   B. 组氨酸   C. 蛋氨酸   D. 赖氨酸   E. 色氨酸

5. 下列哪类食物属于中国居民平衡膳食宝塔的第二层

   A. 乳类   B. 大豆   C. 坚果   D. 畜禽肉   E. 蔬菜

6. 某患者，主诉疲乏无力，检查发现牙龈肿胀、出血、牙齿松动、皮下较多出血点、贫血、关节肌肉疼痛。此患者可能是缺乏

   A. 铁   B. 维生素 A   C. 维生素 C

   D. 维生素 D   E. 维生素 B_2

7. 某患儿，8 个月，尚未添加辅食，生长发育迟缓，皮肤苍白，平日易烦躁，体检血红蛋白为 90g/L，血清铁和铁蛋白下降，该患儿可能是缺乏

   A. 铁   B. 钙   C. 维生素 C

   D. 维生素 D   E. 维生素 B_{12}

8. 营养教育是通过改变人们的什么而达到改善营养状况的一种有目的、有计划的活动。

   A. 生活方式   B. 运动方式   C. 饮食行为

   D. 心理平衡   E. 社会行为

（焦凌梅　陈　英）

第六章 医院膳食

学习目标

知识要求

1. 掌握 基本膳食和治疗膳食的适用范围及膳食原则。
2. 熟悉 基本膳食和治疗膳食的种类及食物选择。
3. 了解 试验膳食的种类及试验要求。

技能要求

1. 熟练掌握医院基本膳食的食谱设计技能。
2. 学会应用治疗膳食对患者进行营养护理。

案例引导

临床案例 患者李某,男,75岁,身高170cm,体重65kg,退休。近十余天出现左上腹部阵发性隐痛入院。患者腹痛于进食后加剧,按压后稍有缓解。无恶心、呕吐。无发热,大便量少,小便正常,肛门排气次数频繁,食纳差,发病至今体重减轻2kg。

个人史:患者过去有慢性胃炎,平日有低血压,无血吸虫病疫水及结核病接触史。婚育史及家族史无特殊。

体格检查:体温37℃,脉搏100次/分,呼吸18次/分,血压110/70mmHg。神志清楚,呼吸运动正常,颜面口唇无发绀。胸廓对称,两侧呼吸运动对称,心率100次/分,心律整齐。腹部可见胃型,无压痛、反跳痛,叩诊无移动性浊音。

辅助检查:血常规、尿常规、胸部X光片、CT、心电图无异常。

诊断 胃癌伴幽门梗阻

提问 根据现有资料,请回答:

1. 该病的营养治疗原则是什么?
2. 请为该患者制定合理的营养护理计划。

医院膳食包括医院基本膳食、治疗膳食和试验膳食。此外,中国传统药膳是一种采用药食同源方法烹制的一种特殊膳食,属于治疗膳食的范畴。

第一节 基本膳食

医院基本膳食(basic diet in hospital)也称医院常规膳食,按照形态、质地、烹调方式一般分为4种类型:普通膳食、软食、半流质膳食和流质膳食。

一、普通膳食

普通膳食(general diet)简称为普食,与健康人的膳食基本相同。能量及各类营养素必须供应充足，达到平衡膳食的要求。普食在医院内应用范围广泛，占住院患者膳食的50%～65%。

（一）适用范围

主要适用于体温正常或接近正常，无咀嚼功能或消化吸收功能障碍，膳食供给上无特殊要求，不需限制任何营养素的患者。

（二）膳食原则

1. 能量与营养素供给量

（1）能量 根据患者基础代谢、食物特殊动力作用、体力活动与疾病消耗，计算每日所需能量。住院患者活动较少，每日供给能量为9.21～10.88MJ（2200～2600kcal）。实际制定时应根据个体差异（如性别、年龄、体重、身高、活动量等）适当调整。

（2）蛋白质 每日蛋白质供给量为70～90g，占总能量的10%～15%，其中优质蛋白应占蛋白质总量的40%以上，动物蛋白应达到蛋白总量的30%。

（3）脂肪 每日脂肪供给量应为总能量的20%～25%，以不超过30%为佳。

（4）碳水化物 供给量为每日总能量的55%～65%，约350～450g。

（5）维生素 维生素的供给量可参照RNI。

（6）矿物质 普食中矿物质一般比较充足，供给量可参照RNI。

（7）水 以满足入水量与出水量的平衡原则，水的供应量视患者病情而定。

（8）膳食纤维 如消化系统功能无异常，膳食纤维供给量可同健康人。

2. 品种多样化 科学烹调，做到色、香、味、形俱全，以增进食欲促进消化，不宜采用煎、炸、烤等烹调方式。

3. 保证体积 每餐食物应保持适当体积，以满足饱腹感。

4. 分配合理 将全天膳食适当地分配三餐。一般情况下能量分配比例为早餐25%～30%，午餐40%，晚餐30%～35%。

（三）食物选择

一般常见食物都可选择，不宜选用一些难消化、具有刺激性及易胀气的食物，例如油炸食物，油腻食物，辛辣及气味浓烈的调味品。应在正常饮食基础上增加动物性蛋白丰富的食品，如牛肉、鸡肉、鱼、鸡蛋清、牛奶等。多吃新鲜的水果和蔬菜。

（四）食谱举例

普食食谱举例见表6－1。

表6－1 普通膳食食谱举例

餐次	食物及用量
早餐	稀饭（大米40g）、鸡蛋软饼（鸡蛋50g、面粉20g）、炒茄丝（茄子150g）
加餐	酸奶（酸奶220g）
中餐	米饭（大米100g）、清蒸鱼（鱼肉100g）、粉丝萝卜汤（萝卜200g、粉丝10g）
加餐	苹果1个（100g）
晚餐	蒸千层饼（面粉100g）、炒里脊丝（猪肉50g）、炒胡萝卜（胡萝卜150g）、鸡蛋汤（鸡蛋50g）

注：全日蛋白质70g、脂肪50g、糖类350g，总热量9205kJ（2200kcal）

二、软食

软食（soft diet）是一种比普食易于消化的膳食，特点是质地柔软、少渣、容易咀嚼，是由半流质膳食向普通膳食过渡的中间膳食。

（一）适用范围

主要适用于轻微发热、消化不良、口腔疾病患者（如牙龈发炎）而不能进食大块食物者及老年人和幼儿，也可用于肠炎恢复期患者，以及肛门、直肠和结肠术后恢复期的患者。

（二）膳食原则

1. 能量与营养素供给适宜　各类营养素应该满足患者的需要。一般软食每日提供的总能量为 9.21 ~ 10.04MJ（2200 ~ 2486kcal），蛋白质为 70 ~ 80g，其余营养素按正常需要量供给。

2. 使用纤维少易消化的食物　软食应质地软、易咀嚼、易消化，应切碎、煮烂后食用；少用含膳食纤维和粗纤维较多的食物。

3. 增加餐次　采用三餐两点制，两餐之间可增加食物摄入。

4. 注意补充维生素和矿物质　由于软食中的蔬菜及肉类均需切碎、煮烂，导致维生素和矿物质损失较多，应多补充菜（果）汁、菜（果）泥等，以保证足够的维生素和矿物质。

（三）食物选择

1. 粮谷类　软饭、小米粥、汤面、面片、米粉等。

2. 肉类　可选择鱼、虾、鸡胸脯、里脊等细嫩肉类，切碎煮软或制成丸子等。

3. 蔬菜类　可选用纤维较少的瓜茄类、嫩菜叶、马铃薯等，均需切碎煮软。

4. 豆类　豆浆、南豆腐、豆腐脑等。

5. 乳类　酸奶、牛奶等。

6. 蛋类　蒸鸡蛋羹、蛋糕等。

（四）食谱举例

软食食谱举例见表 6 - 2 所示。

表 6 - 2　软食食谱举例

餐次	食物及用量
早餐	牛奶（牛奶220g）、蛋糕（面粉50g，白糖15g）、蒸蛋羹（鸡蛋50g）
加餐	藕粉（藕粉25g）
中餐	西红柿鸡蛋面（面粉75g，鸡蛋50g）、牛肉末冬瓜（冬瓜200g，牛肉20g）
加餐	酸奶（酸奶100g）
晚餐	小米粥（小米50g）、馒头（面粉50g）清蒸武昌鱼（鱼肉100g）、素炒西葫芦（西葫芦200g）

注：全日蛋白质60g，脂肪40g，糖类350g，总热量9205kJ（2200kcal）

三、半流质膳食

半流质膳食（semi - liquid diet）是介乎软食与流质膳食之间的一种膳食，外观呈半流体状态，易于咀嚼和消化。

（一）适用范围

适用于发热、消化道疾病、口腔疾病、耳鼻喉术后等患者，以及身体虚弱者和刚分娩的产妇。

（二）配膳原则

1. 能量供给适宜　术后早期或较高发热的患者，不易接受过高的能量，所以半流质膳食所提供的全天总能量一般在 6.28 ~ 7.53MJ（1500 ~ 1800kcal），其他营养素照常供给。

2. 半流质食物　选择外观呈半流质状态的食物，食物应细软，易咀嚼吞咽，易消化吸收，膳食纤维少。

3. 少量多餐　半流质膳食含水量较多，因此餐次应适当增加，以保证患者营养需求，减轻消化道负担。每隔 2 ~ 3 小时进餐一次，每日 5 ~ 6 餐。主食定量，一般全天不超过300g。

另外，配制少渣半流质膳食时需严格限制膳食纤维的摄入量，蔬菜、水果应做成汁、泥、汤等形式食用。

(三) 食物选择

1. 粮谷类 可选用大米粥、软面条、馄饨、藕粉等。

2. 肉类 可选用禽肉、鱼、虾等，制成肉泥、鱼片、鱼羹等。

3. 蛋类 可选用蒸蛋羹、蛋花汤等。

4. 乳类及其制品 可选用奶酪、牛奶、酸奶、黄油等。

5. 豆类制品 可选用豆浆、豆腐脑等。

6. 水果及蔬菜 需制成水果汁，蔬菜汁、果泥等。

(四) 食谱举例

半流质膳食食谱举例见表6－3。

表6－3 半流质膳食食谱举例

餐次	食物及用量
早餐	白米粥（大米50g）、蒸蛋羹（鸡蛋50g）、肉松（15g）
加餐	藕粉（藕粉25g）
中餐	蒸鱼羹（鱼肉100g）、土豆泥（土豆100g）、莲子粥（大米50g、莲子10g）
加餐	酸奶（220g）
晚餐	鸡蛋龙须面（鸡蛋50g，面粉100g）
加餐	牛奶（牛奶225g）

注：全天蛋白质45g，脂肪40g，碳水化合物250g，总能量6443kJ（1540kcal）

四、流质膳食

流质膳食（liquid diet）是极易消化、含渣很少、呈液态或在口腔能溶化为液态的膳食。所供给热能及其他营养素均不足，不宜长期使用。医院常用流质膳食一般分5种形式，即普通流质、浓流质、清流质、冷流质和不胀气流质。

(一) 适用范围

流质膳食主要适用于极度衰弱、咀嚼困难，高热、急性传染病患者，消化道出血者以及肠道手术术前准备等。由肠外营养向全流质或者半流质膳食过渡之前，宜先采用清流质或不胀气流质。清流质也可用于严重衰弱患者初期和急性腹泻患者。颌面部及口腔术后可进食浓流质。咽喉部术后1~2天宜进食冷流质。

(二) 膳食原则

1. 保证适当的能量供给 流质膳食所提供的营养素及能量均不能满足人体需要，每日总能量约在3.35MJ（800kcal）左右，清流质能量最低，浓流质最多可达6.69MJ（1600kcal），故只能做过渡期膳食短期应用。为了增加膳食中的能量，在病情允许的情况下，可给与少量易消化的脂肪，如芝麻油、奶油、黄油或花生油等。

2. 选用流质食物 所用食物均呈现液态，或进入口腔后即溶化成液态，容易吞咽及消化，同时应甜、咸适宜，以增进食欲。

3. 少量多餐 每餐摄入量以200~250ml为宜，每日6~7餐。

(三) 流质膳食种类

1. 普通流质 如米汤，各类米面糊、豆浆嫩豆腐脑，各类肉汤、果汁、牛奶、麦乳精等。适用于无特殊膳食要求且又适用流质膳食的患者。

2. 清流质膳食 清流质是一种限制较严的流质膳食，是不含食物残渣、不产气的液体膳食，比一般普通流质膳食更清淡。适用于消化道及腹部手术后试餐时，也可用于急性腹泻和严重衰弱患者初期。忌用牛奶、豆浆、浓糖及一切易致胀气的食品，每餐数量不宜过多。由于所供给的能量及各类营养素均不足，只适于短期应用，如长期应用易导致营养不良。可以采用过箩牛肉汤及排骨汤，过箩菜汤及米汤，很稀的藕粉及鲜果汁、西红柿汁、西瓜汁等。

3. 浓流质 无渣较稠的食物，如麦乳精、牛奶、各类米面糊、鸡蛋薄面糊，较稠的藕粉等。常适用于口腔、头面部手术及颈部手术后，且消化和吸收功能良好的患者。

4. 冷流质 冷的无刺激性的流质食品。适用于咽喉部患者术后 1～2 天及上消化道出血患者。忌用热酸性及含刺激性香料的食品，以避免对伤口的刺激并减少出血。可以采用冰淇淋、冷牛奶、奶酪、雪糕、冰棍等。

5. 不胀气流质饮食（忌甜流质饮食）：忌蔗糖、牛奶、豆浆等产气食品，适用于腹部和盆部手术后患者。

（四）食谱举例

流质膳食食谱举例见表 6－4。

表 6－4　流质膳食食谱举例

餐次	食物及用量
早餐	米汤　200ml
加餐	麦乳精　200ml
中餐	烂米粥（大米 30g）、蒸蛋羹（鸡蛋 50g）
加餐	稀藕粉　200g
晚餐	鸡豆腐脑　250g 牛奶（牛奶 225g）
加餐	米糊（大米 30g）

注：全天蛋白质 20g，脂肪 15g，碳水化合物 180g。总能量 3933kJ（940kcal）

第二节　治疗膳食

治疗膳食（therapeutic diet）是指根据患者不同生理及病理情况，调整膳食的质地和成分，从而起到协助治疗作用的膳食。治疗膳食以平衡膳食为基础，在调整某种营养素摄入量时，要考虑与其他营养素之间的关系，配比合理，且膳食的制备应适合患者的消化、吸收和耐受力，考虑患者的饮食习惯。

治疗膳食的种类很多，现将临床常用的归纳如下。

一、高能量膳食

高能量膳食（high energy diet）是指其能量供给高于正常人的供给标准，可迅速补充于机体，改善患者的不良状态，满足其疾病状态下的高代谢需要。

（一）适用范围

1. 分解代谢增强者 如癌症、甲状腺功能亢进症、严重烧伤、高热等患者。

2. 合成代谢不足者 如重度消瘦、营养不良和吸收障碍综合征等患者。

（二）膳食原则

1. 增加进食量 高能量膳食主要是增加能量的供给量。增加摄入量应由少到多，少量多餐，避免造成肠胃功能紊乱。除三餐外，可分别在上午、下午或晚上加 2～3 餐点心。

2. 应根据病情调整供给量 病情程度决定了患者的能量需求。成年烧伤患者每日能量需求约为 16.80MJ（4015kcal），远高于正常人的需要量。一般患者可按照每天 1.25MJ

（300kcal）左右的增加量进行调整。

3. 符合平衡膳食要求　为保证有充足能量，膳食应含有足量的碳水化合物、蛋白质和适量的脂肪，同时要相应增加维生素和矿物质的供给，尤其是与能量代谢关系紧密的维生素 B_1、维生素 B_2 和烟酸。因为蛋白质的摄入量增加，会导致尿钙排出增加，容易出现负钙平衡，应及时补钙。同时为防止血清脂质升高，在设计食谱时应尽可能降低饱和脂肪酸、胆固醇和精制糖的含量。

二、低能量膳食

低能量膳食（low energy diet）是指膳食中所提供的能量低于正常需要量，目的是减少体脂储存，减轻体重，或者减轻机体能量代谢负担，以控制病情。

（一）适用范围

需要减轻体重的患者，如单纯性肥胖、糖尿病、高血压、高血脂、冠心病等患者。

（二）膳食原则

除了限制能量供给外，其他营养素应尽量满足机体的需要。能量供给量要逐渐递减，以利于机体可以消耗储存的体脂，并减少不良反应。

1. 减少膳食总能量　减少量视患者情况而定，但每日总能量的摄入量应不低于 3.34 ~ 4.18MJ（800 ~ 1000kcal），以防体脂动员过快，引发酮症酸中毒。

2. 蛋白质供给量应充足　由于限制能量供应而使主食摄入量减少，蛋白质供给量相应提高，至少占总能量的 15% ~ 20%，每日蛋白质供应量不少于 1g/kg，优质蛋白质应占 50% 以上，以防止瘦肉组织分解。

3. 适当减少脂肪和碳水化物　碳水化物约占每日总能量的 50%，一般为每日 100 ~ 200g，要减少精制糖的供给。限制脂肪的摄入，主要减少动物脂肪和含饱和脂肪酸较多的油脂，但要保证必需脂肪酸的供给，脂肪应占总能量的 20% 左右。

4. 适当减少食盐摄入量　患者在体重降低后可能会出现水钠潴留，所以应适当减少食盐摄入量。

5. 矿物质和维生素充足　由于总食量减少，易出现矿物质和维生素的摄入不足，必要时可用人工制剂补充。

6. 满足饱腹感　多摄入富含膳食纤维的蔬菜和含糖量低的水果，必要时可选用琼脂类食品，以增加饱腹感。

三、高蛋白膳食

高蛋白膳食（high protein diet）是指蛋白质供给量高于正常的一种膳食。由于创伤、感染或其他原因引起机体蛋白质消耗量增加，或者机体处于康复期蛋白质合成增加，需要增加膳食蛋白质的供给量。为了使蛋白质更好地被机体利用，需要同时增加能量的摄入量，以减少蛋白质的分解供能。

（一）适用范围

1. 明显消瘦、营养不良、手术前后、肾病综合征、烧伤、创伤等患者。

2. 慢性消耗性疾病患者，如恶性肿瘤、贫血、结核病、溃疡性结肠炎等患者，或其他消化系统炎症的恢复期患者。

（二）膳食原则

高蛋白质膳食一般不需要特别制备，在原来膳食的基础上增加一些富含蛋白质的食物即可，如在午餐和晚餐中增加一个肉菜（如炖牛肉、炒羊肉），或者额外加餐。

1. 蛋白质　成人摄入量为 100 ~ 120g/d 或 1.5 ~ 2.0g/（kg·d）。

2. 脂肪和碳水化合物　碳水化合物应适当增加，以避免蛋白质作为能量被消耗，每日碳水化合物摄入量以 400 ~ 500g 为宜。脂肪适量，防止血脂升高，摄入量为每日 60 ~ 80g。每日摄入总能量约 12.56MJ（3000kcal）。

3. 矿物质　高蛋白质膳食容易增加尿钙的排出，长期摄入高蛋白膳食，易出现负钙平衡。膳食中应增加钙的供给量，可选用含钙质丰富的乳类和豆类食物。

4. 维生素　长期高蛋白质膳食，维生素 A 的需要量也随之增加，且营养不良者一般体内维生素 A 存储量也下降，应及时补充。维生素 B_1、维生素 B_2 和烟酸与能量代谢关系密切，应充分供给，此外贫血患者还应补充富含维生素 C、维生素 B_{12}、维生素 K、叶酸、铁、锌、铜等的食物。

5. 与其他治疗膳食相结合　蛋白质摄入量的增加应循序渐进，并根据患者情况及时调整，还可与其他治疗膳食配合使用，如高能量高蛋白质膳食。推荐的膳食能氮比为 0.42 ~ 0.84MJ（100 ~ 200kcal）:1g，平均为 0.63MJ（150kcal）:1g，以避免蛋白质被用于供能，防止出现负氮平衡。

四、低蛋白质膳食

低蛋白质膳食（low protein diet）是指蛋白质含量低于正常的一种膳食，其目的是减少体内氮代谢废物，减轻机体肝、肾负担。

（一）适用范围

1. 急性肾炎、急慢性肾功能衰竭及尿毒症等患者。

2. 肝昏迷或肝昏迷前期患者。

（二）膳食原则

1. 蛋白质　每日蛋白质摄入量应少于 40g，为了满足身体需要，尽量选用优质蛋白质，如蛋类、乳类、瘦肉类等，以保证必需氨基酸的供应，避免出现负氮平衡。根据病情随时调整蛋白质的供给量，以促进康复，对于生长发育期的病患更为重要。

2. 能量　能量供给充足可节约蛋白质，减少机体组织的分解。可采用甜薯、芋头、麦淀粉、马铃薯等蛋白质含量低的食物，代替部分主食以减少植物蛋白的摄入。能量供给量根据病情调整。

3. 矿物质和维生素　蔬菜和水果要供给充足，以满足对矿物质和维生素的需要。矿物质的供给量需要根据病情进行调整，如急性肾炎患者应限制钠的供给。

4. 科学的烹调方法　低蛋白质膳食往往不易引起人的食欲，加之患者食欲普遍较差，烹调中更应该注意食物的色、香、味、形和多样化，以促进食欲。

五、限脂肪膳食

限脂肪膳食（fat restricted diet）又称低脂肪膳食或少油膳食，此类膳食需限制各种类型脂肪的摄入量。

（一）适用范围

1. Ⅰ型高脂蛋白血症者、胆囊炎、胆石症、急慢性胰腺炎等患者。

2. 脂肪消化吸收不良，如胃切除和短肠综合征、肠黏膜疾患等患者。

3. 超重及肥胖患者。

（二）配膳原则

1. 减少膳食中脂肪的含量　根据我国实际情况，脂肪限量程度分为 3 种。

（1）高度限制　膳食脂肪提供能量占总能量的10%以下。不论脂肪来源如何，每日总脂肪摄入量不超过20g，必要时可采用完全不含脂肪的纯碳水化物膳食。

（2）中度限制　限制膳食中各种类型的脂肪，使之提供的能量低于总能量20%以下，相当于成年人每日脂肪总摄入量不超过40g。

（3）轻度限制　限制膳食脂肪供能低于总能量的25%，相当于每日脂肪摄入总量在50g以下。

2. 其他营养素的供给量视病情调整　一般除脂肪外，其他营养素应达到平衡状态，可适当增加豆制品、新鲜水果和蔬菜的摄入量。脂肪泻易导致脂溶性维生素与矿物质的丢失，应注意在膳食中增加供给量。随着病情好转，脂肪摄入量可以逐渐递增。

3. 选择适宜的烹调方法　为了达到限制脂肪的膳食要求，除选择含脂肪低的食物外，还需要减少烹调用油，禁用油炸、油煎或爆炒食物，可选择炖、煲、熬、蒸、煮、烩等方法。

六、低脂肪、低胆固醇膳食

低脂肪、低胆固醇膳食（low saturated fat and cholesterol diet）是限制脂肪和胆固醇摄入量的膳食。目的是降低血清胆固醇、三酰甘油和低密度脂蛋白的水平，以降低动脉粥样硬化的风险性。

（一）适用范围

高脂蛋白血症、高血压、高胆固醇血症、三酯甘油血症、冠心病、动脉粥样硬化、肥胖症、胆石症等患者。

（二）膳食原则

1. 控制总能量　应控制膳食总能量摄入，以达到或维持理想体重。但成人每日能量供给量不应少于4.18MJ（1000kcal）。碳水化合物占能量的60%～70%，并以复合碳水化合物为主，减少单糖，以避免血脂尤其是三酰甘油水平的升高。

2. 限制脂肪摄入量和调整脂肪酸构成　限制总脂肪量，使脂肪供能不超过总能量的20%～25%，成人每日脂肪摄入量大致为40g，一般不超过50g。因饱和脂肪酸容易引起血脂升高，增加血小板凝集及促进血栓形成，进而促进动脉粥样硬化的形成，故应减少摄入，使其低于膳食总能量的10%。

3. 限制膳食中胆固醇摄入量　每日胆固醇摄入量应不高于200mg。食物中的胆固醇全部来源于动物性食物，因此，在限制胆固醇时应注意保证优质蛋白质的供给，可选择优质的植物性蛋白质（如大豆及其制品）代替部分动物性蛋白质。

4. 充足的维生素与矿物质和膳食纤维　适当选用新鲜蔬菜和水果、粗粮、杂粮，以满足维生素、矿物质和膳食纤维的供给量。适量的脱脂乳和豆制品可供给足量的钙。因膳食中多不饱和脂肪酸比例增加，故应相应增加维生素E、维生素C、胡萝卜素和硒等抗氧化营养素的供给。伴高血压的患者，食盐用量应降低。

七、限盐膳食

限盐膳食（sodium restricted diet）是指限制膳食中钠的含量，以减轻由于水、电解质代谢紊乱而出现的水钠潴留。限盐是以限制食盐、酱油及味精的摄入量为主。

钠作为人体必需元素，它的正常需要量仍未确定。临床上限盐膳食分为3种。①低盐膳食：全日供钠2000mg左右，每日烹调用盐限制在2～4g或酱油10～20ml，如用味精，应少于1g，忌用一切咸食，如香肠、咸蛋、咸鱼、酱菜、辣酱等。②无盐膳食：全日供钠1000mg左右，烹调时不加盐或酱油，可用糖醋等进行调味，忌用一切咸食（同低盐膳食）。③低钠膳食：全日供钠低于500mg，除无盐膳食的要求外，忌用含钠高的食物，如油菜、蕹菜、芹菜等蔬菜及松花蛋、豆腐干、猪肾等。

（一）适用范围

心功能不全、肝硬化腹水、急/慢性肾炎、高血压、水肿，先兆子痫等患者。

（二）膳食原则

1. 依据病情程度及时调整钠盐限量　如肝硬化伴有腹水患者，开始时可用无盐或低钠膳食，随后可逐渐改为低盐膳食，待腹水消失后，可恢复正常饮食。对有高血压或水肿的肾小球肾炎、肾病综合征、妊娠子痫的患者，使用利尿剂时用低盐膳食，不使用利尿剂而水肿严重者，用无盐或低钠膳食，不伴高血压或水肿及尿钠增多者不宜严格限制钠摄入量。总之应根据24小时尿钠排出量、血钠和血压等指标确定是否需要限钠及其限制程度。

2. 根据病情及时调整钾摄入量　正常情况下，人体内的钠和钾在钠钾ATP酶作用下保持相对稳定的浓度和比例。长期食用低钠饮食，血中钠离子浓度过低，醛固酮分泌量增加，使钠在肾小管内的重吸收增加，尿钠排出量减少甚至可出现零排出，而钾的排出量随之增加，如同时使用高效或中效利尿剂（排钾排钠），则易出现低血钾。若长期使用低效利尿剂（排钠留钾），又易出现高血钾。因此，对使用限钠膳食的患者，应密切监测血钾浓度。

3. 根据食量合理选择食物　为了改善营养状况增加患者食欲，对食量少者可适当放宽选择范围。

4. 科学烹调　食盐是最重要的调味剂，低盐膳食容易让人失去食欲，因此，应注意烹调方式以提高患者食欲。一些含钠高的食物，如雪里蕻、芹菜、菜心、豆腐干等，可用水煮或浸泡去汤方法减少其钠含量，用酵母代替食碱或发酵粉制作花卷、馒头也可以减少钠供给量，使得节约下来的钠量可以在烹调时用食盐或酱油补充调味。此外，也可采用番茄汁、糖醋等调味。烹调时注意色、香、形，以刺激食欲。也可选择市售的低钠盐或无盐酱油，但是这类调味剂是以氯化钾代替氯化钠，因此高血钾者不宜使用。

八、高纤维膳食

高纤维膳食（high fiber diet）亦称多渣膳食，是一种膳食纤维和结缔组织含量丰富的膳食。目的是刺激肠蠕动，增加粪便量。

（一）适用范围

适用于单纯性（迟缓性）便秘、高脂血症、糖尿病、肥胖症等患者，也可用于误吞异物者。

（二）膳食原则

多食茎、叶类蔬菜，以增加膳食纤维的摄入量（每日可达40g以上），增加粪便的重量和体积，刺激肠蠕动，增强排便能力。单纯性便秘及误吞异物者可尽量选用含粗纤维丰富的食物，如芹菜、韭菜、麸皮等以及产气多的根茎类蔬菜。烹调时可适当增加植物油的用量，有利于排泄，保证每日饮水量在2500~3000ml或更多，膳食中可添加有润肠通便作用的食物，如香蕉、芝麻、核桃、蜂蜜等。

九、低纤维膳食

低纤维膳食（low fiber diet）亦称少渣膳食，是一种膳食纤维和肌肉、结缔组织含量极少，易于消化的膳食。目的是减少膳食纤维对胃肠道的刺激和梗阻，减慢肠蠕动，减少粪便量。

（一）适用范围

1. 消化道狭窄并有梗阻危险的患者，如食管或肠狭窄、食管或胃底静脉曲张。

2. 痢疾、伤寒、肠憩室病、肠道肿瘤、急/慢性肠炎、肠道手术前后、痔瘘患者等。

3. 可以作为全流质膳食之后，过渡到软食或普食之间的膳食。

（二）膳食原则

1. 限制膳食纤维的含量 尽量少用富含膳食纤维的食物，如蔬菜、水果、整粒豆、硬果、粗粮以及含结缔组织多的动物跟腱、畜肉，选用的食物应质地软、少渣、便于咀嚼和吞咽，如肉类应选用嫩的瘦肉部分，蔬菜选用嫩叶部分，瓜类应去皮，水果类可以榨成果汁。

2. 脂肪 含量应适当降低，腹泻患者对脂肪的消化吸收能力减弱，易致脂肪泻，故应控制膳食中脂肪含量。

3. 烹调方法 将食物切碎煮烂，做成泥状，忌用油煎、炸的烹调方法，禁用刺激性调味品。

4. 注意营养均衡 蔬菜和水果摄入受限，容易引起维生素和矿物质的缺乏，必要时可补充相应制剂。餐次上要少量多餐，既可以补充营养素，又可以减轻消化道刺激。

十、麦淀粉膳食

肾功能衰竭患者由于不能把氮代谢产物正常排出，因此需限制膳食中蛋白质的摄入量，但为了改善患者的蛋白质营养状况，在允许摄入的蛋白质总量内选用适量的奶、蛋、瘦肉类等优质蛋白质。

（一）适用范围

适用于慢性肾功能衰竭患者。

（二）膳食原则

1. 麦淀粉蛋白质含量为 0.6%，以麦淀粉代替部分或者大部分主食，减少米、面的摄入量，可使蛋白质摄入总量控制在慢性肾功能衰竭患者肾功能能够承受的范围内，以达到既减轻肾脏负荷又可改善蛋白质营养不良的目的。

2. 按照患者肾功能损害程度确定其蛋白质摄入量，一般以内生肌酐清除率、血尿素氮、血肌酐的检测结果来确定允许的蛋白质量，一般为 20～40g/d。

3. 给予高碳水化合物，适量的脂肪以供给所需之热能。

4. 免用一切刺激性食品和调味品，如有水钠潴留者应该限制钠盐。

5. 可把麦淀粉做成面饼、蒸饺、面条、饼干等食用。

十一、低嘌呤膳食

嘌呤是体内参与组成遗传物质核酸的重要成分，有着重要的生理功能。其在体内代谢的最终产物是尿酸，如果嘌呤代谢紊乱，使血清中尿酸水平升高，或因肾脏排出量减少，引起高尿酸血症，严重时出现痛风症状。此类患者必须严格限制膳食中嘌呤的含量。

（一）适用范围

低嘌呤膳食（low purine diet）适用于痛风患者及无症状高尿酸血症者。

（二）膳食原则

1. 限制嘌呤摄入量 选用嘌呤含量低于 150mg/100g 的食物，禁止食用嘌呤含量高的食物，如鱼干、牡蛎、干贝、猪肝、香菇等。

2. 限制总能量摄入量 每日能量摄入量应比正常人减少 10%～20%，为了避免出现酮血症，肥胖症患者应逐渐递减。

3. 适当限制蛋白质摄入量 每日蛋白质的摄入量为 50~70g，并以含嘌呤少的谷薯类为主要来源，可用植物蛋白代替含嘌呤高的动物蛋白，或选用含核蛋白很少的干酪、鸡蛋、乳类等动物蛋白。

4. 限制胆固醇摄入量 如羊肝、猪肾、猪脑、鱼子等食物应限制摄入。

5. 适量限制脂肪摄入量 痛风患者多伴有高脂血症和肥胖症，且脂肪可减少尿酸排泄，故应适量限制。每日脂肪摄入量应占总能量的 20%~25%，为 40~50g，同时减少烹调用油。

6. 合理供给碳水化物 碳水化物有抗生酮作用，并可促进尿酸的排出，每日摄入量应该占总能量的 60%~65%。由于果糖会促进核酸的分解，增加尿酸的生成，故应减少果糖类食物的摄入，如蜂蜜。

7. 保证蔬菜和水果的摄入量 尿酸及尿酸盐在碱性环境中易被中和、溶解，B 族维生素和维生素 C 也可以促进尿酸盐的溶解，因此应多食用富含维生素的碱性食物，如蔬菜和水果。

第三节 试验膳食

试验膳食（pilot diet）是指在临床诊断或治疗的过程中，短时间内调整患者的膳食成分，增加或减少某些营养素，以配合和协助临床诊断或观察疗效的膳食。

一、胆囊造影膳食

（一）目的

胆囊造影膳食（cholecystography diet）主要用于配合胆囊造影术，检查胆囊和胆管疾病，有助于观察胆囊和胆管的形态和功能是否正常。

（二）适用范围

主要适用于慢性胆囊炎与胆石症、疑似胆囊及胆管功能障碍等患者。

（三）原理

先口服碘剂，碘剂经小肠吸收入肝脏，与胆汁一起进入胆管和胆囊，经 X 线显影可见胆囊、胆管的形态、大小及有无结石。后进食高脂肪膳食，观察摄入脂肪后胆囊收缩与排空的状况。

（四）膳食要求

造影前一天的午餐应进食高脂肪膳食，膳食中脂肪含量应不少于 50g，促使胆囊排空陈旧的胆汁，有助于新的含碘剂的胆汁进入胆囊。可选用煎鸡蛋、动物肥肉、全脂牛奶、奶油、奶油巧克力等；晚餐需进食无脂肪高碳水化合物的少渣膳食，即除主食外，不用烹调油和含蛋白质的食物，如米饭、馒头、面包、藕粉、马铃薯、红薯、山药、果汁等，防止刺激胆汁分泌和排出；晚餐后口服碘剂，之后禁食和禁烟；检查当天早晨禁食，口服碘剂 14 小时后开始摄片。如果显影明显，再进食高脂肪膳食一次，刺激胆囊收缩排空，重新胆囊造影，观察胆囊、胆管变化。

二、潜血试验膳食

（一）目的

潜血试验膳食（occult blood examination diet）有助于了解消化道的出血情况。

（二）适用范围

适用于大便潜血试验的准备，以协助诊断有无消化道出血。

（三）原理

粪便中混有肉眼或显微镜见不到的血称之为潜血。一般使用联苯胺法检测。血红蛋白中的血红素能催化过氧化氢，将联苯胺氧化为蓝色的联苯胺蓝。根据颜色的深浅可判断潜血数量。膳食中铁元素会干扰实验结果，故试验膳食中禁用富含铁的食物。

（四）膳食要求

试验期 3 天内停止食用含铁丰富的食物，如动物血、红肉类、肝脏、蛋黄、深绿色蔬菜等；可选用铁含量低的食物，如牛奶、蛋清、豆制品、萝卜、去皮马铃薯、大白菜、豆芽菜、花菜、米、面、馒头、橙子、苹果等。

三、葡萄糖耐量试验膳食

（一）目的

葡萄糖耐量试验膳食（glucose tolerance test diet）主要用于辅助诊断糖尿病和糖尿病分型。

（二）适用范围

主要适用于疑似糖尿病患者，如有糖尿病家族史，或者反复流产、早产、死胎、巨大儿及 40 岁以上的超重者。

（三）原理

正常人口服一定葡萄糖后，血糖首先升高，然后人体将其合成糖原储存，血糖又渐渐恢复至空腹水平。因此可用口服葡萄糖耐量试验（oral glucose tolerance test，OGTT）观察血糖的变化及有无糖尿，从而辅助诊断糖尿病。

（四）膳食要求

试验前期，患者进食正常饮食，每日进食碳水化合物不低于 250 ~ 300g。试验前一天晚餐后停止食用任何食物，忌喝咖啡和茶。试验当天早晨空腹抽血，同时收集尿液标本。然后口服葡萄糖 75g（儿童 1.75g/kg）和 300 ~ 400ml 水，或 100g 面粉做成的馒头。服后 30 分钟、60 分钟、120 分钟和 180 分钟各抽血一次，同时收集尿液标本，测定血糖和尿糖。

四、肌酐试验膳食

（一）目的

肌酐试验膳食（creatinine assay diet）主要目的：①检查内生肌酐清除率，评价患者的肾小球滤过功能；②测定肌酐系数，了解肌无力患者的肌肉功能。

（二）适应范围

主要适用于肾盂肾炎、肾小球肾炎、尿毒症、重症肌无力等患者。

（三）原理

肌酐是体内蛋白质和含氮物质的代谢产物，最终随尿液排出体外。内生肌酐主要是由肌肉中的肌酸转化而来，在机体中的量比较恒定，在血浆中的浓度较为稳定，肌酐经肾小球滤过后排出体外，肾小管既不重吸收也不分泌，因此清除率是反映肾小球滤过功能十分灵敏的指标，也是检测早期肾损害的简便有效方法。受试者先进食 3 天低蛋白的膳食，以清除体内外源性肌酐，然后测定 24 小时血浆肌酐浓度和尿液肌酐含量，计算内生肌酐清除率。

（四）膳食要求

试验期 3 天，每天摄入蛋白质总量不高于 40g。禁用肉类等高蛋白食品，在蛋白质限量范围内可选用牛奶、鸡蛋和豆类食物。蔬菜、水果可正常食用。主食中蛋白含量为7% ~10%，故全天主食应不超过300g，以免蛋白质超量。可采用马铃薯、甜薯、藕粉、甜点心等富含碳水化合物的低蛋白质食物替代。忌饮茶和咖啡。

本章小结

按照不同的用途，医院膳食分为基本膳食、治疗膳食和试验膳食。基本膳食又分为普通膳食、软食、半流质和流质膳食，是最常见的医院膳食；治疗膳食是在基本膳食的基础上增加或者减少某些营养素的含量，从而达到治疗特定疾病的目的；试验膳食主要目的是为了辅助医学检验或者诊断某些疾病，对膳食进行短期的特殊调整。医院膳食的合理使用有助于患者病情的恢复与转归，因此在学习过程中要求熟练掌握医院膳食的分类、各类医院膳食的种类及适用范围以及熟悉各类膳食的配餐原则。

目标检测

A1 型选择题

答题说明：每一道题有 ABCDE 5 个备选答案，只有 1 个正确答案，其余均为干扰答案。

1. 下列哪项属于医院基本膳食

    A. 高能量膳食　　　　　　B. 糖尿病膳食　　　　　　C. 高蛋白膳食

    D. 流质膳食　　　　　　　E. 低盐膳食

2. 下列不属于治疗膳食的是

    A. 高蛋白膳食　　　　　　B. 低胆固醇膳食　　　　　C. 高纤维素膳食

    D. 无盐低钠膳食　　　　　E. 潜血试验膳食

3. 高能量膳食适用于下列哪类疾病的患者

    A. 甲状腺功能亢进　　　　B. 胆囊炎　　　　　　　　C. 高血压病

    D. 肾病综合征　　　　　　E. 肾功能衰竭

4. 下列患者中可用普通膳食的是

    A. 急性消化道疾病患者　　B. 手术后恢复期的患者　　C. 消化功能正常的患者

    D. 发热、体弱的老年患者　E. 病情严重、吞咽困难的患者

5. 下列不符合流质膳食原则的是

    A. 一切食物成流体　　　　B. 烹调时不放食盐　　　　C. 易于吞咽和消化

    D. 少食多餐　　　　　　　E. 无刺激性

6. 低蛋白膳食适用于下列哪类疾病的患者

    A. 尿毒症　　　B. 肥胖症　　　C. 肾病综合征　　　D. 糖尿病　　　E. 慢性肝炎

7. 重度高血压患者应给予

    A. 高蛋白膳食　　B. 高能量膳食　　C. 低蛋白膳食　　　D. 低糖膳食　　　E. 低盐膳食

(段一娜)

第二篇

营养与疾病

第七章　临床营养支持

第一节　营养风险筛查

案例引导

临床案例　患者胡某，男，65 岁，退休职工，身高 168cm，体重 66kg。患者主诉"7 天前发现大便颜色呈柏油样，每日 1～2 次，量中等，近 2 天加重"前来就诊。

个人史：患者 1 年前无明显诱因出现进食后上腹部胀痛，自行服用多潘立酮等药物无明显好转。既往患 2 型糖尿病 10 年，口服药物控制，血糖控制较理想。近 1 周进食量减少近一半。

体格检查：体重于半年前为 72kg，近 2 个月下降 6kg（>5%）。

辅助检查：胃镜检查显示"胃底部溃疡，表面污秽"，取活检后病理诊断为"胃癌（未分化型）"。

为进一步治疗收入医院普外科，入院后，患者已完善术前检查，拟行"胃大部切除术"。

提问　根据现有资料，请回答：

1. 患者有无营养风险？
2. 如何为该患者进行营养支持护理？

一、营养风险的概念

在描述营养状况时，营养不良、营养风险和营养不良风险是临床营养研究中常用的概念，且这几个概念容易混淆。营养不良（malnutrition）是指因能量、蛋白质及其他营养素缺乏或过多导致机体功能乃至临床结局发生不良影响，包括营养不足和肥胖（超重），其中营养不足通常指蛋白质能量营养不良（PEM），指能量或蛋白质摄入不足或吸收障碍者，造成的特异性的营养缺乏症状。欧洲肠外肠内营养学会（European society parenteral and enteral nutrition，ESPEN）对营养风险的定义是指"现存的或潜在的营养和代谢状况所导致的疾病或手术后出现相关的临床结局的机会"。营养风险概念可从两方面理解：①有营养风险的患者由于营养因素导致不良临床结局的可能性大；②有营养风险的患者有更多从营养支持中受益的机会。此概念发展基于的假设是严重营养不良（不足）或者严重疾病都是营养支持的指征。已有随机对照研究表明，有营养风险的患者可能通过营养支持改善临床结局。营养风险的概念内涵与临床结局紧密相关，因为改善临床结局是医疗护理实践的终点（end point）。值得注意的是在这个定义中所强调的营养风险是指与营养因素有关的，出现临床并发症的风险，而不仅仅是出现营养不良的风险。因此，营养风险是指营养因素导致不良临床结局的风险，而营养不良风险只是指发生营养不良的风险，不涉及临床结局。

二、营养风险筛查的概念

美国营养师协会（the American Dietetic Association）指出，"营养风险筛查是发现患者是否存在营养问题和是否需要进一步进行全面营养评估的过程"。美国肠外肠内营养学会（American Society for Parenteral and Enteral Nutrition，ASPEN）定义为："营养风险筛查是识别与营养问题相关特点的过程。目的是发现个体是否存在营养不足和有关营养不足的危险"。ESPEN认为，"营养风险筛查是一个快速而简单过程，通过营养筛查，如果发现患者存在营养风险，即可制订营养计划；如果患者存在营养风险但不能实施营养计划或不能确定患者是否存在营养风险时，需进一步进行营养评估。对存在营养风险或可能发生营养不良的患者进行临床营养支持可能改善临床结局、缩短住院时间等，而不恰当应用营养支持，可导致不良后果。

三、营养风险筛查方法的发展

近年来住院患者营养风险筛查逐渐获得重视，临床上多种营养筛查工具相继在欧洲国家出台，通过入院时的快速营养筛查发现存在营养风险的患者，并对其进行适当的营养干预，从而改善住院患者身心疾病的恶化，减少疾病的并发症，促进恢复，缩短住院时间等。

目前临床上公认的常用营养评价指标有：人体测量指标，包括体重、体重指数（BMI）、臂围测量和皮下脂肪厚度测量；患者饮食情况，尤其是患者近期（如3个月内）的饮食情况；以及疾病对患者营养状况的影响等。以上各项指标虽然能从一定程度上反映患者的营养状况，但都相对片面。为了能够准确、全面、快速地评价患者的营养状况，世界各地的研究机构推出了营养不良评定工具，即对以上各项指标进行评估，然后采用评分的方法进行综合评估，以评价患者的营养状况。

常用的营养不良的评定工具有：主观全面营养评价法（subjective global assessment，SGA）、简易营养评价法（mini nutrition assessment，MNA）、营养不良通用筛查工具（malnutrition universal screening tool，MUST）、营养风险指数（the nutrition index，NRI）等。但越来越多的研究表明，以上几种方法缺乏广泛的适用性，以及良好的有效性和可靠性。为了解决这一问题，欧洲肠外肠内营养学会在大量循证医学的基础上，于2002年推出住院患者的营养评定指南，即营养风险筛查2002（Nutrition risk screening 2002，NRS 2002）其特点为简便、无创、费用低。目前，国外的临床机构及营养机构已对NRS 2002在临床上进行了较大规模的应用。结果表明，该评价方法在临床应用中效果良好。

1. 营养风险筛查（NRS）2002 简便易行的NRS 2002，是适用于住院患者营养风险筛查的方法，见表 7-1。在 2002 年，欧洲肠内肠外营养学会以 Kondrup 为首的专家组，在 128 个随机对照临床研究（randomized controlled clinical trials，RCT）的基础上，发展了一个有客观依据的营养风险筛查工具。

表 7-1   住院患者营养风险筛查 NRS 2002 评估表

一、患者资料

姓名		住院号	
性别		病区	
年龄		床号	
身高（m）		体重（kg）	
体重指数（BMI）		蛋白质（g/L）	
临床诊断			

二、疾病状态

疾病状态	分数	若"是"请打钩
●骨盆骨折或者慢性病患者合并有以下疾病：肝硬化、慢性阻塞性肺疾病、长期血液透析、糖尿病、肿瘤	1	
●腹部重大手术、脑卒中、重症肺炎、血液系统肿瘤	2	
●颅脑损伤、骨髓抑制、加护患者（APACHE ＞10 分）	3	
合计		

三、营养状态

营养状况指标（单选）	分数	若"是"请打钩
●正常营养状态	0	
●3 个月内体重减轻 ＞5% 或最近 1 个星期进食量（与需要量相比）减少 20% ~50%	1	
●2 个月内体重减轻 ＞5% 或 BMI 18.5 ~20.5 或最近 1 个星期进食量（与需要量相比）减少 50% ~75%	2	
●1 个月内体重减轻 ＞5%（或 3 个月内减轻 ＞15%）或 BMI ＜18.5（或血清白蛋白 ＜35g/L）或最近 1 个星期进食量（与需要量相比）减少 70% ~100%	3	
合计		

四、年龄

年龄≥70 岁加算 1 分	1	

五、营养风险筛查评估结果

营养风险筛查总分	

处理

□总分≥3.0：患者有营养不良的风险，需营养支持治疗

□总分＜3.0：若患者将接受重大手术，则每周重新评估其营养状况

执行者：   时间：

（1）评估内容　①人体测量；②近期体重变化；③膳食摄入情况；④疾病严重程度。其评分由 3 个部分组成：疾病状态评分、营养状态评分和年龄调整评分，3 个部分之和为其总分，总评分为 0~7 分。

（2）NRS 2002 对于疾病严重程度的评分及定义　①1 分：慢性疾病患者因出现并发症而住院治疗。患者虚弱但不需卧床。蛋白质需要量略有增加，但可以通过口服补充来弥补。②2 分：患者需要卧床，如腹部大手术后，蛋白质需要量相应增加，但大多数人可以通过肠外或

肠内营养支持得到恢复。③3分：患者在加强病房中靠机械通气支持，蛋白质需要量增加而且不能被肠外或肠内营养支持所弥补，但是通过肠外或肠内营养支持可以使蛋白质分解和氮丢失明显减少。

（3）评分结果判定 若NRS 2002的评分≥3分，或有胸腔积液、腹水、水肿且血清白蛋白<35g/L时，表明患者有营养不良或有营养不良风险。NRS评分正常的患者，可于住院后的一定时间内重复进行，根据结果决定是否给予营养支持。

研究显示，应用NRS 2002能发现存在营养风险的患者，给予营养支持后，临床预后优于无营养风险的患者，并改善临床结局，如缩短患者住院时间等。而且NRS 2002简便、易行，能进行医患沟通，通过问诊的简便测量，即可在3分钟内迅速完成。因无创、无医疗耗费，故患者易于接受。中华肠内肠外营养学分会对住院患者应用NRS 2002进行营养风险筛查的研究显示，结合中国人BMI正常值，NRS 2002营养风险筛查能够应用于94%~99%的中国住院患者。NRS 2002具有花费时间少，不需过多培训等优点，但其也具有一定的局限性：①如果患者卧床无法测量体重，或者有水肿、腹水等影响体重的测量，以及意识不清的患者无法回答评估者的问题时，该工具的使用将受到限制。②其也是新近发展的营养风险筛查工具，有待于更多的临床干预研究证明其预测性和有效性。

2. 主观全面营养评价法 主观全面营养评价法（subjeetive global assessment，SGA）是德国人Destsky在l987首先提出，是根据病史和体格检查的一种主观评估方法。后来由美国肠内肠外营养学会推荐的临床营养状况的评估工具，是采用半定量的方法，操作简单，是纯临床主观评价，见表7-2。

表7-2 SGA的主要内容及评价标准

指标	A级	B级	C级
1. 近期（2周）体重改变	无/升高	减少<5%	减少>5%
2. 饮食改变	无	减少	不进食/低能量流质
3. 胃肠道症状	无/食欲不减	轻微恶心、呕吐	严重恶心、（持续2周计）、呕吐
4. 活动能力改变	无/减退	能下床活动	卧床
5. 应激反应	无/低度	中度	高度
6. 肌肉消耗	无	轻度	重度
7. 三头肌皮褶厚度	正常	轻度减少	重度减少
8. 踝部水肿	无	轻度	重度

每部分分值为1~5分，总分8~40分，分值越低，患者营养正常的可能性越大，分值越高，患者营养不良的可能性也越大。上述8项中，至少5项属于C或B级者，可分别定为重度或中度营养不良

SGA非常注重主观症状的变化，尤其是其中的胃肠道症状（如呕吐，腹泻，便秘等），应激反应（如大面积烧伤、高热、出血、慢性腹泻、恶性肿瘤等）及人的活动能力，并开创性地将人的主观感受、整体状态纳入评判标准。研究显示，通过SGA评估发现的营养不足患者，其并发症的发生率是营养良好者的3~4倍。

但SGA作为营养风险筛查工具也有一定的局限性，Jeejeebhoy指出，这一工具更多反应的是疾病的状况，而不是营养的状况。主要包括以下几个方面：①SGA不宜区分轻度营养不足，更多的侧重于慢性的或已经存在的营养不足，而不能更好地体现急性的营养状况变化；②其缺乏筛查结果与临床结局的证据支持，同时此方法未把观察的指标和如何将患者进行分类直接联系起来，不能满足快速的临床筛查目的；③SGA是主观评估工具，使用者在使用前需要接受良好的培训，才能保证其敏感性和特异性，更适合于接受过专门训练的专业人员使用，作为医院的营养筛查工具则不实用；④SGA在很大程度上依赖评价者对有关指标的主

观判断，如以往的体重、摄食量等，这大大影响其准确性，并且与客观营养评价相比，SGA不能评价表面上营养良好甚至肥胖，但存在内脏蛋白质缺乏的患者的营养问题。

3. 简易营养评价法 20世纪90年代初 Guigoz 等创建并发展的简易营养评价法（Mini Nutrition Assessment，MNA）是一种新型、无创、简单的人体营养评定方法，用于老年患者营养风险评估的工具。Barone 等研究指出 MNA 比 SGA 更适合于发现65岁以上的严重营养不足的患者，不仅适用于住院患者，也适用于家庭照护的患者，见表7-3。

表7-3 微型营养评价问卷

①姓名_____ 性别_____ 出生年月_____

②家庭地址_____ ③原有疾病_____

④体重（kg）_____ 身高（m）_____ 血压_____

1. 筛选（按不同程度给予量化评分）

(1) 既往3个月内是否由于食欲下降、消化问题、咀嚼或吞咽困难而摄食减少？

　　0 = 食欲完全丧失　　　1 = 食欲中等度下降　　　2 = 食欲正常

(2) 既往3个月内体重下降

　　0 = 大于3kg　　　1 = 不知道　　　2 = 1～3kg　　　3 = 无体重下降

(3) 活动能力

　　0 = 需卧床或长期坐着　　　1 = 能不依赖床或椅子，但不能外出　　　2 = 能独立外出

(4) 既往3个月内有无重大心理变化或急性疾病？

　　0 = 有　　　1 = 无

(5) 神经心理问题

　　0 = 严重智力减退或抑郁　　　1 = 轻度智力减退　　　2 = 无问题

(6) BMI（kg/m²）

　　0 = 小于19　　　1 = 19～小于21　　　2 = 21～小于23　　　3 = 大于或等于23

　　筛选总分（14）：≥12 正常，无须以下评价

　　　　　　　　　　≤11 可能营养不良，继续以下评价

2. 评价

(7) 独立生活（无护理或不住院）？

　　0 = 否　　　1 = 是

(8) 每日应用处方药超过3种？

　　0 = 是　　　1 = 否

(9) 褥疮或皮肤溃疡？

　　0 = 是　　　1 = 否

(10) 每日几次完成全部饭菜？

　　　0 = 1餐　　　1 = 2餐　　　2 = 3餐

(11) 蛋白质摄入情况：

　　　*每日至少1份奶制品？ A. 是　B. 否

　　　*每周2份以上水果或蛋？ A. 是　B. 否

　　　*每日肉、鱼或家禽？ A. 是　B. 否

　　　0.0 = 0或1个"是"　　0.5 = 2个"是"　　1.0 = 3个"是"

(12) 每日2份以上水果或蔬菜？

　　　0 = 否　　　1 = 是

(13) 每日饮水量（水、果汁、咖啡、茶、奶等）：

　　　0.0 = 小于3杯　　　0.5 = 3～5杯　　　1.0 = 大于5杯

(14) 喂养方式：

　　　0 = 无法独立进食　　　1 = 独立进食稍有困难　　　2 = 完全独立进食

(15) 自我评定营养状况：

　　　0 = 营养不良　　　1 = 不能确定　　　2 = 营养良好

（16）与同龄人相比，你如何评价自己的健康状况？

　　　0.0 = 不太好　　　　0.5 = 不知道　　　　1.0 = 好　　　　2.0 = 较好

（17）中臂围（cm）：

　　　0.0 = 小于21　　　　0.5 = 21~22　　　　1.0 = 大于等于22

（18）腓肠肌围（cm）：

　　　0 = 小于31　　　　1 = 大于等于31

　　　　　　　　　　　　　　　　　　　评价总分（16）：

　　　　　　　　　　　　　　　　　　　筛选总分（14）：

　　　　　　　　　　　　　　　　　　　总分（30）：

附注：（1）量表由4个部分共18个问题组成　①人体测量指标（体重、身高、MAC、腓肠肌围、近3个月体重丢失情况等）；②整体评估（包括生活、心理、用药情况、疾病情况等）；③膳食评估（包括食欲、每日摄食情况、摄食行为模式等）；④主观评定（对自身健康及营养状况的评价）。

　　　（2）MNA结果的判断　上述各项评分相加为MNA的总分，MNA≥24，提示营养状况良好；17≤MNA≤23.5，提示存在发生营养不良的危险性；MNA<17，提示营养不良。

4. 营养不良通用筛查工具　英国肠内肠外营养协会多学科营养不良咨询小组发展的营养不良通用筛查工具（malnutrition universal screening tool，MUST）适用于不同医疗机构的营养风险筛查，并且适合不同专业人员的使用，主要用于蛋白质热量营养不良及发生风险的筛查，主要包括3个方面的评估内容：①体重指数（BMI）；②体重减轻；③疾病所致的进食量减少。通过三部分评分得出总分，分为低风险、中等风险和高风险。Stratton等研究显示，MUST可预测老年住院患者的病死率和住院时间，即使是无法测量体重的卧床老年患者，MUST也可进行筛查，并预测临床结局。将MUST与其他7个目前被使用的营养风险筛查工具进行比较的研究显示，MUST与SGA和NRS有较高的一致性。MUST在不同使用者之间也具有较高的一致性。该工具的优点在于容易使用和快速。一般可在3~5分钟完成，并适用于所有的住院患者。但MUST是新近发展的营养风险筛查工具，还有待于更多的临床干预研究证明其预测性和有效性。

5. 营养风险指数　美国退伍军人协会肠外营养研究协作组（The Veterans Affairs Total Parenteral Nutrition Cooperation Study Group）于1991年发展的营养风险指数（the nutrition index，NRI），用于腹部大手术和胸外科手术前患者全肠外营养支持效果评价，研究结果显示，NRI的特异性和敏感性很好，可预测患者并发症。Clugston等研究发现，NRI与死亡率和住院时间延长相关，但与感染率无关。该工具根据血清白蛋白的浓度，体重减少的百分比进行营养风险的评估。通过营养风险指数公式计算。

营养风险指数 = 1.519 × 白蛋白浓度 + 41.7 × 目前体重/既往体重

但是NRI也具有一定的局限性：①其评估方法需要根据患者目前和既往的体重，如果患者由于疾病的原因出现水肿，则会影响测量结果。②应激会影响血清白蛋白的浓度，从而NRI筛查方法使用也受到一定的限制。

除了对患者进行筛查及评价外，对于营养状况的监测还包括临床症状及体征，即主要关注如下情况：①恶病质；②肌肉萎缩；③毛发脱落；④肝大；⑤水肿或腹水；⑥皮肤改变；⑦维生素缺乏体征；⑧必需氨基酸缺乏体征；⑨常量和微量元素缺乏体征等。

6. 营养风险筛查工具的比较　Kyle等分别采用SGA、NRI、MUST和NRS 2002对患者的营养状况进行评估，结果显示NRS 2002与NRI、MUST相比具有更高的敏感性和特异性。上述4个工具评估的患者营养状况与住院时间相关，均可用于住院患者的营养风险筛查。Bauer等对MNA、SGA和NRS 2002在老年住院患者营养风险筛查中的应用进行了比较，结果发现，在对老年住院患者进行营养风险筛查时，MNA、SGA和NRS 2002的适用率分别为66.1%、

99.2％和98.3％。上述3个工具的评估结果显示老年住院患者的营养状况均与BMI显著相关。由于MNA的评估结果显示老年住院患者的营养状况与临床转归密切相关，因此，MNA应作为老年住院患者营养评估的首选工具，对于不能应用MNA进行营养评估的患者，建议使用NRS 2002。综上所述，目前营养风险筛查的方法有多种，各种方法均有其特点和不足之处，在临床营养风险筛查时，应根据所需筛查对象的特点和筛查人员情况选择适当的筛查工具。

目前ESPEN和CSPEN均推荐采用NRS 2002并结合临床，来判断是否有营养支持适应证。

第二节　营养评价

案例引导

临床案例　患者张某，女，44岁，身高160cm，体重40kg。因"严重脱水、虚弱、食欲减退"入院。

个人史：患者有多发性硬化症病史23年。近18个月来，患者活动能力明显下降，无法站立，体重明显下降，近日仅进食流质和半流质食物。

体格检查：患者消瘦，恶病质貌，心、肺无特殊，腹部凹陷，未见胃、肠型，腹部未扪及肿块，肠鸣音存在，四肢肌肉萎缩。

辅助检查：红细胞4.42×10^{12}/L，血红蛋白128g/L，血细胞比容40.2％，血小板232×10^9/L，白细胞5.7×10^9/L，白蛋白45g/L，前白蛋白0.24g/L，尿素5.5mmol/L，肌酐82μmol/L，葡萄糖7.4mmol/L，甘油三酯1.8mmol/L，总胆固醇5.0mmol/L。

诊断　重度营养不良。

提问　根据现有资料，请回答：

1. 营养评价的内容包括哪些？
2. 营养支持过程中应监测哪些内容？

营养评价（nutritional assessment）是通过人体组成测定、人体测量、生化检查、临床检查及多项综合营养评定方法等手段，判定人体营养状况，确定营养不良的类型及程度，估计营养不良所致后果的危险性，并监测营养支持的疗效。临床医生在对患者进行营养治疗前必须对患者的营养现状作出正确判断，即需要测定患者的身高、体重、肱三头肌皮褶厚度、血浆蛋白、氮平衡等实验室检查客观资料，以及详尽的病史、体格检查和疾病情况、功能评价等资料，以便合理地进行临床营养治疗。

一、主观指标

（一）膳食及营养摄入信息的采集

多项研究证实，营养摄入减少是营养不良发生的独立危险因素。但是信息的采集需要良好的沟通技巧和标准化的调查方式，对营养支持护理和营养诊断结果的准确也至关重要。膳食情况不仅反映了目前的营养状况，还可以预测今后患者营养状况的发展趋势是好转或是恶化。

1. 营养摄入调查内容　应包括患者的日常摄入习惯和饮食喜好（包括地域特点、餐次、食物禁忌、软烂、口味、烹制方法）、饮食结构、食物频率、食物摄入量、营养补充剂（包括肠内营养及肠外营养）的摄入量、宗教及文化背景的影响、酒的消耗、饮食过敏或不耐受的历史以及患者购买及制作食物的能力等。

2. 常用的营养摄入调查方法　包括称重法、记账法、询问法、化学分析法（除昏迷、智力障碍者）。

（1）称重法（或称量法） 该方法是对某一膳食单位（集体食堂或家庭）或个人一日三餐中每餐各种食物的食用量进行称重，计算出每人每天各种营养素的平均摄入量，调查时间为 3~7 天，调查期间调查对象在食堂或家庭以外的零食或添加的菜肴等都应详细记录，精确计算。此方法能准确反映被调查对象的食物摄取状况，也能看出一日三餐食物分配状况，适用于团体、个人和家庭的膳食调查，但费时、费力，不适合大规模的人群调查。

（2）记账法 适用于有详细账目集体单位的膳食调查。是由调查员（或对象）称量、记录一定时间内的食物消耗总量，并统计同时期进餐人数，从而计算出平均每人每日各种食物的平均摄入量。此法多用于就餐人数和场所比较固定的集体对象。

记账法简便、快速。可适用于大样本调查，只能获得人均的摄入量，不便于分析个体膳食的摄入情况。与称重法相比不够精确。

（3）询问法 通过问答方式回顾性地了解调查对象的膳食营养状况，是目前较常用的膳食调查方法，可适用于个体调查及人群调查。询问法通常包括膳食回顾法和膳食史法。

①膳食回顾法：是由受试者尽可能准确地回顾调查前一段时间的食物消耗量。成人在 24 小时内对摄入的食物有较好的记忆，一般认为 24 小时膳食的回顾调查最易取得可靠的资料，简称 24 小时回顾法。该法是目前最常用的一种膳食调查方法，一般采用 3 天连续调查方法。调查时一般由最后一餐开始向前推 24 小时。食物量通常采用家用量具、食物模型或食物图谱进行估计。询问的方式可以通过面对面询问、使用开放式表格或事先编好的调查量表通过电话、录音机或计算机程序进行。该方法由于只依靠被调查者的回忆来描述他们的膳食，因此不适合年龄在 7 岁以下的儿童和超过 75 岁的老年人。24 小时回顾法可用于家庭中个体的食物消耗状况调查，也可用于评价人群的膳食摄入量。此方法简单易行，然而多数患者可能很难准确回忆摄入情况，而且甜点、饮料和营养制剂易被遗忘。需要培训访谈者的能力，以便于了解并记录全面而准确的信息。

②膳食史法：与 24 小时回顾法相比，是一种抽象的方法，该法对调查者和被调查者均提出更高的要求，非营养学专家进行这样的调查往往十分困难，也不适用于每天饮食变化较大的个体。

询问法的结果不够准确，一般在无法用称重法和查账法的情况下才使用。

（4）化学分析法 是将调查对象的一日全部食物收集齐全，在实验室进行化学分析。此方法操作复杂，除特殊需要精确测定外，一般不做。

（二）病史的调查

通过评估患者的病史以明确可能导致患者发生营养问题的因素，包括体重减轻、食物减退、胃肠道症状、发热、用药史及治疗措施等。并了解患者的既往史，如糖尿病、脑卒中、胃部切除史、近期大手术等，以及与营养相关的临床表现，如咀嚼能力及腹胀、恶心、呕吐等可能影响营养摄入的表现。

（三）调查结果与评价

对膳食调查所得资料进行整理，将所得结果与中国居民膳食营养素参考摄入量（DRIs）进行比较，并做出评价。评价主要项目如下：①食物是否多样，营养素种类是否齐全，能量及各营养素摄入数量是否满足需要；②三大供能营养素能量分配比例是否恰当，主、副食搭配、荤素搭配是否合理，三餐能量分配是否合理；③蛋白质、脂肪食物来源是否合理等，如蛋白质质量及蛋白质互补作用的发挥情况等。

二、客观指标

BCA 临床营养评价方法。1977 年 Blackburn 所研究的 BCA 营养评价方法在临床得到应用，此后随着医学科学的发展，更多的新技术应用到身体组成的测定中，使 BCA 法得到不断完善，如用稳定同位素测定身体中的各种元素，用中子活化分析法测定患者的身体组成等等。但同位素测定和中子活化分析法测定需要昂贵的设备，不适合临床医生对患者作简易快速的营养评价，因此本文着重介绍的 BCA 营养评价方法主要包括人体测量及生化检验等方面的资料，临床医生需对这些资料进行综合分析才能对患者的营养状态做出正确判断。

1. 人体测量 人体测量是简便易行的营养评价方法，内容包括身高、体重、皮褶厚度、上臂围、上臂肌围等。它简便易行、安全有效，能够识别轻、中营养不良，同时可以监测营养状况的变化，但对于发现短时间内营养状况的失调不够敏感，不能发现某些营养素的缺乏。

（1）体重 临床需注意的是：急性、饥饿性或消耗性疾病或创伤，体重下降达原来体重的30%时，是一个致死的界限；而当慢性的体重丧失时，患者可耐受大于30%的体重丧失。短期体重变化可反映体液的变化，长期的体重变化体现了真正的机体组织变化，尽管它不能反映人体组成的变化。3个月内体重减轻是评价营养状态的重要指标，体重减轻小于5%表明轻度体重减轻，体重减轻大于10%为重度体重减轻。

临床称量患者体重后可通过计算3个参数来评定营养状况：①理想体重百分率（%），表示患者实际体重偏离总体标准的程度；②通常体重百分率（%），表示平常体重的改变；③近期体重改变率（%），表示短期内体重损失的程度。计算公式如下，评价标准见表7-4。

$$体重变化（\%）=（患者平时体重-患者现体重）/患者平时体重×100\%$$

$$理想体重百分率（\%）=实际体重/理想体重×100\%$$

$$通常体重百分率（\%）=实际体重/通常体重×100\%$$

$$近期体重改变率（\%）=［通常体重-实测体重］/通常体重×100\%$$

表7-4 依据体重对营养状态进行评定

	正常	轻度营养不良	中度营养不良	重度营养不良
理想体重百分率（%）	>90	80~90	60~80	<60
通常体重百分率（%）	>95	85~95	75~85	<75

（2）体质指数（body mass index，BMI） 体质指数是反映蛋白质-热能营养不良以及肥胖症的可靠指标。正常值见表7-5和表7-6。

$$体质指数（BMI）=体重（kg）/身高平方（m^2）$$

表7-5 依据 BMI 值的肥胖评定标准

	WHO 标准	亚洲标准	中国标准
偏瘦	<18.5		
正常	18.5~24.9	18.5~22.9	18.5~23.9
超重	≥25	≥23	≥24
偏胖	25.0~29.9	23~24.9	24~27.9
肥胖	30.0~34.9	25~29.9	≥28
重度肥胖	35.0~39.9	≥30	--
极重度肥胖	≥40.0		

表7-6 18岁以下青少年 BMI（kg/m²）参考值

年龄（岁）	营养不良类型	
	存在蛋白质-能量营养不良	重度营养不良
11~13	BMI<15.0	BMI<13.0
14~17	BMI<16.5	BMI<14.5

（3）皮褶厚度 皮褶是皮下脂肪的厚度，可反映人体皮下脂肪含量，是衡量个体营养状况和肥胖程度较好的指标，可间接评价人体肥胖与否。WHO推荐选用肩胛下角、肱三头肌和

脐旁 3 个测量点。皮褶厚度与全身脂肪含量具有线性关系，可以通过测量人体不同部位皮褶厚度推算全身脂肪含量。相关系数在 0.7 ~ 0.9。

1）肱三头肌皮褶厚度（triceps skinfold thickness，TSF）　测量方法为：①受试者自然站立，被测部位充分裸露；②测试人员找到肩峰、尺骨鹰嘴（肘部骨性突起）部位，并用油笔标记出右臂后面从肩峰到尺骨鹰嘴连线中点处；③用左手拇指和示、中指将被测部位皮肤和下皮组织夹提起来；④在该皮褶提起点的下方用皮褶计测量其厚度，把右拇指松开皮褶计卡钳钳柄，使钳尖部充分夹住皮褶，在皮褶计指针快速回落后立即读数。要连续测 3 次，记录以毫米（mm）为单位，精确到 0.1mm。

注意事项：①受试者自然站立，肌肉不要紧张，体重平均落在两腿上；②把皮肤与下皮组织一起夹提起来，但不能把肌肉提夹住；③测量者每天工作开始前，及时从仪器箱中取走皮褶厚度测量计，每天工作完成后，装入皮褶厚度测量计盒中，并放入仪器箱中保存。

正常参考值：男性为 8.3mm，女性为 15.3mm。

评价标准：实测值相当于正常值的 90% 以上为正常；介于 80% ~ 90% 之间为轻度营养不良；介于 60% ~ 80% 之间为中度营养不良；小于 60% 为重度营养不良；超过 120% 以上为肥胖。若皮褶厚度小于 5mm，则表示无脂肪，体脂肪消耗殆尽。我国目前尚无群体调查理想值，但可作为患者治疗前、后自身的对比参考值。

2）肩胛下皮褶厚度（subscapular skinfold thickness，SSF）　临床上常以肩胛下皮褶厚度与三头肌皮褶厚度之和来判断营养状况。测量方法：①受试者自然站立，被测者上臂自然下垂，被测部位充分裸露；②测试人员找到左肩胛角下方 2cm 处，顺自然皮褶方向（即皮褶走向与脊柱成 45°）；③用左手拇指和示指、中指将被测部位皮肤和皮下组织夹提起来；④在该皮褶提起点的下方用皮褶计测量其厚度，把右拇指松开皮褶计卡钳钳柄，使钳尖部充分夹住皮褶，在皮褶计指针快速回落后立即读数。要连续测 3 次，记录以毫米（mm）为单位，精确到 0.1mm。评价标准见表 7-7。

表 7-7　测量肩胛下皮褶厚度评价营养状态（mm）

性别	正常	肥胖	消瘦
男性	10 ~ 40mm	>40mm	<10mm
女性	20 ~ 50mm	>50mm	<20mm

（4）上臂围与上臂肌围

1）上臂围（midarm circumference，MAC）　分为上臂紧张围和上臂松弛围。两者差值越大说明肌肉发育状况良好；反之说明脂肪发育状况良好。可用符合国家标准生产的软尺，使用前先校正器材，用标准钢尺校对，每米误差不超过 0.2cm。

上臂紧张围是指上臂肱二头肌最大限度收缩时的围度。令被测者斜平举左上臂，角度约为 45°。手掌向上握拳并用力曲屈，用卷尺在上臂肱二头肌最粗处绕一周进行测量。卷尺形成的围径要与上臂垂直。松紧度要适宜，测量误差不超过 0.5cm。上臂松弛围是指上臂肱二头肌最大限度松弛时的围度。在测量上臂紧张围后，将卷尺保持原位不动，让被测者将上臂缓慢自然下垂，卷尺在上臂肱二头肌最粗处绕一周进行测量。测量误差不超过 0.5cm。

评价标准：MAC 一般指上臂松弛围。评价标准：MAC 的正常参考值：成年男性 24.8cm，成年女性 21.0cm，实测值相当于正常值的 90% 以上为正常；80% ~ 90% 为轻度营养不良；60% ~ 80% 为中度营养不良；小于 60% 为重度营养不良。

2）上臂肌围（mid-arm muscle circumference，MAMC）　是反映肌蛋白量变化的良好指标，能间接反映出体内蛋白质储存的情况。同时它与血清白蛋白水平相关，可作为患者营养状况好转或恶化的指标。计算公式及评价标准如下。

$$上臂肌围（MAMC）= MAC（cm）- 3.14 × TSF（cm）$$

MAMC 正常值：我国男性平均为 25.3cm，女性为 23.2cm。

上臂围与上臂肌围比较的评价标准见表 7-8。

表 7-8 测量上臂围与上臂肌围评价营养状态（%）

	正常	轻度营养不良	中度营养不良	重度营养不良
上臂围/上臂肌围	>98	80~90	60~80	<60

（5）腰围和腰臀比

1）腰围（waist circumference，WC） 是反映脂肪总量和脂肪分布的综合指标。目前作为判断腹型肥胖的测量指标，而且能很好地预测心血管病的危险因素；腰围、腰身指数与高血压水平、危险分层的关系均呈线性正相关。

WHO 推荐的测量方法是：被测者空腹、站立，双脚分开 25~30cm，体重均匀分配。测量位置在水平位髂前上嵴和第 12 肋下缘连线的中点。将测量尺紧贴软组织，但不能压迫，测量值精确到 0.1cm。根据腰围检测肥胖症，准确率高。另一种测量办法是将带尺经脐上 0.5~1cm 处水平绕一周，肥胖者选腰部最粗处水平绕一周测腰围。

标准腰围计算方法：标准腰围 = 身高（cm）×0.34

评价标准：WHO 建议腰围的正常值为男性在 94cm 以内，女性在 80cm 以内。中国肥胖问题工作组建议中国成人腰围男性 >85cm、女性 >80cm 即为腹部脂肪蓄积，可认定为肥胖。

2）臀围（hip circumference） 是反映髋部骨骼和肌肉的发育情况。测量时，两腿并拢直立，两臂自然下垂，皮尺水平放在前面的耻骨联合和背后臀大肌最凸处，精确度为 0.1cm，连续测量 3 次，取其平均值。

3）腰臀比（waist-to-hip ratio，WHR） 是反映身体脂肪分布的一个简单指标，WHO 通常用它来测量人体是肥胖还是健康，保持臀围和腰围的适当比例关系，对成年人体质和健康及其寿命有着重要意义。该比值与心血管发病率有密切关系。

计算公式为：腰臀比 = 腰围（cm）/臀围（cm）。

评价标准：标准的腰臀比正常值：男性小于 0.8，女性小于 0.7。男性 >0.9，女性 >0.8 则可诊断为中心性肥胖（向心性肥胖），但其分界值随年龄、性别、人种的不同而不同。目前一般用腰围代替腰臀比来判断向心性肥胖。

2. 临床检查 临床检查是通过病史采集及体格检查来发现是否存在营养不良的。

（1）病史采集

1）膳食史 包括有无厌食、食欲减退、进食困难、食物禁忌、吸收不良、消化功能障碍及能量与营养素摄入量等。

2）能影响营养状况的病史 消化系统疾病如胃炎、消化性溃疡、胆石症、肠易激综合征、胰腺功能不全、结肠炎、慢性肝病；循环、呼吸系统疾病如心力衰竭、冠心病、慢性阻塞性肺炎等；感染性疾病如结核、骨髓炎、亚急性心内膜炎、肺脓肿、艾滋病等；内分泌代谢病如甲状腺功能亢进、糖尿病等，以及神经运动系统疾病等。

3）用药史及治疗手段 包括代谢类药物、类固醇、免疫抑制剂、放疗与化疗、利尿剂、泻药等。

4）其他 对食物的过敏及不耐受性等。

（2）体格检查 通过细致的体格检查，重点发现是否存在下述情况并判定其程度，同时与其他疾病鉴别：①肌肉萎缩；②水肿或腹水；③毛发脱落；④皮肤改变；⑤必需脂肪酸缺乏体征；⑥维生素缺乏体征；⑦常量和微量元素缺乏体征；⑧肝大；⑨恶病质等。

3. 功能检查

（1）上肢力量测量 上肢力量测量即为握力检查，握力是反映肌肉功能有效的指标，也可反映肌肉组织增长和减少状况。握力与机体的营养状况相关，也可反映患者手术后恢复情况。测量方法：将握力器的指针调到"0"位置，身体挺直，双脚自然分开，握力器尽量不要碰到身体或者衣服。测定时不要让握力器来回摆动，尽量保持不动的状态来进行测量。先右后左的顺序进行测量，每只手测量 2 次，测量一次后稍作休息再测量第 2 次。记录所有成绩，取其平均值，见表 7 - 9。

表 7 - 9　握力测定参考值（kg）

年龄（岁）	男性		女性	
	左手	右手	左手	右手
20 ~ 29	43.0	43.8	26.0	27.0
30 ~ 39	43.6	45.0	27.2	27.4
40 ~ 49	41.1	42.5	26.3	26.4
50 ~ 59	36.0	36.5	21.9	23.7
>60	32.0	32.2	21.1	22.2

（2）免疫功能　细胞免疫功能是近年来临床上用于评价内脏蛋白质的一个新的指标，可间接评定机体的营养状况。它的测定方法很多，可根据技术设备、评价目的等选用。

1）淋巴细胞总数（又称淋巴细胞绝对值）　是评定免疫功能的简易方法，细胞免疫与营养相关。淋巴细胞一般占细胞总数的 20% ~ 40%。患者营养不良、应激反应使其分解代谢增高或不能进食仅靠输注葡萄糖、生理盐水维持，都会使淋巴细胞的生成减少。

淋巴细胞总数/mm³ = 白细胞计数淋巴细胞所占比例（%）/100

评定标准：正常淋巴细胞 1.7×10^9/L，

轻度营养不良淋巴细胞（1.2 ~ 1.7）$\times 10^9$/L，

中度营养不良淋巴细胞（0.8 ~ 1.2）$\times 10^9$/L，

重度营养不良淋巴细胞 0.8×10^9/L。

总淋巴细胞计数不是营养状况的绝对指标，在感染和白血病时可以增多；癌症、代谢性应激、类固醇治疗和外科手术后可减少。见表 7 - 10。

表 7 - 10　不同营养状态下淋巴细胞参考值

	正常	轻度营养不良	中度营养不良	重度营养不良
淋巴细胞	1.7×10^9/L	（1.2 ~ 1.7）$\times 10^9$/L	（0.8 ~ 1.2）$\times 10^9$/L	0.8×10^9/L

2）皮肤迟发型过敏反应（skim delayed hyersensitivity SDH）：细胞免疫功能与机体营养状况密切相关。营养亏损时，免疫试验常呈无反应性。细胞免疫功能正常的患者，当在其前臂内侧皮下注射 0.1ml 本人接触过的三种抗原，24 ~ 48 小时后可出现红色硬结，呈阳性反应。如出现 2 个或 3 个斑块硬结直径大于 5mm 为免疫功能正常；其中仅一个结节直径大于 5mm 为免疫力弱；3 个结节直径都小于 5mm 则为无免疫力。

一般常用的皮试抗原（致敏剂）有流行性腮腺炎病毒、白色念珠菌、结核菌素、纯化蛋白质衍生物（PPD）等，可任选其中 3 种作为致敏剂。本试验结果虽与营养不良有关，但属于非特异性的。因此，在评定结果时应注意一些非营养性原因对皮肤迟发型过敏反应的影响，如感染、癌症、肝病、肾功能衰竭、外伤、免疫缺陷疾病（如艾滋病）或接受免疫抑制性药物治疗等。

4. 生化及实验室检查

（1）血浆蛋白　是反映蛋白质 - 能量营养不良（PEM）的敏感指标。由于疾病应激、肝脏合成减少、氨基酸供应不足，以及体内蛋白的亏损等都可影响血浆蛋白的浓度。住院患者在应激情况下，分解代谢亢进，如不能进食，仅用 5% 葡萄糖生理盐水维持，短时间内即可出现血浆蛋白浓度降低。其中半衰期较长的血浆蛋白（如白蛋白和运铁蛋白）可反映人体内蛋白质的亏损，而半衰期短、代谢量少的前白蛋白和视黄醇结合蛋白则更敏锐地反映膳食中蛋白质的摄取情况。此外，血浆蛋白浓度与其代谢速度、利用、排出和分布情况以及水化程度有关。因而在评价时，必须考虑患者的肝脏功能是否正常，通过其胃肠道或肾脏有无大量丢失情况，对测定数值要作具体分析。如持续降低在1周以上，即表示有急性蛋白质营养缺乏。

内脏蛋白评价是通过直接进行血液中某些蛋白质的检查了解内脏中蛋白质的储备（表7-11）。理论上血浆蛋白质受肝脏蛋白质合成能力的影响，而与蛋白质的摄入及需要量无关，通常用蛋白的半衰期评估内脏蛋白质。较短半衰期的蛋白质称为快速反应蛋白。

1）白蛋白　在血浆蛋白中含量最多，对维持血液胶体渗透压有重要作用。血清白蛋白和运铁蛋白的减少与患者发生合并症、死亡率、创伤愈合及其免疫功能都有密切关系。正常成人每天肝内合成白蛋白约16g，半衰期为17~20天。

表7-11　生化及实验室检查评价指标

内脏蛋白质	正常范围	半衰期	基本功能	评价
白蛋白	35~20g/L (3.5~5.0mg/dl)	17~20天	血转运蛋白，维持血管液体及电解质平衡	急性反应时降低，在疾病、感染、创伤、应激等都会下降，受体内水平衡的影响较大
转铁蛋白	215~380mg/dl	8~10天	转载铁离子	急性反应时降低，受体内铁状态影响
前白蛋白	19~43mg/dl	2~3天	运载甲状腺素	急性反应降低，受急慢性病、吸收不良、甲状腺功能亢进的影响较大
视黄醇结合蛋白	2.1~6.4mg/dl	10~12小时	运载维生素A	快速反应蛋白，肾衰竭时升高，甲状腺功能亢进、肝衰竭、维生素A、锌缺乏时降低
纤维黏蛋白	220~400mg/dl	15小时	创伤愈合，促进细胞发育，调节细胞生长及分化	受抗凝治疗、炎症反应、创伤影响，但在急性反应阶段仍可评估蛋白质状态

2）转铁蛋白　主要在肝脏生成，对血红蛋白的生成和铁的代谢有重要作用。孕妇、体内缺铁及长期失血的人血清运铁蛋白浓度增高，而患恶性贫血、慢性感染、肝脏疾病、肠炎或补铁过多时，运铁蛋白浓度降低。半衰期为8~10天。

3）前白蛋白　由于应激、传染病、手术创伤、肝硬化及肝炎可使血清中前白蛋白浓度迅速下降，但患肾脏病时，前白蛋白水平升高。半衰期2~3天。

4）视黄醇结合蛋白　代谢量少，半衰期短，为10~12小时，是反映膳食中蛋白质营养最灵敏的指标。它主要在肾脏内代谢，当患肾病时可造成血清视黄醇结合蛋白升高的假象。

5）纤维黏蛋白　半衰期为15小时，创伤的愈合，受抗凝治疗、炎症反应、创伤的影响，但在急性反应阶段仍可评估蛋白质状态。

（2）肌酐-身高指数（creatinine height index，CHI）　在肾功能正常时，肌酐-身高指数是测定肌蛋白消耗量的一项生化指标。肌酐是肌酸的代谢产物（肌酸绝大部分存在于肌肉组织中，每百克肌肉含肌酸400~500mg），其排出量与肌肉总量、体表面积和体重密切相关，不受输液与体液潴留的影响，比氮平衡、血浆白蛋白等指标灵敏。在蛋白质营养不良、消耗性疾病和肌肉消瘦时，肌酐生成量减少，尿中排出量亦随之降低。正常情况下健康成人每公斤体重24小时肌酐排出量约为：男性23mg/kg，女性18mg/kg。

测定方法：准确地收集患者24小时尿，分析其肌酐排出量，与相同身高的健康人尿肌酐排出量对比，以肌酐-身高指数衡量骨骼肌亏损程度。肾功能衰竭时肌酐排出量降低。

肌酐-身高指数=被试者24小时尿中肌酐排出量（mg）/相同身高健康人24小时尿中肌酐排出量（mg）

评定标准：患者的肌酐-身高指标数与健康成人对比，90%~100%为营养状况正常，80%~90%为轻度营养不良，60%~80%为中度营养不良，低于60%为重度营养不良。

（3）尿羟脯氨酸指数 羟脯氨酸是胶原代谢产物，儿童营养不良和体内蛋白质亏损者，其尿中羟脯氨酸排出量减少。因而可用尿羟脯氨酸指数作为评定儿童蛋白质营养状况的生化指标。

尿羟脯氨酸指数=尿羟脯氨酸（mol/ml）·体重（kg）/尿肌酐（mol/ml）：

评定标准：尿羟脯氨酸指数大于2.0为正常；1.0~2.0为不足；小于1.0为缺乏。适用于（3个月~10岁儿童）。

（4）氮平衡 正常情况下，生长发育期的儿童处于正氮平衡状态，老年以后为负氮平衡，成年到老年则处于零氮平衡阶段。因疾病、创伤或手术的影响造成大量含氮成分流失而又未得到足够的补充，是引起负氮平衡的重要原因。临床经氮平衡测定还可间接地了解在营养支持治疗中个体对外来含氮物质的吸收利用率。可用下式计算氮平衡：

氮平衡=24小时蛋白质摄入量（g）/6.25-[24小时尿素氮（g）+3g]

上式中，24小时蛋白质摄入量（g）/6.25为氮的摄入量，一般以每100g蛋白质含16g氮计算，但如患者输入的是氨基酸液，则应以产品含氮量和输液总量进行计算。[24小时尿素氮（g）+3g]相当于氮的排出量，公式中3g为每日必然丢失氮值，作为常数计算，包括尿中的尿酸、肌酐、少量氨基酸以及粪便和皮肤排泄的氮量。

（5）血浆氨基酸谱 血浆氨基酸谱在重度蛋白质-热能营养不良时，血浆总氨基酸值明显下降。不同种类的氨基酸浓度下降并不一致。一般来说，必需氨基酸（EAA）下降得较非必需氨基酸（NEAA）更为明显。在EAA中，缬氨酸、亮氨酸、异亮氨酸和蛋氨酸（半胱氨酸）的下降最多，而赖氨酸与苯丙氨酸的下降相对较少。在NEAA中，大多数浓度不变，而酪氨酸和精氨酸出现明显下降。个别氨基酸（如胱氨酸等）浓度还可升高。如果EAA/NEAA<1.8，则说明存在中度以上的营养不良。

（6）其他方面 包括血常规、电解质水平，如钙、磷、镁离子，肝、肾功能等。

三、人体成分分析

生物电阻抗分析是目前临床测量身体组成的常用技术，该方法可反映患者细胞内外液和总体水分，以及脂肪组织和无脂组织。新一代的人体组成分析仪还可测量内脏脂肪面积。研究显示，重症患者身体的电阻值比健康人的电阻值显著降低，生物电阻抗法不仅能反映患者的机体构成和营养状况，还能反映疾病的严重程度。

四、营养不良的诊断及预后判断

（一）营养不良的诊断

上文已对评定营养状况的参数进行了阐述，但这些参数是从不同的侧面反映患者的营养状况，有一定的局限性，临床实际应用时应综合测定，全面考虑。营养不良的综合评价方法，见表7-12。

表7-12 综合营养评定法

参数	轻度营养不良	中度营养不良	重度营养不良
体重	下降10%~20%	下降20%~40%	下降>40%
上臂肌围	>80%	60%~80%	<60%
三头肌皮褶厚度	>80%	60%~80%	<60%
血清白蛋白（g/L）	30~35	21~30	<21
血清转铁蛋白（g/L）	1.50~1.75	1.00~1.50	<1.00

参数	轻度营养不良	中度营养不良	重度营养不良
肌酐身高指数	>80%	60% ~80%	<60%
淋巴细胞总数	$(1.2 ~1.7) ×10^9/L$	$(0.8 ~1.2) ×10^9/L$	$<0.8 ×10^9/L$
迟发性过敏反应	硬结<5 mm	无反应	无反应
氮平衡（g/24h）	$-5 ~ -10^*$	$-10 ~ -15^*$	$< -15^*$

注：*表示轻、中、重度负氮平衡

（二）预后性营养判断

1. 预后营养指数（prognostic nutritional index，PNI）**之一** Butby 等于 1980 年提出"营养预示指数"作为评价外科患者手术前营养状况和预测手术合并症危险性的综合指标。

预后营养指数（PNI）= 158 - 16.6 ×血清白蛋白（g%）- 0.78 ×肱三头肌皮褶厚度（mm）- 0.20 ×血清运铁蛋白（mg%）- 5.8 ×皮肤迟发性过敏反应

任何一种皮试过敏反应：硬结直径大于 5mm 为 2；小于 5mm 为 1；无反应为 0。

评定标准：PNI >50%，高度危险，发生合并症和手术危险性大，死亡可能性增加；PNI = 40% ~50%，手术中度危险；PNI <30% ~40%，手术危险性小；PNI <30%，手术后发生合并症和死亡的可能性均小。

2. 预后营养指数之二 由 Onodera 等（1984 年）提出，作为评价胃肠手术前营养状况和预测手术危险性的综合指标。

PNI = 10 ×血清白蛋白（g/L）ALB + 0.005 ×总淋巴细胞计数 Lymph·C

评价标准：PNI >45，手术是安全的；PNI 为 40 ~45，手术是有危险的；PNI <40，手术是禁忌的。

3. 住院患者预后指数（hospital prognostic index，HPI）

HPI（%）= 0.92（ALB）- 1.00（DH）+ 1.44（SEP）+ 0.98（DX）- 1.09

ALB 为血清白蛋白（g/L）；DH 为迟发型过敏皮肤试验，有一种或多种阳性反应 = 1，所有均呈阴性反应 = 2；SEP 为败血症，有 = 1，无 = 2；DX 为诊断，癌 = 1，无癌 = 2。

评价标准：-2 为 10% 生存机率；0 为 50% 生存机率；+1 为 75% 生存率。

营养支持后的临床结局分为疾病的转归、并发症、住院天数、费用、出院后随访。

第三节 肠内营养支持

案例引导

临床案例 患者张某，女，68 岁，农民，身高 164cm，体重 65kg。主诉"15 年前开始间歇性咳嗽、咳痰，此后反复发作，多以受凉为诱因"。

个人史：近 3 年来症状加重，并逐渐出现活动后气短症状。入院前 1 周受凉后出现咳嗽、咳痰，气促和下肢水肿，既往高血压、心脏病及 2 型糖尿病病史，吸烟史 30 余年。

体格检查：患者口唇轻度发紫，桶状胸，双肺呼吸音粗，两下肺可闻及少量湿啰音；心律齐，各瓣膜区听诊未闻及病理性杂音；腹部平坦，未及包块，无压痛，无肌紧张，移动性浊音（+），两下肢踝关节部凹陷性水肿。

辅助检查：红细胞 $350 ×10^{12}/L$，血红蛋白 112g/L，血细胞比容 33.4%，血小板 $184 ×10^9/L$，白细胞 $8.7 ×10^9/L$，白蛋白 35g/L，前白蛋白 0.24g/L，尿素 74mmol/L，肌酐 102μmol/L，葡萄糖 13.4mmol/L。

诊断 COPD、充血性心力衰竭、2 型糖尿病。

提问 根据现有资料，请回答：

    1. 该患者是否需要营养支持，采用何种方法？

    2. 该患者在肠内营养支持时，如何选择合适的营养制剂？

肠内营养（enteral nutrition，EN）是指当患者不能耐受正常经口摄食时，通过口服或管饲方式经胃肠道喂饲一些仅需化学性消化或不需消化即能被肠黏膜吸收的营养配方的一种营养干预措施。肠内营养与肠外营养相比，是一种更符合生理、更经济、更安全的营养支持方式。肠内营养首先提供了胃肠自身的营养，维持肠道结构和功能的完整，防止胃肠黏膜萎缩、胆汁淤积和肠道内细菌移位等损害。肠内营养对肠道的作用是通过促进消化液的分泌产生有利于胃肠道生理上和免疫学上的完整性而实现的，既可降低感染和代谢的并发症，减少病原菌进入或细菌移位至腹膜及循环中，也可提供比肠外营养更完善的营养制剂。因此，只要患者胃肠道功能完整或部分胃肠道功能尚存，均应首选肠内营养。目前提倡早期肠内营养。

一、肠内营养支持的目的

在临床观察中发现各类病症机体，特别是感染、创伤等严重应激的患者，有着不同的代谢改变，对营养物质的需求与代谢亦不同，且营养支持并不是单纯地提供营养，更重要的是使细胞获得所需的营养底物进行正常或近似正常的代谢，以维持其基本功能，从而保持或改善组织、器官的功能与结构，改善包括免疫功能在内的各种生理功能，达到有利于患者康复的目的。

二、肠内营养支持的营养制剂

根据肠内营养制剂的组成分为非要素制剂（non – elemental diet）、要素制剂（elemental diet）、组件制剂（module diet）和特殊治疗制剂 4 类。

（一）非要素制剂

1. 混合奶 包括普通混合奶和高能量高蛋白混合奶。

2. 匀浆制剂 包括商品匀浆制剂和自制匀浆制剂。

3. 其他 以整蛋白或蛋白质水解物为氮源的非要素制剂。

（二）要素制剂

可分为以水解蛋白质为氮源的要素制剂和以氨基酸为氮源的要素制剂。

（三）组件制剂

即营养素组件（nutrient module），也称不完全营养制剂，是以某种或某类营养素为主的肠内营养制剂。组件制剂可对完全营养制剂进行补充或强化，以弥补完全营养制剂在适应个体差异方面欠缺灵活的不足；亦可采用两种或两种以上的组件制剂构成组件配方，以满足患者的特殊需要。

组件制剂包括蛋白质组件、脂肪组件、碳水化合物组件、维生素组件和矿物质组件。

（四）特殊治疗制剂

临床常用的有婴儿制剂、肝功能衰竭制剂、肾功能衰竭制剂、肺部疾病制剂、创伤制剂、先天性氨基酸代谢缺陷症制剂等。

一般情况下，肠内营养制剂的能量应满足基础能量消耗、活动消耗和疾病应急时的能量消耗。能量和蛋白质的比例要适当，通常能氮比为15:1，成人每摄入4.18kJ（1kcal）能量需给予1ml水，儿童需要1.5ml。

三、肠内营养的输注途径和输注方式

（一）途径

肠内营养的投给方式有口服和管饲。管饲包括鼻胃置管、鼻十二指肠/空肠置管、术中胃造口术、术中空肠造口术、经皮内镜胃造口术（PEG）、经皮内镜空肠造口术（PEJ/PEGJ）等。近年来国内开展空肠穿刺置管（NCJ）方法，可与手术同时进行，损伤小，简单易行。而PEG和PEJ/PEGJ可在床旁、非开腹手术完成。

人体消化道是一条很长的肌性管道，从口腔起，依次延续为咽、食管、胃、小肠（十二指肠、空肠、回肠）、大肠（盲肠、阑尾、结肠、直肠），止于肛门。营养物质进入消化道的途径有很多，根据营养物质首先到达的部位和营养途径建立的方式，是否选择肠内营养及如何确定肠内营养的方式，则需要依据患者的病情、耐受性、预计需要管饲的持续时间和患者的意愿而定，见图7-1。肠内营养途径的决策，见图7-2。营养液的输入应缓慢、匀速，常需用输液泵控制输注速度。为使肠道适应，初用时可稀释成12%浓度，以50ml/h速度输入，每8~12小时后逐次增加浓度及加快速度，3~4天后达到全量，即24%100ml/h，一天总液体量约2000ml。营养液宜加温至接近体温。

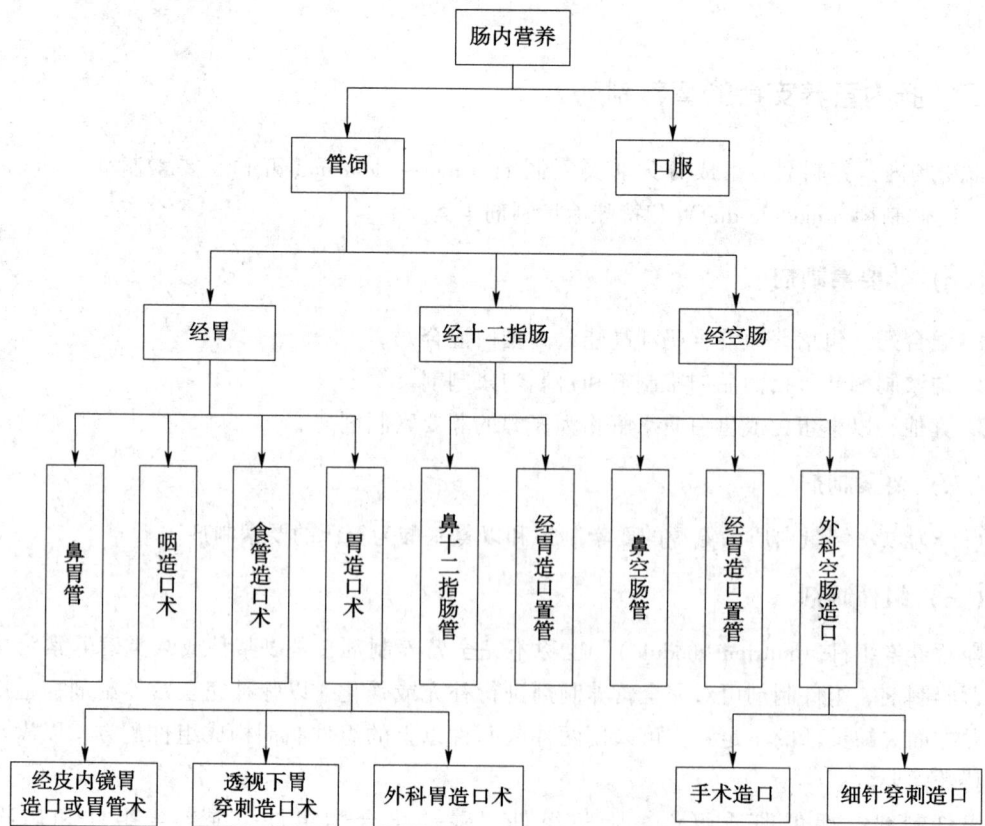

图7-1　肠内营养途径示意图

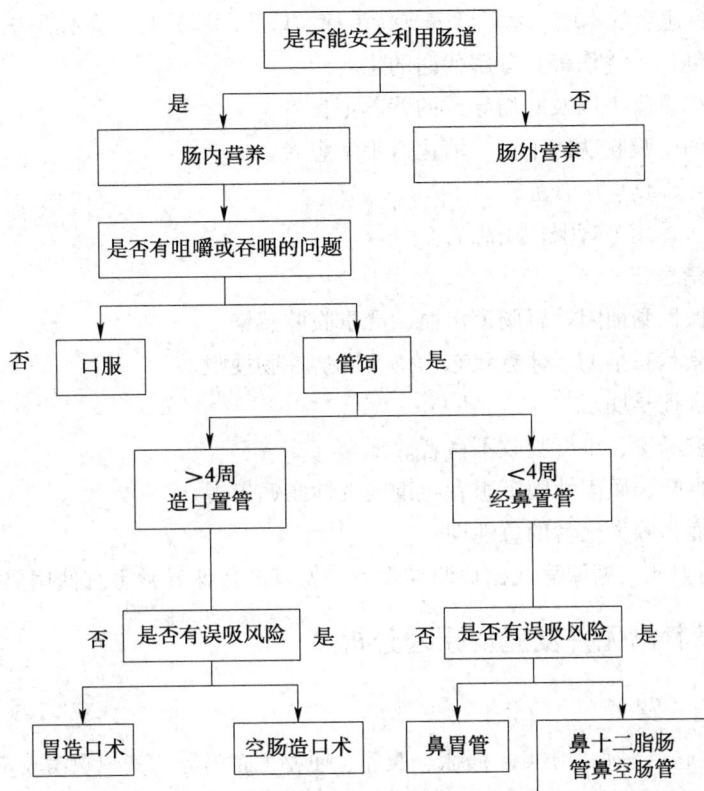

图 7-2 肠内营养途径决策示意图

（二）输注方式

1. 间歇推注法 符合正常进食的生理特点。使用大于 50ml 的注射器，间隔一定时间将营养液注入胃肠道的方法，通常每次推注量为 200~300ml。间歇推注法适用于经胃喂养的患者，患者能活动，常见于家庭营养支持管饲的患者。

2. 间歇重力滴注法 将肠内营养液置于无菌输液袋中，在重力作用下经输液管、喂养管缓慢滴入胃肠内，每次 250~500ml，每日 4~6 次，滴速一般为 20~30ml/min。这种方法能给予不耐受间歇推注的患者更多的活动时间。缺点是可能发生胃排空延缓。

3. 连续输注法 将肠内营养液置于密封袋或密封瓶中，将输液管嵌入输注泵内，在泵的带动下连续输注，一般可持续 6~24 小时。连续输注适用于危重患者及十二指肠或空肠近段喂养的患者。输注时输注速度由慢到快，营养液浓度由低到高，便于患者逐步适应。连续输注的优点是输注效果更接近于胃肠道的工作状态，营养素吸收好，胃肠道不良反应轻；缺点是持续时间长，患者不便离床活动。

（三）输注设备

1. 喂养管 喂养管的选择范围很广，依据患者体质、肠内营养途径、营养液量、耐受性等进行选择，以最大限度减少患者置管期间的不适感。

肠内营养专用注射器，适用于间歇推注的患者。

2. 肠内营养泵 用于间歇重力滴注法或连续输注的患者。营养液的输注通过一个带滴数计数器的蠕动泵或容量泵来完成。

3. 输液系统 没有肠内营养泵时，可采用重力滴注输液系统，但该系统滴注速度随患者体位改变而改变，无法精确计算输注速度。

四、肠内营养的适应证及禁忌证

1. 肠内营养的适应证 胃肠功能正常者，或伴有部分胃肠道功能受损或意识障碍者。

（1）营养不良患者的术前、术后营养支持治疗，口腔、耳鼻喉科手术后需流质膳食的患者。

（2）严重的创伤、烧伤等高分解代谢的患者。

（3）长期或严重腹泻以及肿瘤导致的营养不良者。

（4）胃肠道消化吸收功能不良，消化道手术患者。

（5）老年营养不良、厌食症。

（6）脑卒中、昏迷等管喂使用患者。

2. 肠内营养禁忌证

（1）完全机械性肠梗阻、胃肠道出血、严重腹腔感染。

（2）严重应激状态早期、休克状态、持续麻痹性肠梗阻。

（3）短肠综合征早期。

（4）高流量空肠瘘、重度吸收不良者。

（5）持续性呕吐、顽固性腹泻患者，重度炎性肠病患者。

（6）急性重症胰腺炎患者的急性期。

（7）3个月内婴儿、糖尿病或糖代谢异常者、氨基酸代谢异常不宜使用要素膳者。

五、肠内营养常见并发症及原因分析

（一）胃肠道并发症

胃肠道并发症包括恶心、呕吐、腹胀、腹痛、便秘、腹泻等，其中腹泻较常见，是干扰EN的主要问题，其发生率可达20%~40%。与EN相关的腹泻并发症，通常认为是多种因素造成的，包括病情、营养液的种类、供给营养液的技术以及营养液对肠道刺激而发生的分泌反应等。

1. 非感染性腹泻　肠腔内水分的吸收取决于肠腔与血管内血浆渗透压之间的增减率，当营养液渗透压过高时，肠腔内渗透压增高，肠道对水分的吸收减少，导致非感染性腹泻。

2. 腹泻　糜烂性肠炎、感染性腹泻、肠切除、放射性肠炎、营养不良等均可引起机体乳糖酶缺乏，此时摄入以牛奶为基础的EN营养液时，由于大量未水解乳糖进入肠腔，造成高渗压，减少了结肠对水分的吸收，导致腹泻。

3. 脂肪泻　胰腺疾病、胃手术后、肠梗阻、回肠切除或广泛性肠炎的患者，肠内缺乏足够的脂肪酶，摄入的营养液中脂肪过多可发生腹泻。

4. 其他原因的腹泻　营养液配制不当、温度较低时，可引起肠道蠕动加快，排空加速，导致腹泻、腹胀，尤其体弱的老年患者更易发生。严重营养不良患者，当血清蛋白水平 < 25g/L 时，患者对标准食物不能耐受，出现腹泻；当血清白蛋白 < 20g/L 时，患者腹泻发生率为27%；当血清白蛋白 > 20g/L 时，患者腹泻发生率为10.5%。此外，接受抗生素治疗的EN患者腹泻发生率为20%~50%，与广谱抗生素使用改变肠道正常菌群分布、抑制肠道正常菌群对病原微生物的抵抗作用有关。

（二）吸入性肺炎

吸入性肺炎是EN最严重的并发症。主要原因是胃排空不良，导致胃液及输入的营养液反流，引起误吸。鼻饲管直径越粗，对食管下端括约肌的扩张作用越大，发生胃内容物反流的机会亦相应增加，误吸也更易发生；幼儿、老人及危重症、呼吸道疾病等患者，因呼吸功能差、神经肌肉功能损伤，导致吞咽反射差，容易发生营养液反流。在EN支持过程中，若患者突然发生呼吸急促、心率加快、发热、咳泡沫样非脓性痰，胸部X线片显示肺叶斑点状阴影，应考虑吸入性肺炎。

（三）咽部和食管黏膜损伤

咽部和食管黏膜损伤与长期放置鼻饲管压迫咽部或刺激食管黏膜和胃黏膜有关。

（四）代谢并发症

代谢并发症主要是水、电解质及糖代谢紊乱，常见高血糖和脱水。

1. 高血糖　与输入营养液中的葡萄糖浓度过高及输注速度有关。输注速度过快可导致非酮性高渗性高血糖，当患者血糖超过 10.0mmol/L 时，不耐受 EN 的概率显著增加。

2. 高渗性脱水　多发生在气管切开、昏迷、虚弱及老年患者中，这些患者肾功能欠佳，应用高渗和高蛋白的配方营养液更易发生脱水；由于膳食用量不足或过多、腹泻等原因，可导致低钠或高钠血症、高钾或低钾血症等。

（五）焦虑

长期鼻饲患者失去对味觉的体会及咀嚼食物、吞咽食物的感觉体验，部分患者对营养液的味觉感异常，从而对 EN 支持的耐受性下降，导致焦虑。

六、肠内营养实施的注意事项

（一）把握好"度"

1. 浓度　渗透压 300mOsm/L 有益于耐受。

2. 速度　遵循循序渐进的原则：由少到多、由慢到快。推荐使用肠内营养输注泵控制速率。经空肠输入 20～100ml/h，经胃输入 50～150ml/h。

3. 温度　营养液温度维持在 30～40℃。

4. 洁净度　输注肠内营养前，应注意个人卫生及输注设备卫生，避免抗生素过度使用。

5. 适应度　评估患者胃肠道功能，选择合适的肠内营养剂型。

6. 角度　患者以半卧，35°～45°体位为宜，可减少误吸或呕吐。

（二）注意并发症

1. 胃肠功能障碍　食管反流、胃潴留、恶心、呕吐、腹胀、腹痛、腹泻和便秘以及肠扭转或肠梗阻。

2. 感染性并发症　误吸性肺炎和与导管相关的感染。

3. 代谢性并发症　高血糖和高渗性脱水。

4. 机械性并发症　导管移位、堵塞或脱出等。

（三）添加药物

为促进食物消化，应根据患者情况，适当添加膳食纤维、谷氨酰胺、益生菌、胃肠动力药、通便药或消化酶（胰酶）等。

（四）水、电解质平衡

有利于保护肝功能、肠功能及肠道有益菌群．有利于消化，减少输液量及电解质的静脉补充。

第四节　肠外营养支持

案例引导

　　临床案例　患者李某，女，45 岁，教师。因"脐周隐痛不适 2 天，腹痛加剧伴呕吐、腹泻、发热 1 天急诊入院"。

　　个人史：患者 2 天前无明显诱因出现脐周隐痛不适，到当地医院行补液、消炎、解痉治疗后症状未能缓解，腹痛加剧并呈持续状态，同时出现发热、血压下降而急诊转入我院。

体格检查：急性面容，脉搏 126 次/分，呼吸 28 次/分，血压 82/40mmHg，腹部平坦，未见胃肠型，全腹肌紧张，压痛明显，肠鸣音明显减弱，腹腔穿刺抽出较多量暗红色血性液体。

为患者急诊行剖腹探查，术中诊断为肠系膜上动脉栓塞，大部分小肠坏死，后行坏死小肠切除，残余小肠长度约40cm。

提问 根据现有资料，请回答：

1. 根据患者目前情况，如何制订患者营养支持方案？
2. 该患者在进行营养支持时，选择何种静脉通路？

肠外营养（parenteral nutrition PN）是指通过静脉途径给无法经胃肠道摄取和利用营养物质的患者提供完全和充足的营养素，以维持机体代谢所需的营养。当患者有营养风险无法经胃肠道摄入足够的营养素时，应考虑给予肠外营养支持。1968 年，Dudrick 与 Wilmore 始创"静脉高营养"法，使临床营养治疗有了新的发展，极大地带动了营养制剂的飞速发展。

一、肠外营养制剂的分类及特点

（一）碳水化合物制剂

碳水化合物制剂是最简单、有效的 PN 制剂，可提供机体代谢所需能量的 50% ~ 60%。葡萄糖是 PN 最常选用的能量制剂，临床上常配制成 5%、10%、25%、50% 等规格的注射液。此外，70% 葡萄糖注射液专供肾功能衰竭患者使用。临床常用制剂还有果糖、麦芽糖及糖醇类（如山梨醇和木糖醇），但这些制剂均不宜长期大量应用，否则会引起高乳酸血症、高胆红素血症、高尿酸血症等代谢紊乱。目前已不主张单独应用葡萄糖制剂，应与脂肪乳剂合用，以减少葡萄糖用量，避免糖代谢紊乱的发生。另外，在大量输注葡萄糖时，需补充适量胰岛素以弥补内源性胰岛素的不足，每日葡萄糖用量不宜超过400g。目前，已有营养学专家把 3 种碳水化合物即葡萄糖、果糖和木糖醇制成混合制剂，这种新型制剂的葡萄糖浓度较低，使得血清葡萄糖水平也低，从而减轻了胰腺分泌胰岛素的负担，而果糖和木糖醇又增加了葡萄糖的利用与蛋白质合成，从而达到最好的代谢效应。

（二）氨基酸制剂

氨基酸构成肠外营养配方中的氮源，用于合成人体的蛋白质。现有的复方结晶氨基酸溶液品种繁多，均按一定模式配比而成，可归纳为二类：平衡型与非平衡型氨基酸溶液。临床选择须以应用目的、病情、年龄等因素为依据。每天提供的氨基酸量约为（1 ~ 1.5）g/kg 体重，约占总能量的 15% ~ 20%。

1. 平衡型氨基酸制剂 平衡型氨基酸溶液中所含必需与非必需氨基酸的比例符合人体基本代谢所需，生物利用率高，适用于营养不良的患者，如乐凡命（8.5%、11.4%）、格拉命、5%复方氨基酸等。其中 8.5% 和 11.4% 的乐凡命含 18 种必需和非必需氨基酸，包括酪氨酸和胱氨酸；格拉命含有 17 种氨基酸，其主要特点是含有 L－甘氨酰－谷氨酰胺，能在血浆中迅速分解出谷氨酰胺。

2. 非平衡型氨基酸制剂 非平衡型氨基酸溶液的配方系针对某一疾病的代谢特点而设计，兼有营养支持和治疗的作用，目前主要有肝病、肾病、创伤和婴幼儿用的氨基酸。

（1）肝病用氨基酸 富含支链氨基酸，能够调节血浆支链氨基酸/芳香族氨基酸的比例，用于肝硬化、重症肝炎和肝昏迷的治疗，如安平、肝安注射液等。

（2）肾病用氨基酸 由 8 种必需氨基酸和组氨酸构成，用于纠正因肾病引起的必需氨基酸不足，如复合氨基酸9R注射液（肾安，肾必氨5.53%）。

（3）创伤型氨基酸 富含支链氨基酸，用于手术前后、严重创伤、烧伤和骨折等，如15-氨基酸HBC。

（4）婴幼儿用氨基酸 能提供足量的必需氨基酸（约占氨基酸总量的40%），婴幼儿体内苯丙氨酸羟化酶、胱硫醚酶的活性低，故应降低苯丙氨酸、蛋氨酸、甘氨酸的用量，同时富含婴幼儿体内不能合成的酪氨酸、胱氨酸（或半胱氨酸）、精氨酸和组氨酸，如爱咪特。

近年来，个别氨基酸在代谢中的特殊意义已受到重视，如谷氨酰胺（Gln）在PN中有着重要的作用。Gln不仅是人体内含量最多的非必需氨基酸，经研究还发现，在PN液中加入Gln，可改善体内的氮平衡，促进肠道黏膜和胰腺的生长，对防止肠黏膜萎缩、维持肠黏膜的完整性及防止肠道细菌易位、防止肝脏脂肪化、骨骼肌蛋白合成均起着重要作用。由于Gln不稳定，遇热会分解产生氨和焦谷氨酸等物质，因此将Gln进行化学修饰形成二肽，即丙氨酰-L-Gln和甘氨酰-L-Gln，便可克服其缺点；经静脉注射，在二肽酶作用下还能迅速分解释放出Gln，提高生物利用率，且无积累作用，又能弱化肠黏膜通透性在PN后的升高，减少感染性并发症。目前临床静脉用谷氨酰胺制剂是丙氨酰谷氨酰胺（如力太，莱美活力），由于渗透压高（921mOsm/L），不能单独输注，需加入全营养混合液或其他液体中使用，连续使用不得超过3周，严重肝肾功能不全者禁用。

根据平衡氨基酸液的理论，静脉营养液中的各个氨基酸比例应符合机体的需求，但在临床营养支持中，由于各个氨基酸在液体中的溶解度和稳定性的差异，使得某些氨基酸含量较少甚至缺乏，而有的氨基酸含量又过多，而氨基酸过多或过少均会影响其在体内的代谢。肽类技术的发展解决了部分氨基酸的上述缺点，保证了氨基酸在水溶液中的稳定性，能够耐受高温消毒和较长时间的贮存，同时也提高了部分氨基酸的溶解度，使其达到完全平衡氨基酸的要求。目前，已有二肽和游离氨基酸的混合液作为氮源应用于临床，酪氨酸和谷氨酰胺分别由甘氨酰酪氨酸、甘氨酰谷氨酰胺和丙氨酰谷氨酰胺提供，代表产品有复方氨基酸（15）双肽（2）注射液。

（三）脂肪乳剂

脂肪乳剂是机体重要的能源物质，所供能量可占总能量的25%~50%。目前脂肪乳剂有多种，其中以大豆油或红花油经磷脂乳化并加注射用甘油制成的脂肪乳剂最为常用，该溶液中脂肪微粒的粒径大小和生物特征与天然乳糜微粒相似，理化性质稳定。由于构成脂肪乳剂的原料不同，其三酰甘油的碳原子数也不尽相同。根据其长短，可分为长链三酰甘油（LCT，14~24个碳原子）、中链三酰甘油（MCT，6~12个碳原子）及短链三酰甘油（2~4个碳原子）。

1. LCT脂肪乳剂 能提供人体的必需脂肪酸和能量，但其氧化代谢速度较慢，代表产品有英脱利匹特。

2. MCT脂肪乳剂 与LCT相比具有更多优点，包括快速提供能量、基本不在组织内沉积、较少影响脂蛋白代谢和网状内皮系统功能、减轻因为肉毒碱缺乏导致的脂肪代谢异常、改善免疫功能等。因而特别适用于危重患者和肝功能不良者，用于新生儿的治疗也较安全。不过，MCT不能提供必需脂肪酸，大量输注还会产生毒性，因此临床上一般应用LCT与MCT各占一半的物理混合制剂可扬长避短，对某些特殊患者（如严重创伤、感染、肝功能不全等）更为安全，其代表产品有力能和力保肪宁。

3. 短链脂肪酸 尚处于动物实验和临床试验阶段，因其具有促进肠道血流，刺激胰酶分泌，促进结肠内水、钠吸收等特点，故在临床尤其适用于短肠综合征患者。

目前，处于研发状态的新型脂肪乳剂层出不穷。如结构脂肪乳剂是继MCT/LCT物理混合制剂后以化学混合为特点的新制剂，即在1个甘油分子的3碳链上结合不同链长的脂肪酸，其耐受性好，氧化更快，不易发生酮症或高脂血症，能更明显地增强氮潴留效果；80%橄榄油脂肪乳剂，富含不饱和脂肪酸，且有丰富的 α - 生育酚，可减少脂肪过氧化，亦有益于维护免疫功能；鱼油脂肪乳剂，富含 ω - 3 多不饱和脂肪酸，有助于降低心血管疾病的发生率，减少血小板活化聚集，减轻炎症反应，提高免疫功能，防止肿瘤生长，代表产品有尤文；在 LCT 或 MCT 脂肪乳剂中添加维生素 E，可充分利用维生素 E 的抗氧化作用，维护生物膜的稳定性，防止其受过氧自由基或脂质过氧化产物的损害，代表产品有力保肪宁。

（四）维生素制剂

维生素可分为水溶性和脂溶性两大类，水溶性维生素在体内无储备，长期 PN 时应提供多种维生素可预防其缺乏。脂溶性维生素在体内有一定的储备，短期禁食者不缺乏。水溶性维生素制剂的代表产品是水乐维他，含 9 种水溶性维生素。常用的脂溶性维生素制剂有维他利匹特，含 4 种脂溶性维生素，上述产品均可溶于全营养混合液或脂肪乳剂中使用。

（五）微量元素

微量元素对机体具有重要的和特殊的生理功能。对临床较具实际意义的微量元素包括锌、铜、铁、硒、铬、锰等，这些元素均参与酶的组成、三大营养物质的代谢、上皮生长、创伤愈合等生理过程。代表产品是安达美，含 9 种微量元素。由于溶液为高渗（1900mmol/L）和低 pH 值（2.2），需加入其他液体中输入。

（六）电解质

电解质是维持机体水、电解质和酸、碱平衡，保持人体内环境的稳定，维护各种酶的活性和神经、肌肉的应激性以及营养代谢正常的一类重要物质。临床多应用单一性制剂，如 0.9% NaCl 溶液、10% NaCl 溶液、KCl 溶液、$MgSO_4$ 溶液、$NaHCO_3$ 溶液等，必要时也应用谷氨酸钾、谷氨酸钠或格列福斯（每支含磷 10mmol，为成人每日基本需求量）。

二、肠外营养液的配制

1. 配制设备要求 肠外营养液的配制必须在专门的配液室完成，包括准备室和配制室。配制室内应配备净化工作台，营养液的混合、灌注都应在净化工作台上操作。为减少配制过程中由人为操作带来的污染，最好使用自动配液混合器。

配制好的营养液应立即装入容器，最好选用一次性 3L 输液袋，以减少输液过程中的换液次数，减少细菌对营养液的污染机会。目前临床常用的是聚乙烯醋酸乙酯制成的混合输液袋，袋身有容量刻度线。按袋内有无分隔可分为单腔袋、双腔袋、三腔袋，将混合后性质不稳定的溶液成分分装在隔层内，输注时将分隔挤破、混合均匀即可。

2. 配制技术要求 肠外营养所用营养制剂必须严格按照配方组成遵守无菌技术操作。在消毒处理的房间或在无菌操作箱、水平层流操作台内进行配制。配制前工作人员应清洁消毒，穿戴无菌衣、鞋、帽子、口罩和手套进行操作，并严格按无菌操作技术操作规程进行配制。

配液时要严格执行"三查七对"的制度，检查药品的颜色、有效期限、瓶口是否松动、密封是否严密、有无破裂等，发现异常时应禁用。所用注射器、针头、接管等在使用前必须为无菌，并使用无菌注射用水冲洗，以减少致热源。配液时要遵循营养液配方，设计最佳操作程序，减少针头穿刺瓶塞的次数。加药时要注意各种药物相互配伍关系，边加药边摇动容器，使其在营养液中分布均匀；每一种药物使用一个注射器，以免药物之间发生相互反应。个别有禁忌的药物，可分别稀释后再混合。营养液配制完成后，应在容器的外壁贴好标签，标明患者床号、姓名、各种药物用量、配制人及核对人姓名、配置日期及最终使用日期，并注明组次，输入时间及输入速度等，然后置 4℃ 冰箱内保存。

3. 配制步骤 ①按量准备好所用的肠外营养制剂；②微量元素和电解质加入氨基酸溶液中；③磷酸盐加入葡萄糖溶液中；④将上述两液转入 3L 输液袋中。⑤将水溶性维生素和脂溶性维生素混合后加入脂肪乳剂；⑥将脂肪乳剂、维生素混合液转入 3L 输液袋中；⑦排气，轻轻摇动 3L 输液袋中的混合物，备用。

三、肠外营养的输注途径

1. 周围静脉　对于短期营养支持、中心静脉插管有困难者，应选用外周静脉营养。如若使用全合一营养液，因内含有脂肪乳剂，不仅能够降低溶液渗透压，还具有保护血管内皮的作用。此外，长时间均匀慢速输注也能够减少对血管刺激。经研究发现，70% 以上患者周围静脉能够耐受短期常规能量与氨基酸密度的肠外营养配方全合一溶液，但时间不宜超过 10 天后。外周静脉营养的实施避免选用下肢静脉，尽量选择上肢静脉，可防止因活动减少下肢静脉血栓的形成，同时应避免选择跨越关节的静脉，防止导管弯曲移位等。

2. 中心静脉　适用于长期胃肠外营养支持治疗，通过穿刺或切开上、下腔静脉的大血管，向近心端插入导管，放置时导管头端应在上腔静脉起始处，如颈外静脉、颈内静脉、锁骨下静脉、股静脉、头静脉、大隐静脉等，上腔静脉内每分钟有 2～5L 的血液通过，即使快速滴注营养液，也可以被充分稀释，有效减少静脉炎的发生。

四、肠外营养的适应证和禁忌证

1. 肠外营养适应证

（1）营养不良。

（2）胃肠道功能障碍，如小肠疾病、免疫系统疾病。

（3）因疾病或治疗限制不能经胃肠道摄食或摄入不足。

（4）高分解代谢状态，如严重感染、烧伤、创伤或大手术。

（5）抗肿瘤治疗期间。

（6）肠外瘘在控制感染、充分和恰当的引流情况下，可减少胃肠液分泌及瘘的流量，改善营养状况。

（7）炎性肠道疾病　如克罗恩病、溃疡性结肠炎、肠结核，肠外营养是重要治疗手段，可缓解症状，改善营养，使肠道休息，有利于黏膜修复。

注意：有些患者虽有 PN 指征，当伴随严重水、电解质紊乱及凝血功能紊乱或休克时，应先纠正，待患者内环境稳定后再考虑 PN。

2. 肠外营养禁忌证

（1）胃肠功能正常者。

（2）不可治愈、无存活希望、临终或不可逆昏迷患者。

（3）心血管功能不全或严重代谢紊乱需要控制者。

五、肠外营养的并发症与护理要点

（一）肠外营养的并发症

1. 导管相关并发症

（1）机械性并发症　均与放置中心静脉导管有关。常见的有气胸、血胸、动脉损伤、神经损伤、胸导管损伤、空气或导管栓塞、静脉血栓形成等。发生后需拔除导管，治疗并发症，从其他静脉另行置管。

（2）感染性并发症　主要是导管性败血症，是 PN 时最常见、最严重的并发症。可因穿刺时未严格执行无菌技术、导管护理不当、营养液细菌污染、导管放置时间过长或患者存有感染病灶引起。无论是经处周静脉置入中心静脉导管（PICC）或静脉导管（CVC），在置管时均需严格无菌技术操作；应用绦纶套静脉导管将导管脓毒症的发生率由 18% 降低到

2.94%；隔日用浸有碘伏的敷料覆盖在导管口，延长杀菌时间，能有效预防导管脓毒症的发生；对橡皮胶布过敏者可使用透明敷料封闭置管口；输液管道每日更换，导管末端以肝素帽连接输液管，预防连接处污染；改用 3L 袋配制 TNA 可预防瓶装营养液在输注过程中空气污染；输注时拔管，预防连接处污染；输液完后用 0.1% 的肝素稀释液 1ml 封闭导管，防止导管堵塞；如发生导管感染或相关性感染，应及时拔管，并留取导管尖端血做培养，改用周围静脉营养。若血培养阳性，则应根据药敏试验选用抗生素。PICC 应选择弹性好的前臂静脉或颈外静脉，穿刺尽量一次成功，以防止血管损伤引起血栓性静脉炎的发生；妥善固定，防止管道脱出。经周围静脉营养要选择管径较细、质地较软的套管针，选择较粗的外周静脉穿刺，套管留置在血管内 14 天为宜，防止静脉炎的发生。如局部有红、肿、热、痛、感染等症状应立即拔除管套，给予消炎活血治疗。

（3）中心静脉导管拔除意外综合征　该并发症主要累及心、肺及中枢神经系统，出现难以解释的严重临床症状。预防的措施：在拔管前注意让患者取仰卧位或垂头仰卧位，当患者有脱水症状时应避免拔管，导管拔出时嘱患者屏住呼吸，同时注意夹闭导管腔或用手指压在拔管的皮肤切口上，但要避免过度按压或用力摩擦颈动脉，切口处涂抗生素软膏，并嘱患者静卧 30 分钟。

2. 代谢性并发症

（1）糖代谢紊乱

1）高血糖和高渗性昏迷　因快速大量输入葡萄糖所致。预防措施是在输注 4 小时后密切监测血糖水平。如发生高渗性昏迷，应立即停止葡萄糖输入，用低渗盐水（0.45）以 950ml/h 的速度输入以降低血渗透压，同时经静脉滴入胰岛素 10～20U/h。在纠正过程中要防止血糖下降太快而导致脑细胞水肿。

2）低血糖　突然中止 PN 液的输入，而血胰岛素仍处于较高水平，极易发生低血糖，故 PN 液输入突然中止应视为禁忌。不应利用同一静脉途径输血或输注其他不含糖类液体而停止 PN。对有糖代谢异常者，可用等渗葡萄糖液 500ml 作为过渡，然后完全停用 PN。

（2）氨基酸代谢紊乱　以水解蛋白为主要氮源时，易发生高血氨症或氮质血症。目前普遍使用结晶氨基酸液作为氮源，可有效减少其发生。

（3）脂肪代谢紊乱　接受 PN 治疗 3～6 周以上，若 PN 液中不含脂肪，则可能发生必需脂肪酸缺乏症。预防的最好方法是每天补充脂肪乳剂，至少每周输注脂肪乳剂 2 次。

（4）电解质及微量元素缺　乏实施 PN 时，电解质需要量增加，若不注意及时补充极易发生电解质缺乏症，低钾、低磷、低钙和低镁血症均可出现。微量元素最常见的是锌缺乏，其次为铜缺乏和铬缺乏。凡是长期行 PN 治疗者，应每天补充微量元素。

3. 肝胆系统并发症　PN 时易引起胆汁淤积性肝功能不全，原因很多，其中长期能量过高、肠内长期没有含脂肪食物通过是重要原因。可通过调整营养液用量和配方使其纠正。

4. 胃肠并发症　长期禁食及使用不含谷氨酰胺 PN 液，可破坏肠黏膜正常结构和功能，导致肠黏膜上皮绒毛萎缩、变稀，皱折变平，肠壁变薄，影响肠屏障功能，导致肠细菌易位，引起肠源性感染。在 PN 营养液中加入谷氨酰胺具有保护肠道黏膜屏障的作用。

（二）护理要点

1. 采用合理的输液滴速和输液量　临床上引发脂肪超载综合征的原因除了脂肪乳的不稳定外，还与脂肪乳输液过程中的滴速有关。脂肪乳黏滞度较高，故临床使用时输液滴速不易控制，滴速过快则易引发脂肪超载综合征。中华人民共和国药典临床用药须知规定：开始 15 分钟，20% 脂肪乳注射液滴速应为 0.5ml/min，10% 脂肪乳注射液滴速则为 1ml/min，之后 4～6 小时，10% 脂肪乳注射液输液量为 500ml，20% 脂肪乳注射液输液量为 250ml，每日总量按体重不超过 3g/kg。同时在营养液输注过程中，医护人员应进行相关指标的监测，发现不良反应时需及时停止输注，而一般只要及时停止输注，脂肪超载综合征的症状即可消退。

2. 保持导管通畅　在营养液输注过程中，药物的沉淀和脂肪的沉积都有可能导致导管堵塞。导管中的沉淀物主要是因营养液不稳定而产生的不溶性钙盐和脂肪乳剂，故每次输液完毕后可用 0.1% 肝素盐水封管，且下次输液前先用肝素盐水对导管进行冲洗，导管堵塞时则可直接用 10U/ml 的肝素盐水进行导管冲洗。

3. 专业的护理知识　肠外营养支持是一种新开展、较复杂的技术，故相关医护人员首先需经过专业的教育和培训，因为护理人员需对肠外营养支持实施的整个过程非常熟悉，才能熟练使用肠外营养相关器材。营养液的配置和静脉导管的穿刺置管均需采用无菌技术进行；穿插置管时，应选择合适患者的体位和插管部位，重视穿刺技术的熟练，避免穿刺所造成的机械性损伤；穿刺点周围要注意消毒，并在置管后用纱布或透明敷料进行保护，防止感染的发生；治疗过程中出现不良反应时应尽快采取正确的处理措施。

六、肠外营养实施的注意事项

（一）保持营养液稳定

为了减少因营养液不稳定而对患者造成的不良反应，除了营养液产品的生产厂家需改进生产工艺、提高产品质量外，还应在临床使用过程中采取各种措施保持营养液稳定。

1. 营养液配制　TNA 为各种物质的混合液，各种物质混合易产生各种物理、化学变化而使营养液不稳定。为获得稳定的全营养液，溶液配制时可先将水溶性物质（如电解质、微量元素、水溶性维生素、胰岛素）加入葡萄糖液中，氨基酸液和磷酸混合，脂溶性维生素加入脂肪乳中，并检查各混合液有无沉淀；然后将 3 种混合液分别经包装容器的 3 个输入口同时加入，加入时不断轻摇使之混匀，并检查有无沉淀生成。

配制好的营养液应在 24 小时内输注，如不能及时输注，要求保存于 4℃ 的冰箱内，但混合液不宜长时间保存，以免贮存温度影响其稳定性。

2. 与药物配伍　许多危重患者在输注肠外营养液的同时还需使用多种其他药物，而肠外营养液中的物质种类较多，易与其他不相容药物发生作用，从而产生沉淀。在临床护理工作中医护人员应合理安排静脉营养液与其他药物的输注顺序，避免将肠外营养液与不相容药物配伍。

（二）使用营养液专用输液器

具有一定滤除作用的营养液专用输液器可在一定程度上缓解营养液不稳定造成的临床隐患。

1. 营养液输液器过滤孔径　FDA 建议，输注含脂肪乳营养液时应使用 1.2μm 带排气孔过滤器，输注不含脂肪乳营养液时应使用 0.22μm 过滤器。但是临床使用时发现过滤器易被堵塞而往往采用较大孔径过滤器，因此中华医学会在考虑到我国过滤器发展技术后，同时推荐了 FDA 建议的 1.2μm 孔径过滤器和符合我国实际情况的 5.0μm 孔径过滤器。

2. 营养液输液器临床效果　营养液中大粒径微粒的存在对人体有害，而超过 5.0μm 的脂肪乳滴也会堵塞肺脉管系统而导致肺栓塞，故可以使用过滤孔径小于 5.0μm 的营养液输液器来降低微粒和脂肪乳滴带来的风险，缓解输液时患者的疼痛，预防或延缓静脉炎的发生，同时还可预防微沉淀物或结晶体进入体内。此外 1.2μm 过滤器不仅可减少脂肪乳中不易发现的脂肪聚集颗粒形成的危害，还可减少真菌感染机会。

本章小结

营养风险筛查与营养评价能够发现营养不良患者及营养不良的程度、以利于采用适当的肠内营养或肠外营养改变临床结局。

根据患者的实际情况选择不同的营养风险筛查方及恰当的营养评价指标，以了解患者的营养情况；再依据肠内营养或肠外营养的适应证及禁忌证，选择适宜的能促进患者康复的营养制剂和营养支持方法。在实施营养支持过程中，要注意观察病情及动态监测患者的营养状况，有效预防并发症的发生，并能够及时有效处理并发症。

目标检测

A1 型选择题

答题说明：每一道题有 ABCDE 5 个备选答案，只有 1 个正确答案，其余均为干扰答案。

1. 临床营养支持是指经口、胃肠道和以下哪一途径为患者提供较全面的营养素

    A. 静脉途径   B. 肠外途径   C. 肠内途径

    D. 造口途径   E. 以上均是

2. 肠内营养是经胃肠道提供代谢需要的营养物质及以下哪一项的营养支持方式

    A. 水   B. 无机盐   C. 其他各种营养素

    D. 维生素   E. 蛋白质

3. 肠内营养通路的选择取决于营养支持时间和

    A. 患者的生命体征   B. 医生习惯   C. 患者的年龄

    D. 胃肠道功能   E. 患者的喜好

4. 下面哪项属于肠内营养并发症中感染性并发症

    A. 鼻、咽部损伤   B. 吸入性肺炎   C. 脱水

    D. 倾倒综合征   E. 再喂养综合征

5. 下列不属于外科营养支持适应证的是

    A. 消化道广泛炎症性疾病   B. 胃肠道外瘘及短肠综合征

    C. 大手术围手术期营养   D. 胃肠道梗阻   E. 严重贫血

6. 肠外营养操作不当可发生

    A. 吸入性肺炎   B. 鳞状脱屑、脱发   C. 导管脓毒症

    D. 高渗性非酮性昏迷   E. 胆囊结石、胆泥淤滞

（彭南海 黄迎春）

第八章　消化系统疾病的膳食护理

第一节　胃　　炎

案例引导

临床案例　患者郭某，男，21岁，在校大学生，因反复发作上腹部疼痛两余年，近3天黑便，以"上消化道溃疡"入院。

个人史：近年来，每临期末考试，均无明显诱因地出现上腹部灼痛，晚间饥饿时加剧，进食可缓解，曾间断性在某门诊部以"胃溃疡"治疗，均口服抗酸药缓解而未做进一步治疗。无恶心、无呕血，伴轻微嗳气、反酸症状，食欲欠佳。个人史及家族史无特殊，否认有胆囊炎、肝炎病史。有吸烟、饮酒嗜好。

体格检查：神志清楚，查体合作。体温36.8℃，脉搏78次/分，呼吸16次/分，血压110/80mmHg，身高177cm，体重60kg，消瘦体型，皮肤巩膜无黄染，浅表淋巴结不大，心肺无异常，腹软，未见胃肠型及胃肠蠕动波，上腹稍偏右有轻度压痛、无反跳痛及肌紧张，肝脾未触及，移动性浊音（－），肠鸣音正常，四肢关节无特殊。

辅助检查：大便OB（＋），血红蛋白88g/L，白蛋白30g/L，前白蛋白0.22g/L，红细胞$4.2×10^{12}$/L，血细胞比容38.2%，白细胞$12.6×10^9$/L，血小板$210×10^9$/L。

胃镜检查：十二指肠球部小弯偏前壁可见一处大小约0.6cm×0.4cm的溃疡，溃疡底附白苔，周围黏膜充血水肿，查HP（－）。

卧床休息并给予抑制胃酸分泌和保护黏膜等综合治疗后，疼痛缓解，出院时上述症状未见再发。

诊断　十二指肠球部溃疡，HP（－）。

提问　根据现有资料，请回答：

　　1. 如何评估该患者营养状况？

　　2. 请给出该患者的营养治疗与膳食护理要点。

一、概述

胃炎（gastritis）是胃黏膜的炎性变化，为常见消化系统疾病之一，一般分为急性胃炎和慢性胃炎。

（一）急性胃炎

急性胃炎是胃黏膜受刺激所产生的炎症反应，这些不良刺激包括：大量饮用浓茶、浓咖啡、高浓度白酒、食物过热、过冷、过粗等；幽门螺杆菌、病毒及寄生虫等感染或其毒素作用；不合理服用非甾体抗炎药（如阿司匹林、吲哚美辛等）、铁剂、氯化钾口服液等；大手术、大面积烧伤、休克等急性应激反应；也可见于食物过敏，等等，病因复杂。一般起病急、症状轻重不一，包括食欲减退、上腹疼痛、胀满不适、恶心、呕吐，严重者可发热、呕血、黑便、脱水、酸中毒以及休克等；病理表现主要有胃黏膜充血、水肿、糜烂、出血等，可局限于胃窦、胃体，或弥漫分布于全胃，但损害多为黏膜的浅表层。多数患者，去除病因，经适当治疗，病程较短、很快痊愈，较少出现营养不良症状。

（二）漫性胃炎

慢性胃炎可分为慢性浅表性胃炎和慢性萎缩性胃炎两类，常见病因有：幽门螺杆菌感染、烟酒不良刺激、长期饮用浓咖啡和浓茶等因素。

1. 慢性浅表性胃炎 多为胃窦部的黏膜病变，如炎性细胞浸润、充血、水肿、糜烂、出血及腺体增生等。

2. 慢性萎缩性胃炎 主要是胃黏膜的萎缩性变化，表现为胃腺萎缩、减少，黏膜结构紊乱或变薄等，致使胃酸分泌减少，而引起消化不良和贫血等临床表现。慢性胃炎患者多食欲差或厌食，进食受限，加之消化吸收功能受影响且病程较长，常出现能量不足和慢性营养不良，表现为消瘦、机体抵抗力降低，还可伴有维生素和微量元素缺乏。

二、营养治疗

（一）急性胃炎

1. 营养治疗目标 防止胃黏膜进一步损害，避免黏膜出血等并发症，纠正机体水与电解质代谢紊乱，合理膳食，适宜的能量和营养素，促进胃黏膜功能修复，尽早恢复正常饮食。

2. 营养治疗原则

（1）消除病因，停用或减少对胃黏膜有化学性、物理性刺激的食物，有溃疡倾向者减少刺激胃酸分泌食物。

（2）必要时禁食24～48小时，减轻胃的负担，让胃充分休息，特别是处于频繁呕吐和剧烈腹痛期间需禁食、禁水。

（3）足量饮水，以盐糖水为主，补充钾、钠，以纠正呕吐所致的电解质紊乱，同时加速毒物排泄。

（4）高能量、优质蛋白，丰富微量营养素，从少量清流食、少渣半流质开始并逐渐增加食量和内容物，以促进胃黏膜修复。注意需在呕吐和腹痛等症状缓解后才进行。但仍禁止高脂肪、巧克力、蔗糖等食物和烟酒，因其可以刺激胆囊收缩素分泌，导致食管下端括约肌松弛、胃和十二指肠压力差颠倒，造成十二指肠内容物反流，进一步损伤胃黏膜。

（5）饮食清淡，少食多餐，可每日5～6餐。禁刺激、粗糙、油腻、生冷等食物。

（二）慢性胃炎

1. 营养治疗目标 消除病因，减少摄入对胃黏膜有化学性和物理性刺激的食物。同时根据不同的病程和症状，提供适宜的能量和营养素，维持合理营养水平，促进胃黏膜的修复，最终恢复正常胃功能。

2. 营养治疗原则

（1）充足的能量　胃炎的慢性发生发展过程中，胃壁腺体及黏膜的结构和功能进一步被破坏，消化功能逐步变差，加之饱腹后的不适和疼痛，常导致患者进食受限，能量不足，蛋白低下、贫血，体重减轻。应给予充足的能量，以碳水化合物为主，供热比为60%～70%，脂肪类摄入量适当控制，供热比为20%～25%。

（2）优质蛋白质　因黏膜需要修复及贫血、低体重等营养不良表现，部分患者胃部出血等原因，需要及时补充蛋白质，以肉、鱼、蛋、奶等富含优质蛋白的食物为主。

（3）补充矿物质及维生素　病情迁延不愈的部分家族遗传性患者，易出现恶性贫血，应补充维生素B_{12}和叶酸，其他B族维生素如维生素B_1、维生素B_2、维生素B_6、β-胡萝卜素、维生素C、维生素E，以及锌、硒等抗氧化营养素均有利于胃黏膜修复。宜适当摄入动物内脏和瘦肉类，多吃新鲜蔬菜和水果。

（4）少量多餐，定时定量，饮食规律　忌暴饮暴食，每餐不过饱，餐次之间可用少量苏打饼干、牛奶等零食充饥。建议每日5～6餐，尽量减少胃部的负担，并细嚼慢咽，让食物完全磨碎并与胃液充分混合，充分发挥唾液的功能并使唾液中消化酶进入胃内后中和胃酸而降低胃酸浓度。晚餐少吃且不宜立即就寝，防止胆汁和胰腺的反流对胃黏膜屏障的进一步破坏。

（5）饮食清淡少油腻，细软碎烂，易消化，多饮水　食物需切碎制软，或成泥状，采用低膳食纤维、易消化、少刺激的温和饮食，尽量减少对胃黏膜的刺激，并稠稀搭配，让胃部充分休息。并尽可能促进食欲，提供平衡营养膳食。

三、膳食护理

（一）健康教育并制订营养方案

1. 加强健康教育和心理辅导　指导患者积极配合病因治疗。例如，端正日常饮食行为，改变饮浓茶、浓咖啡的习惯，禁饮高度白酒，饮食规律、清洁卫生；注意合理用药，避免使用对胃黏膜有强烈刺激或损伤的氯化钾口服液、铁剂、阿司匹林等药物，即使治病必需，也尽量采用其他类型药物替代；有幽门螺杆菌感染者，鼓励其坚持长期、规律性的药物根除治疗。特别应加强的是对慢性胃炎患者的心理辅导，指导其积极克服对进食后胃部饱胀不适、疼痛等存在的恐惧，确保最基本的平衡饮食。

2. 配合临床治疗，制订合理的饮食治疗方案　急性胃炎的早期应禁止饮食，病情缓解后饮食以清淡为主，恢复期逐渐增加食量，但仍需采用低脂肪、低纤维的温和饮食。对慢性胃炎患者，应依据病情不同阶段，给予个性化的饮食指导，例如，慢性胃炎的发作期饮食以清流质和低脂少渣半流质为主；病情稳定，特别是恢复期，应从软食逐渐过渡到普食，膳食量逐渐加大的同时可增加鱼、瘦肉、鸡蛋、牛奶等优质蛋白的摄入，以保障营养平衡供给，促进病情恢复，并注意膳食细软，清淡，温和，少刺激，以蒸、煮、氽、焖等烹调方式为主。

（二）食物选择

1. 宜用食物　急性胃炎的病情缓解早期，以新鲜果汁、米汤、藕粉、清菜汤等清流质为主，待症状逐步稳定，可给予米粥、面条、馄饨等半流质和软食，饮食清淡，少脂少渣。而对于慢性浅表性胃炎，一般胃酸分泌过多，应避免食用浓肉汤、鸡汤和过多摄入肥牛（羊）肉、猪肉、带皮禽肉、金枪鱼、牡蛎、比目鱼、奶酪等强成酸性、刺激胃酸分泌的高蛋白食物，宜选用烤面包干、碱味馒头干、面条、馄饨、水饺、菜泥等，以中和胃酸；牛奶在胃内初期可有缓冲胃酸作用，消化后反而刺激胃酸分泌，但因其含有易消化吸收的优质蛋白，仍建议适当摄入。慢性萎缩性胃炎，一般胃酸分泌过少，则可适当食用去油肉汤、糖醋鱼等高蛋白、低脂肪食物，以及鲜柠檬、鲜桔橙、西红柿等酸性果汁，以达到刺激胃酸分泌的目的，但不提倡摄入醋类酸性饮食。可指导患者开展中医治疗，例如，配制含猴头菇、当归等有益气、补血养胃功效的药膳进行饮食治疗。

2. 忌（少）用食物 禁牛奶、豆浆、蜂蜜、水果糖、蔗糖、蒜苗、花生、核桃、碳酸汽水、可乐、汽酒等易产酸、产气的食品；禁炸糕、油饼、玉米饼、糯米年糕、含筋的肉类、芹菜、韭菜、笋干、豌豆、蚕豆、甘蓝、干紫菜、口蘑、石榴、红果干、干枣、鸭广梨等生冷、坚硬、粗糙、不易消化或含纤维较多的食品。禁胡椒粉、辣椒、咖喱、芥末、咖啡、浓茶、啤酒、高浓度白酒等强烈刺激胃黏膜的调味品或含乙醇饮料；忌用油煎油炸、腌熏腊酱制品。

3. 胃炎食谱举例，见表 8 – 1 至表 8 – 4。

表 8 – 1　急性胃炎清流质膳食举例

餐次	食物及用量
早餐	米汤（粳米 25g）
加餐	冲藕粉（藕粉 25g）
中餐	蒸蛋羹（鸡蛋 50g）
加餐	杏仁茶（200ml）
晚餐	豆腐蛋花汤（南豆腐 100g、鸡蛋白 20g）
加餐	面汤（龙须面 25g）

注：全日加烹调油 10g，蛋白质 19.5g、脂肪 7.4g、糖类 50.8g，总热量 1454kJ（347.5kcal）

表 8 – 2　急性胃炎低脂少渣半流质膳食举例

餐次	食物及用量
早餐	白米粥（粳米 50g）、蒸蛋羹（鸡蛋 50g）
加餐	鲜牛奶（220ml）
中餐	龙须面（碎嫩小白菜叶 100g、龙须面 100g、鸡胸脯肉 50g）
加餐	杏仁茶（220ml）
晚餐	二米粥（粳米 25g、小米 25g）、瘦肉冬瓜汤（猪瘦肉 50g、冬瓜 100g）
加餐	馄饨（面粉 100g、猪瘦肉 50g）

注：全日加烹调油 10g，蛋白质 72.5g、脂肪 23.9g、糖类 248.3g，总热量 6268kJ（1498kcal）

表 8 – 3　慢性浅表性胃炎食谱举例

餐次	食物及用量
早餐	牛奶（220ml）、煮鸡蛋（鸡蛋 50g）、面包（100g）
加餐	杏仁茶（220ml）
中餐	软米饭（粳米 100g）、冬瓜焖肉（冬瓜 100g、猪瘦肉 50g）
加餐	南瓜泥（南瓜 100g）、烤面包片（100g）
晚餐	烩鱼丸（鱼肉 80g、生粉 15g）、西葫芦面条（西葫芦 100g、挂面 100g）
加餐	奶茶（220ml）、苏打饼干（50g）

注：全日加烹调油 10g，蛋白质 86.2g、脂肪 44.3g、糖类 317.0g，总热量 8414kJ（2011kcal）

表 8 – 4　慢性萎缩性胃炎食谱举例

餐次	食物及用量
早餐	花卷或馒头（面粉 100g）、三鲜汤（瘦肉 50g、海参 50g、南豆腐 100g）
加餐	猕猴桃（100g）、饼干（50g）
中餐	西红柿炒鸡蛋（西红柿 100g、鸡蛋 50g）、排骨汤（排骨 150g）、软米饭（粳米 100g）
加餐	鲜果汁（200ml）、饼干（50g）
晚餐	香菇炖鸡（香菇 50g、鸡肉 100g）、醋熘小白菜（小白菜 100g）
加餐	红枣粥（去核红枣 50g、粳米 25g）

注：全日加烹调油 20g，蛋白质 89.2g、脂肪 66.3g、糖类 321.9g，总热量 9376kJ（2241kcal）

第二节 消化性溃疡

一、概述

消化性溃疡（peptic ulcer）是各类复杂因素对胃、十二指肠黏膜的侵袭作用与其黏膜自身的防御–修复因素之间失去平衡而导致的一种黏膜缺损超过肌层的疾病。这些具有侵袭作用的因素以胃酸、胃蛋白酶分泌紊乱、幽门螺杆菌感染较为常见，也包括病毒感染、服用非甾体抗炎药、食用刺激性食物、嗜好烟酒，饮食无规律、暴饮暴食，以及神经紧张、应激等因素。

溃疡的发生可涉及食管、胃、十二指肠和空肠等部位，但以胃小弯及十二指肠近端溃疡较常见。患者可表现反酸、嗳气、上腹部疼痛、胃部灼热感、食欲差等症状外，可出现出血、穿孔、幽门梗阻等并发症，使病情更加复杂，常伴有低蛋白血症、贫血及 B 族维生素缺乏等表现，且体重减轻。

二、营养治疗

（一）营养治疗目标

去除病因，抑制或减少胃酸分泌，维持胃肠黏膜自身的防御能力，减轻或解除症状，并提供合理营养，促进溃疡面及早修复，避免并发症，预防溃疡复发。

（二）营养治疗原则

1. 充足能量　食欲差、疼痛等原因，特别是胃溃疡饱腹后易诱发胃部不适，导致患者进食障碍，长期能量摄食不足，可出现营养不良和消瘦。糖类既不抑制，也不促进胃酸分泌，故碳水化合物可作为能量的主要来源，供热比可提高至 70%，但不宜选用蔗糖等精制糖类，应以馒头、面条、软饭、发糕、苏打饼干等复合糖类和成碱性食物为主。脂类食物对胃酸分泌有一定抑制作用，但过多脂肪可促进胆囊收缩抑制胃肠蠕动反而加重胃酸分泌，每日脂肪 $60 \sim 70g$，以肉类、植物油脂为主。

2. 适宜蛋白质　蛋白质的消化产物多肽及氨基酸能刺激胃酸分泌，加重黏膜损害，但溃疡愈合又需要蛋白大量补充，特别是慢性患者长期处于负氮平衡，低蛋白血症、消瘦较常见，故蛋白质摄入不能简单限制，应满足基本需要数量并以优质蛋白为主，可按 $0.8 \sim 1.0g/(kg \cdot d)$ 补充，或供热比为 $10\% \sim 12\%$，并合理分配于三餐。例如鱼类、鸡肉、瘦肉、豆腐等富含蛋白、易消化食物为主。牛奶曾用作临床上治疗消化溃疡的常规治疗方法之一，虽然其消化产物可刺激胃酸分泌，但胃内初期有中和胃酸作用，并且其蛋白质氨基酸模式较好，有利于溃疡修复，总体上利大于弊。

3. 补充矿物质和维生素　患者食欲差，摄入食物品种不丰富，数量也受限，微量营养素常难以满足。例如，补充铁、锌、钙、维生素 E、维生素 C 等有利于溃疡创面的修复愈合，此外，有些溃疡治疗药物可能影响维生素 B_{12} 和维生素 D 的吸收利用，也应适当补充。患者有呕吐或急性发作期出血等情况下注意钾、钠等电解质和水的平衡，一般情况下保持正常摄入量即可，因钠与胃酸分泌、体内水潴留等有关，应避免过多钠盐。可采用复合微量营养素补充剂，但注意部分患者可能对某些补充制剂市售产品中的铁剂成分敏感而产生胃部不适，故应以食物补充为主。如猪肝泥、瘦肉泥、蒸鱼肉、牛奶等含优质蛋白的动物食物；新鲜蔬菜以嫩叶、冬瓜、茄子泥为主，水果可选用熟透、含不可溶性纤维少的苹果、水蜜桃或蒸熟捣泥为主。

4. 并发出血、幽门梗阻患者的饮食 当出血量大于 60ml 或有呕吐、幽门梗阻时，应暂禁食，减少胃酸、胃蛋白酶的分泌，减少胃肠蠕动。一旦出血得到控制，可进食冷牛奶或微温的清流质饮食，如米汤、藕粉、豆浆、去油鸡汤和鱼汤等，少量多餐，每日 6～7 次，每次 100～150ml。避免滚烫等温度过高食物引起黏膜再次出血。出血停止后，可改为少渣半流质饮食，选用鱼羹、肉末蛋羹、米粥、蛋花挂面等。病情稳定、症状基本消失后，可采用鱼丸、肉丸、虾丸、馄饨、饺子、菜泥等低脂肪少纤维的温和膳食，并增加食量逐步恢复到普食。主食可用面包干、烤馒头片、大米粥、馒头、小笼包子等，并应给予瘦肉、猪肝等富含优质蛋白、富含铁的食物，改善贫血症状。蔬菜可选用含纤维少的菜泥、冬瓜、去籽西红柿等。

三、膳食护理

（一）健康教育

1. 开展健康教育和心理辅导 细心与患者沟通，了解其用药情况并指导合理用药，帮助其纠正暴饮暴食、喜辛辣刺激等不良饮食习惯，停用非甾体类药物，并鼓励患者正确对待生活压力，保持心情愉快。

2. 加强营养教育，指导合理饮食 食物清淡、易消化，三餐规律，定时定量，不过饥过饱，细嚼慢咽，并创造愉悦进餐环境，防止破坏胃酸分泌规律。胃溃疡患者可以少量多餐，如三餐加两点（胃病 5 次饭）；十二指肠溃疡患者可在饥饿疼痛发作时补充些苏打饼干、干酵母片等零食。

3. 开展营养评估 密切观察患者的病情和营养状况变化，及时发现体重减少、贫血等情况，对患者营养治疗方案提出合理调整意见。可推荐患者适度开展当归、红枣、海参等药膳治疗。

（二）食物选择

1. 宜用食物 溃疡患者多为慢性长期过程，从营养平衡角度出发，其食物的种类不必过分限制，但应切碎切细、柔软，烹调方法以蒸、水煮、氽、烩、焖、炖为主。

2. 忌（少）用食物 不宜油煎油炸、偏硬偏生、过热过冷等；避免咖啡、浓茶、巧克力、可乐饮料、汽水、烟酒等刺激胃酸分泌的食物以及辣椒、芥末、咖喱、黑胡椒等辛辣调味品。富含膳食纤维食物如水果、瓜类，虽对溃疡面有机械性刺激，但有利食物在口腔多咀嚼，促进唾液分泌而中和胃酸，故可适当摄入，但红薯、竹笋、芹菜、芥兰等含不溶性粗纤维过多的食物最好不要选用。

3. 消化性溃疡食谱举例 消化性溃疡食谱见表 8-5 及表 8-6。

表 8-5 消化性溃疡急性发作期流质膳食举例

餐次	食物及用量
早餐	米汤（粳米 50g）
加餐	菜汁（200ml）
中餐	蒸蛋羹（鸡蛋 50g）
加餐	豆腐脑（100g）
晚餐	冷牛奶（200ml）
加餐	藕粉（50g）

注：全日加烹调油 10g，蛋白质 21.1g、脂肪 11.0g、糖类 148.3g，总热量 3100kJ（741kcal）

表 8-6 消化性溃疡过渡期和少纤维膳食举例

餐次	食物及用量
早餐	红枣粥（红枣 30g、粳米 50g）、西红柿蛋花汤（去皮西红柿 100g、南豆腐 80g）
加餐	瘦肉米粉汤（猪瘦肉 50g、粉丝 25g）

餐次	食物及用量
中餐	冬瓜肉末挂面（冬瓜80g、猪瘦肉50g、挂面50g）
加餐	银耳羹（银耳30g）、蒸蛋糕（50g）
晚餐	白米粥（粳米50g）、馄饨（瘦肉50g、面粉100g）
加餐	苏打饼干（35g）、牛奶（200ml）

注：全日加烹调油10g，蛋白质65.2g、脂肪54.4g、糖类262.5g，总热量7531kJ（1800kcal）

第三节 胆石症与胆囊炎

一、概述

胆石症（cholelithiasis）和胆囊炎（cholecystitis）是胆管系统最常见疾病，两者可同时存在或互为因果。胆囊炎多是因胆囊内结石和细菌感染引起的非特异性炎症，常因胆道阻塞或者胆道蛔虫而导致。胆石症是指胆管系统（包括胆囊和胆管）有结石形成的疾病，其结石可分为胆红素结石、胆固醇结石或混合型结石；与不良饮食习惯、膳食结构、胆固醇代谢、胆管感染、胆汁淤积以及某些遗传因素等有关。胆石症和胆囊炎均可在饱餐和高脂肪饮食、过度疲劳、精神刺激等因素下急性发作，患者往往有恶心、呕吐、腹胀、右上腹部绞痛或隐痛、厌食等表现，严重者可并发休克、穿孔、胆汁性腹膜炎等，常需手术治疗。

二、营养治疗

（一）营养治疗目标

去除病因，限制脂肪和胆固醇的摄入，纠正胆汁代谢紊乱，减少结石形成和防止细菌感染，并减轻疼痛；改善膳食结构，提供适宜的能量和优质蛋白质，促进胆管修复，恢复肝细胞功能。

（二）营养治疗原则

1. 适量的能量 超重和肥胖者，脂代谢紊乱，肝脏合成内源性胆固醇增加，胆石症发病率比正常人高，应适当控制能量，以满足生理需求为限，一般每日供给7531～8368kJ（1800～2000kcal），以控制理想体重为标准。消瘦患者可略增加5%的能量摄入，特别是急性发作期，围外手术期可静脉补充能量。

2. 限制脂肪和胆固醇 严格限制动物脂肪，可减少胆囊收缩素的分泌和胆囊收缩以缓解胆囊疼痛。脂肪限制在20～25g/d，以植物油为主，如大豆油，红花油，其所富含的必需脂肪酸还可有利于胆汁代谢排泄，但应避免一餐摄入过多。对胆囊切除手术后的患者，应采用低脂肪膳食。限制胆固醇含量高的食物，以减轻胆固醇代谢负担，降低其胆汁中浓度，减少胆囊结石形成机会。每日胆固醇摄入量应控制在300mg以内，若合并重度高胆固醇血症，应限制在每日200mg以下。少食动物内脏、肥肉、鱼卵、蛋黄及猪油炒饭和煎炸食品。

3. 充足的优质蛋白质 多数胆道和肝功能同时受损，优质蛋白质可有效维持机体的氮平衡，促进胆道组织和肝细胞修复，同时增强免疫力。但是，蛋白质食物可增加胆汁分泌，故总量不宜过多，1.0～1.2g/（kg·d）或50～70g/d为宜，胆囊炎静止期可及时提高至80～100g/d。应以低脂高蛋白动物食物为主，如鱼肉、瘦肉、兔肉、蛋清、低脂牛奶等；坚果、鱼虾、特别是大豆及其豆制品，富含预防胆结石形成的磷脂类营养成分，可适当多食用。

4. 适量碳水化合物 碳水化合物摄入过多易导致肥胖，尤其合并高血压、高脂血症、动脉硬化者，更应控制摄入量。大量单糖和蔗糖等精制糖类会增加胰岛素分泌，加速胆固醇积累并抑制肝脏分泌胆汁酸，造成胆固醇与脂肪酸的代谢池变小，胆汁内固醇、磷脂、胆盐之间比例失调，促进结石形成。而适量的碳水化合物可同时具有补充能量、节氮、增加肝糖原、保护肝细胞等作用。每日摄入量为 300～350g，不可过量，以免引起腹胀，并以复合糖类为主。

5. 丰富的维生素和矿物质 维生素 K 可缓解胆管痉挛以及胆石症引起的疼痛。维生素 C 有助于将胆固醇转化为胆汁酸，同时有利于提高机体免疫力。维生素 A 有助于防止胆石形成和胆管上皮生长修复。另外，丰富的 B 族维生素、维生素 E 及钙、铁、钾等矿物质均有利于病变组织修复。

6. 丰富的膳食纤维及大量饮水 膳食纤维促进肠蠕动，减少胆固醇吸收，并与胆汁酸结合，增加胆固醇在胆汁中的溶解度，抑制胆石形成，防止胆囊炎发作。多摄入新鲜蔬菜、水果和菌类，烹饪时尽量切碎煮软，使食物纤维软化，如蔬菜选嫩叶为主，苹果可事先蒸熟，香蕉选熟透的。充分补充液体可以稀释胆汁、加快胆汁排泄，促进胆道疾病的恢复。

7. 饮食规律且清淡易消化及注意卫生 不暴饮暴食，特别是少食用高蛋白高脂肪、甜品等食物，以减轻消化道的负担，减少对胆囊的不良刺激。不过饥过饱，特别注意按时早餐，避免胆汁分泌紊乱。同时注意食材洁净卫生，防止寄生虫感染。少食多餐、每日可安排 5～7 餐，荤素搭配、粗细混合，如香菇瘦肉汤、二米粥等。烹调方法多采用蒸、炖、煮、氽、烩，忌用油煎、炸、炒等。每日的饮水量以 1200～1800ml 为宜。

三、膳食护理

（一）健康教育并制订营养方案

1. 加强健康教育和营养指导 对患者进行健康教育，引导其平时注意体育锻炼，戒烟酒，不暴饮暴食，少油煎炸食品，三餐规律，饥饱得当，养成良好的饮食习惯。

2. 制订合理饮食，及时调整营养治疗方案 高糖类高脂肪低蛋白低纤维的膳食结构与结石形成密切相关，并影响治疗转归，应指导患者以低脂肪高蛋白饮食为主；依据急性发作期、病情静止期、围术期等病情不同阶段的治疗进展和病情变化，耐心与患者沟通解释，及时调整其饮食治疗方案。①手术前营养：急性发作时恶心、呕吐、疼痛、厌食，应暂时禁食，给胆囊充分休息，以静脉营养为主；症状缓解或症状较轻的病例，采用低脂肪优质蛋白高维生素饮食，以清流质为主，如米汤、藕粉、果汁；术前 12 小时禁食。②术后营养：术后禁食 24 小时，采用静脉营养，补充糖类、电解质、维生素和水分。肠麻痹解除后，可及早开始经口进食，从少量米汤、果汁开始尝试，并逐渐增加进食量和进食频次，以低脂肪清流质为主，如面汤、米粥、杏仁茶、果汁等；逐步过渡到低脂肪半流质饮食，如稀饭、馒头、面条、二米粥、豆制品和低脂肪少渣软饭；最终恢复普食。

（二）食物的选择

1. 宜用食物 多选用粗杂粮；宜富含 B 族维生素、优质蛋白质的瘦肉、鸡蛋、鱼肉、瘦肉、兔肉、豆类及其制品；多摄入新鲜蔬菜水果如胡萝卜、茄子、西红柿、菜花、橘子、番石榴、苹果、西红柿以及木耳、海带、香菇等富含维生素 C、维生素 A、维生素 E 等降脂类食物。

2. 忌（少）用食物 禁用高脂肪食物，如奶油、肥肉及油腻、煎炸类，并限制烹饪的用油量。禁用高胆固醇食物，如动物脑、肝肾、蛋黄、鱼子酱、蟹黄、黄油、奶油类。少用刺激性食物和调味品，如辣椒、胡椒、咖喱、芥末、浓咖啡和浓茶等。不宜进食过酸食物，如山楂、杨梅、食用醋等，以免诱发胆绞痛。限制胀气类食物，如蒜苗、蜂蜜、莲子、生萝卜、精制糖（葡萄糖、砂糖等）等。

3. 胆囊炎食谱举例 胆囊炎低脂半流质膳食见表8-7。

表8-7 胆囊炎低脂半流质膳食举例

餐次	食物及用量
早餐	煮水蛋（去蛋黄鸡蛋50g）、瘦肉粉丝汤（猪瘦肉50g、粉丝25g）
加餐	水蜜桃（200g）
中餐	香菇肉片汤（香菇50g、猪瘦肉50g）、二米粥（粳米25g、小米25g）
加餐	银耳羹（银耳50g）、甜豆浆（200g）
晚餐	清蒸秋葵（秋葵100g）、芹菜肉馅饺子（猪瘦肉50g、面粉100g）
加餐	白米粥（粳米50g）

注：全日加烹调油10g，蛋白质64.7g、脂肪35.8g、糖类243.0g，总热量6498kJ（1553kcal）

第四节 脂 肪 肝

一、概述

脂肪肝（fatty liver）是以肝细胞内脂类过度蓄积为特征的一种病变，严格意义上是一种临床表现而非独立性疾病。肝脏内正常含有5%～10%脂肪，以三酰甘油为主，也包括磷脂、糖脂或固醇脂等，但若超过肝重30%以上，属于早期或轻度的脂肪肝，但长期脂肪蓄积过多，肝功能受损，肝细胞发生纤维化等质变，可成为肝硬化，甚至肝癌的发病原因之一。脂肪肝的形成与膳食结构、饮食习惯等关系密切，随着我国居民物质生活水平提高，发病率逐年增高且逐渐年轻化，成为严重威胁公众健康的因素之一。若早期诊断，改变不良生活方式，加强体育锻炼并及时治疗，脂肪肝是可逆的。

二、营养治疗

（一）营养治疗目标

改变食物过于精细、肥腻以及暴饮暴食、酗酒和不吃早餐等不良饮食习惯，增加蔬菜、水果以及优质蛋白的摄入比例，建立起营养均衡的膳食结构，纠正营养不良，控制能量，并加强运动，降低肝内脂肪的蓄积量，防止脂肪肝进一步发展和恶化，及早恢复肝功能。

（二）营养治疗原则

1. 控制能量 超重或肥胖者发生脂肪肝约占半数，因其血液中游离脂肪酸过多，超过肝脏运输代谢能力，应适当控制热量摄入，可按照83.68～104.6kJ/（kg·d）供给，逐渐恢复标准体重。过度节食、厌食、不吃早餐或因肠道吸收障碍等所致营养不良、体重低下的人群也常见脂肪肝，因其能量不足，蛋白缺乏，脂肪动员增加，但同时磷脂合成障碍，脂蛋白生成不足，肝脏对游离脂肪酸的清除能力下降，应保证适量碳水化合物摄入，同时提供优质蛋白质，以促进氮储留，减少糖异生。体重正常或处于恢复期患者，可按照83.68～146.4kJ/（kg·d）供给。

2. 适当控制脂肪和胆固醇 患者脂肪代谢紊乱，脂肪的摄入量按照0.5～0.8g/（kg·d）或40～50g/d为宜。过量的脂肪易在肝中蓄积，但适量的脂肪摄入，可抑制肝内合成脂肪酸，多选用植物油脂，如大豆油、玉米油、麦胚油等，其富含的必需脂肪酸还可参与磷脂合成，加速肝内脂肪清除。禁忌猪油、奶油、动物内脏等高胆固醇食物，胆固醇摄入小于300mg/d。

3. 限制碳水化合物 过多摄入糖类，过剩热量可转变为脂肪，而适度限制碳水化合物的摄入可减少肝内二碳基团的供应，减少胰岛素的分泌，减少肝内脂肪的生成。食物应粗细粮搭配并以粗粮、全麦片等粮谷类为主，限制或不吃精制糖类、蜂蜜、含糖饮料、甜糕点等。

应少量或禁止饮酒,因乙醇加重肝脏代谢负担,同时酒精及其肝内代谢产物乙醛可直接刺激、损害肝细胞;长期酗酒者,肝脏的物质代谢、解毒等功能受损,易导致酒精性脂肪肝。

4. 充足蛋白质 蛋白质消化分解产物提供蛋氨酸、苏氨酸、赖氨酸、胱氨酸等抗脂肪肝作用的氨基酸,蛋氨酸提供甲基合成卵磷酯的重要组成成分胆碱,后者有利于肝脏清除脂肪,防止脂肪浸润,有利于肝细胞的修复和再生。富含蛋氨酸的食物,有干酸奶、干奶酪、虾米、海米、小米、莜麦、芝麻、油菜、紫菜、花粉、腐竹等。此外,富含蛋白质食物的特殊动力作用较强,可促进新陈代谢,有利于减轻体重。故脂肪肝患者应以高蛋白饮食为主,每日供给量以 $1.5 \sim 1.8 \mathrm{g/kg}$ 为宜,且以优质蛋白质为主。若肝功能异常,应减少畜禽肉类摄入,以豆类及其制品为主,防止血氨增高。

5. 补充维生素、矿物质和膳食纤维及多饮水 B 族维生素和抗氧化营养素可调节物质代谢,抵抗毒素,有保护肝细胞的作用。丰富的膳食纤维和足量饮水有利于减少胆固醇和促进胰岛素分解糖类,有降低血脂、调节血糖的作用并促进代谢废物的排出。应选用富含维生素 B_1、维生素 B_2、烟酸、维生素 B_6、叶酸、维生素 B_{12}、胆碱、维生素 C、维生素 E、肌醇以及富含钾、锌、镁、硒的食物,如豆类、粗粮、海带、山楂、木耳、菇类、藻类、芹菜、竹笋、魔芋、苹果等。

三、膳食护理

(一)健康教育

1. 加强健康教育和营养教育 鼓励患者改变不良生活方式,多开展中等耐力有氧运动,减轻体重;纠正不良的饮食习惯,三餐有规律,定时定量,早餐质量要好,饮食清淡,少油腻甜食及油炸快餐,改变夜宵习惯,戒酒;不提倡营养不平衡的节食减肥方法。

2. 加强平衡膳食指导 帮助患者从膳食结构调整做起,防治结合。动物和植物性食物均衡摄取,适当控制能量,食物多样化,且富含优质蛋白质和膳食纤维,荤素搭配、粗杂细粮搭配,清淡少盐,多摄入降脂食物。

3. 监测病情及开展营养评估 密切监测患者的病情和营养状况,加强与营养师和患者的沟通,及时调整患者的饮食方案。

(二)食物的选择

1. 宜用食物 富含低脂优质蛋白的食物,如瘦肉、鱼类、奶及其制品、豆类及其制品;富含维生素、膳食纤维的新鲜蔬菜和水果,如芹菜、竹笋、芥兰、莴笋、丝瓜、橘子、苹果、生香蕉等。碱性发酵食物类,如馒头、包子、烤面包干等。降血脂类食物,如海带、木耳、香菇、山楂等,还可以适量饮用乌龙茶和龙井茶。

2. 忌(少)用食物 忌食高胆固醇食物,如猪脑、猪肾、鸡皮、鱼子酱、蛋黄、奶油、猪油、牛油等;忌辛辣、刺激性调味品,如葱、姜、蒜、辣椒、芥末、胡椒、咖喱等;少用肉汤、鸡汤、鱼汤,避免发生高尿酸血症;少食含精制糖食物类,如甜点、含糖饮料、巧克力等;少用含过多添加剂加工的食品;禁烟酒。

3. 脂肪肝食谱举例 脂肪肝食谱见表8-8。

表8-8 脂肪肝食谱举例

餐次	食物及用量
早餐	魔芋豆腐(魔芋粉100g)、凉拌香菇丝(香菇100g)、粗粮粥(荞麦粉50g、燕麦粉50g)
中餐	芹菜香干(芹菜150g、香干100g)、木耳肉片(鲜木耳100g、猪瘦肉50g)、红薯米饭(红薯150g、粳米50g)
晚餐	山楂肉片(山楂50g、猪瘦肉50g)、苦瓜牛肉(苦瓜100g、牛肉80g)、大米饭(粳米150g)

注:全日加烹调油20g,蛋白质88.0g、脂肪47.8g、糖类348.3g,总热量9100kJ(2175kcal)

第五节 肝 硬 化

一、概述

肝硬化（cirrhosis of liver）是由多种致病因素反复或持续性损害肝脏结构而导致的肝组织弥漫性纤维化、假小叶和再生结节形成的进行性慢性病变。肝硬化早期，患者以乏力、精神差、食欲减退、恶心、腹胀、轻微腹泻等症状为主，中晚期肝功能失去代偿，肝组织发生实质性不可逆病变，且全身多器官受累，有营养不良、水肿、黄疸、腹水、食管静脉曲张、消化道出血、甚至肝昏迷等临床表现，肝功能减退和门静脉高压是典型症状，治疗困难，营养措施仅仅对延缓恶化进展起少量作用。

二、营养治疗

（一）营养治疗目标

增进食欲，提供高能量、高蛋白、适量脂肪和丰富维生素，改善肝功能，促进肝细胞修复代偿，纠正营养不良，减缓病情恶化进展，提高患者生存质量。

（二）营养治疗原则

1. 足够的能量 肝硬化患者由于食欲减退，能量需求比正常人高，轻度肝硬化患者如仍有一定强度的体力活动，按照 $8368 \sim 12552kJ/(kg \cdot d)$ 供给。晚期已经休息卧床患者，能量要适当控制。

2. 充足的蛋白质 肝硬化患者普遍存在蛋白质 - 热能营养不良，高蛋白膳食有利于改善低蛋白血症，维持氮平衡，促进肝细胞修复和再生，提高肝细胞功能，并可以改善水肿、腹水等临床症状。但由于肝功能受损，过多蛋白可能加重肝脏代谢负担，特别是患者有肝性脑病先兆时，应限制蛋白质。故蛋白质供给应依据病情变化及时调整。早期患者，蛋白质按照 $70 \sim 80g/d$ 供应；出现营养不良表现且病情缓解时，蛋白量可以提高至 $100 \sim 120g/d$ 或 $1.2 \sim 2.0g/(kg \cdot d)$；血氨增高时，可逐步减少供应量，甚至降至 $25 \sim 35g/d$；如发生肝昏迷，可采用低蛋白流质饮食。以高生物价、产氨少、支链氨基酸丰富的优质蛋白食物为主，如花生、大豆类等植物性蛋白，乳类、蛋类、鸡脯肉、罗非鱼等动物蛋白比畜肉产氨少。

3. 适量的脂肪 大约50%肝硬化患者肝功能受损时，脂肪酸和胆固醇的代谢紊乱，胆汁酸盐合成分泌减少，脂类消化吸收障碍，易发生黄疸、乳糜泻。脂肪摄入过多，因生酮作用和糖异生减弱，血脂高，容易沉积在肝内，抑制肝糖原的合成，阻碍肝糖原保肝解毒的功能，加重肝功能损害。脂肪摄入过少则影响食物的烹调口味，患者食欲进一步下降。肝硬化患者脂肪供给量一般按照 $40 \sim 50g/d$，并以植物油油脂为主；如发生胆汁性肝硬化，则给予低脂肪、低胆固醇膳食。

4. 充足的碳水化合物 充足的碳水化合物有利于肝糖原储备，发挥保肝解毒作用，并增加氮储留，改善脂肪氧化代谢，还可减少低血糖发生。主食以淀粉类食物为主，碳水化合物按照 $300 \sim 450g/d$ 供给，禁用含果糖的水果、蔗糖等易腹胀食物。

5. 丰富的维生素和矿物质 维生素 B_1、维生素 B_2、维生素 B_6 等有利于调节糖、脂肪、蛋白质等物质代谢，释放能量；维生素 C 有利于肝糖原合成、促进肝细胞的再生；维生素 K 可改善患者出血倾向，但因脂肪消化吸收障碍，维生素 A、维生素 E、维生素 K、维生素 D 等脂类维生素摄入均不足；β-胡萝卜素，维生素 A、维生素 E、锌、硒等微量营养素可护肝解毒、促进肝细胞修复代偿；维生素 B_{12}、叶酸、铁有利于改善贫血症状，故均应及时补充。

可适当摄入牛肉、羊肉、鱼肉、蛋类、粗粮、全麦片、新鲜蔬菜和水果。肝硬化患者接受利尿、腹水透析等治疗措施也可导致其他矿物质如镁、钾、钙等缺乏，应适当补充或多摄入绿叶蔬菜、豌豆、乳类、香蕉、南瓜、西红柿等，但少尿时要避免高钾。

6. 限制钠盐和水分 适当摄入食盐有改善食欲作用，限制钠盐时可用玉米盐巴替代。肝硬化出现水肿、腹水等症状时采用低盐膳食，盐的总摄入量控制在 1.0～4.0g/d，包括食盐量、酱油和各种调味品的用量，严重时宜采用低钠饮食，总钠量小于 500mg 左右，禁用一切盐渍、腌熏、酱制及含盐高的调味品及含钠高的食品，禁用皮蛋、海参、小苏打面粉制品。每日的饮水量应控制在 1000ml 以下，并以腹水和尿液的排出量作参照。

7. 少食多餐，注意烹饪方法的选择 肝硬化患者宜采用细软、少渣、少产气、易消化的半流质或软食，少食多餐，严禁暴饮暴食，烹调方式宜选用蒸、煮、炖、熬、烩等，忌用油炸、炒、煎等方法。肝硬化患者伴有食管静脉曲张和出血倾向时，避免进食粗糙、坚硬食物；肉类需磨碎成糜状；蔬菜和水果过滤去渣。禁止饮酒，尤其高度白酒。

三、膳食护理

（一）健康教育并制订营养治疗方案

1. 积极开展健康教育和营养指导 对于早期轻度肝硬化患者，指导患者积极改进膳食模式，纠正不良生活方式，饮食清淡，细软易消化，不饮酒，少劳累，保证睡眠；对于中、晚期患者，要鼓励其树立抵抗疾病的信心，调整心态，重视饮食治疗对肝硬化治疗的重要性，合理营养，避免选用过多添加剂食品，自觉戒酒，尽可能停用伤肝的药物并减少用药品种。

2. 密切监控病情，积极沟通，及时调整营养治疗方案 肝硬化进展复杂，患者的腹水、水肿、出血等症状，血浆蛋白、血氨、水和电解质代谢等变化，均影响其能量、蛋白质的需求和供给，应及时依据病情与营养师、主治医师沟通，合理提供患者膳食建议，科学选用食物的种类和用量。

（二）食物选择

1. 宜用食物 优质蛋白质食物，如瘦猪肉、牛肉、鸡鸭肉、鱼类、蛋类、牛奶、大豆及其制品；富含 B 族维生素食物，如粗杂粮、全麦片、米饭、馒头、馄饨，肉馅饺子等；富含脂溶性维生素食物，如花生油、大豆油、麦胚油、红花油、橄榄油、茶油等；少纤维的新鲜蔬菜水果，如冬瓜、黄瓜、西红柿、嫩丝瓜、小白菜、熟苹果、生梨、熟香蕉、葡萄、猕猴桃等；含多糖、提高抵抗力的食物，如香菇、木耳、茯苓、灵芝等食物。

2. 忌（少）用食物 禁用粗糙、坚硬、油煎炸食品；少用或忌用竹笋、干菜、芹菜、韭菜、豆芽等多粗纤维食物；禁用蔗糖、蜂蜜、生萝卜、蒜苗、莲子、碳酸饮料等易产气腹胀食品；少用辣椒、胡椒、咖喱、芥末等辛辣刺激性的食物；不宜多吃添加剂、罐头等包装食品和霉变食物；不宜浓茶，禁止饮酒。

3. 肝硬化食谱举例 肝硬化症状稳定期食谱见表 8－9。

表 8－9 肝硬化症状稳定期食谱举例

餐次	食物及用量
早餐	小米粥（小米 50g）、肉馅饺子（猪瘦肉 50g、面粉 100g）、豆腐丝（豆腐 50g）
加餐	鸭梨（200g）
中餐	黄瓜炒鸡蛋（黄瓜 150g、鸡蛋 50g）、香菇肉片（香菇 100g、猪瘦肉 50g）、大米饭（粳米 100g）
加餐	红枣糕（红枣 50g、面粉 50g）
晚餐	红烧鳊鱼（鳊鱼 100g）、葱烧海参（海参 80g、葱 25g）、花卷（面粉 100g）
加餐	牛奶（200ml）

注：全日加烹调油 20g，蛋白质 98.4g，脂肪 49.0g，糖类 243.0g，总热量 9427kJ（2253kcal）

第六节 胰 腺 炎

一、概述

胰腺炎（pancreatitis）是因各种原因导致胰腺内消化酶异常分泌并自身消化胰腺及其周围组织而引起的炎症性病变，分为急性和慢性胰腺炎。发病多与胆道或胰管梗阻、暴饮暴食、饮酒以及病毒感染、应激等因素有关。患者常出现腹痛、腹胀、恶心、呕吐、发热、黄疸等症状，并表现为机体消化、吸收异常及水电解质、酸碱平衡紊乱。急性胰腺症状多以胰腺水肿为主，少数严重者可有出血或坏死等表现，伴腹膜炎、休克等并发症致死率高，而慢性患者多可因消化不良，导致食欲下降、体重减轻、蛋白低下。

二、营养治疗

（一）急性胰腺炎

1. 营养治疗目标　禁食禁水，抑制胰液外分泌，让胰腺充分休息，积极补充体液及电解质（钾、钠、钙、镁等），维持细胞内环境代谢稳定，避免炎症损害加重，防止并发症，同时提供适当能量和适量营养底物，促进胰腺功能修复。

2. 营养治疗原则

（1）一般轻症急性胰腺炎，病程短，短期禁食补液，纠正电解质代谢紊乱，5～7天可不需要营养支持，预后良好，即可逐渐恢复经口进食。

（2）**肠外营养**　早期应激及高代谢状态下，肠黏膜缺血、通透性增加，免疫屏障功能下降，如果过早开展肠内营养，不仅刺激胰腺外分泌，加重病情，还可能导致肠道内细菌移位。而静脉营养较少刺激胰腺的外分泌，有利于胰腺休息，因此，重症胰腺炎患者早期禁食、禁水，采用肠外营养为主。多采用葡萄糖－脂肪乳化剂双能源供能，按照 8368～9205kJ/d 或按照 Harris－Bendict 公式计算的 BEE 数值基础上略增加 10%～30% 供给能量。急性胰腺炎患者初期一过性低血糖后，很快出现糖利用障碍、糖异生增加、胰岛素抵抗、糖尿等症状，机体处于高血糖状态，进一步加重机体代谢紊乱；由于胰岛素分泌量的不足或出现胰岛素抵抗，肾上腺素、去甲肾上腺素等分泌增加，导致机体脂肪动员和分解加速，血清游离脂肪酸和酮体增加，脂肪或成为主要能量来源，但高脂血症可进一步损伤胰腺，也是促发急性胰腺炎的原因之一。因此，肠外营养以维持内环境稳定，维持细胞、组织和器官的结构和功能为原则，而不应是改善患者营养为目的，以避免过度营养，加重肝肾肺等器官的负担；建议静脉补充能量的营养底物（糖类、脂肪）时应适量，提供糖类时可适当加用外源性胰岛素，提供脂肪乳化剂时应结合机体脂质代谢情况。重症患者多有出血、坏死、合并多器官衰竭等表现，加之出血坏死性胰腺产生的水解酶和毒素、炎性应激反应，蛋白质分解亢进，骨骼肌蛋白消耗，尿素氮、肌酐等含氮产物排泄增加，血中游离氨基酸增加，机体可能出现负氮平衡，发生低蛋白血症等营养不良，不利于胰腺的水肿消退，并加重低钙血症；当炎症病程延长时还可能出现多器官功能衰竭，故在保证代谢稳定的前提下，及时纠正患者的负氮状态，蛋白质补充按照氮量 0.2～0.25g/（kg·d）或热氮比（100～120）:1 为宜，并以氨基酸为主；有肝功能受损时，适当增加支链氨基酸摄入；若肾功能出现障碍，则应减少氮的摄入。

（3）**肠内营养**　患者及时开展肠内营养，可以避免肠道细菌移位等并发感染和长期静脉营养带来的肝肾等重要器官功能的损害，并及时纠正长期营养不平衡所致的副作用，有临床证据表明，对于胰腺功能的恢复最有效的营养支持方式还是肠内营养。当患者症状逐渐缓解后即可慎重开始实施，应选用结晶氨基酸或短肽链为氮源、低脂肪比例的要素制剂；为避免对胰腺外分泌的刺激，喂养管要保证一定的插入深度，尽量选择在屈氏韧带以外，宜采用鼻空肠管或术中空肠造口的输入途径；避免高渗营养液，防止因肠道运动功能障碍出现营养液的潴留、反流、腹泻、颠倒综合征等不良反应。经口进食不宜过早大量应用，应从少量试喂米汤、面汤、藕粉、果汁等不含脂肪低蛋白的清流质开始，并须在炎症消退、出血坏死局限、无并发感染等全身症状稳定且胃肠功能恢复、适应的基础上逐步过渡到半流质、软食至普食。

（4）急性重症胰腺炎患者，可出现微量营养素的缺乏，如维生素 B_1、维生素 B_{12} 和叶酸、钙、镁、锌等的缺乏，应密切监控其血液中含量变化，及时补充。

（二）慢性胰腺炎

1. 营养治疗目标 消除病因，以提高食欲、改善营养状况为目的，缓解疼痛，防止急性发作，促进受损组织修复和胰腺功能恢复。

2. 营养治疗原则

（1）充足的能量 因长期炎症、疼痛、消化与吸收障碍、恐惧进食或厌食等影响，患者体重下降和营养不良较常见。能量提供一般按照 10460～12552kJ/d，有明显消瘦者可增加 2092kJ/d 或按照 125.5～146.4kJ/（kg·d），以满足高分解代谢的需要，有利于提高机体抵抗力。宜低脂肪、适量蛋白、高碳水化合物的饮食为主。

（2）严格限制脂肪 慢性炎症导致部分腺体钙化、功能不全，出现消化不良、脂肪吸收障碍，产生脂肪泻，故发病初期也应严格限制脂肪，应控制在 30～50g/d 以内；烹调以植物油为主，减少用量或不用，或可考虑使用 MCT 替代，但应注意同时补充适量糖类，避免发生酮血症等副作用。

（3）适量的蛋白质 因患者食欲下降，病情迁延，出现低蛋白血症，宜选用低脂肪、高生物价的优质蛋白质，以利于损伤组织的修复。如鱼虾类、瘦肉类、脱脂牛奶、蛋清、豆制品等，也可采取肠外途径给予肽类要素制剂或平衡型氨基酸、白蛋白、球蛋白等以加强体内氮的储留利用和提高抵抗力。症状逐渐缓解，病情稳定，及时调整蛋白质的供应，可达 80～100g/d 或 1.0～1.5g/（kg·d），但若合并肝肾功能障碍，应适度减少，否则会加重胰腺负担。

（4）充足的碳水化合物 碳水化合物是胰腺炎患者主要的能量来源，同时还可节约蛋白质，减少酮症，改善慢性炎症急性发作时的代谢内环境，应充分保证碳水化合物的供给，以 350～450g/d 为宜。但患者中，约50%可能有糖耐量异常，10%～20%或伴有显著糖尿病症状，应调整为中等含量碳水化合物和脂肪的饮食，部分能量以脂肪提供，并按照 0.7～1.0g/（kg·d）供给。

（5）供给丰富的维生素和矿物质 由于长期脂肪、糖类和蛋白质的代谢紊乱、脂类吸收不良、禁食、恐惧性厌食等原因，慢性重症胰腺炎患者，更易出现微量营养素的缺乏。脂溶性维生素和维生素 B 族（如维生素 B_1、维生素 B_{12}）和维生素 C 等摄入减少，血钾、镁、钠、钙、锌的浓度降低，应及时补充以上微量营养素，以纠正电解质紊乱，调节能量代谢，促进胰腺功能恢复。

（6）少食多餐，食物清淡、细软易消化 由于胰腺炎患者腹部常有隐痛，食欲差，甚至产生厌食，可每日安排 5～6 餐，不宜过饥过饱，食物清淡可口、易消化，并采用蒸、煮、烩等烹饪方式。

（7）肠外营养支持 绝大部分慢性胰腺炎患者可经合理膳食达到营养改善的目的。部分患者可经口进食无法满足机体营养需要，或疼痛、消化功能障碍等症状严重时，可间断性采用空肠管饲途径，特别是当慢性炎症急性发作时，还可应用肠外营养支持方式，或两者结合应用。

三、膳食护理

（一）健康教育并调整饮食方案

1. 开展营养指导和健康教育　建议患者改变暴饮暴食、饮酒等不良习惯，提倡清淡少油腻饮食，同时积极帮助其找出原发病的病因，配合胆囊炎等临床治疗，减少急性发作，尽快恢复胰腺功能。

2. 依据病情不同和治疗的进展情况，及时调整饮食治疗方案　急性胰腺炎早期应绝对禁止进食，以静脉营养为主，并细心观察病情和生化监测的动态变化，与营养师或医师沟通，及时调整营养支持方案。慢性胰腺炎的日常饮食应注意严格控制脂肪量、多摄入优质蛋白和丰富的维生素，膳食纤维的摄入量也不能忽略，并针对不同病情提出个性化的合理膳食建议。

（二）食物的选择

1. 宜用食物　低脂、高碳水化合物、易消化流质膳食，如米汤、面汤、果汁、杏仁茶、蜂蜜水；低脂、适量蛋白、高碳水化合物食物，如面、大米粥、软米饭、馒头、包子、饺子等；富含优质蛋白质的食物，如瘦肉、蛋清、脱脂牛奶、水豆腐、鱼肉等。

2. 忌（少）用食物　禁止高脂肪和强刺激胃酸分泌的食物，如肉汤、鱼汤、蘑菇汤、辣椒、胡椒、蛋黄、奶油、猪油等；生、冷、坚硬和粗糙的食物，如冰淇淋、芹菜、韭菜、蒜苗、油炸食品等；辛辣刺激性食物和调味品，如辣椒、胡椒、芥末、咖喱粉等；酒精及含酒精饮料。少用胀气食物，如蒜苗、蜂蜜、莲子、豆类、红薯等。禁止饮酒。

3. 胰腺炎食谱举例　胰腺炎症状稳定期食谱见表8-10。

表8-10　胰腺炎症状稳定期食谱举例

餐次	食物及用量
早餐	西红柿鸡蛋面（去蛋黄鸡蛋50g、西红柿100g、挂面100g）、木耳豆腐丝（木耳50g、豆腐皮40g）
加餐	杏仁茶（220ml）、粳米粥（粳米30g）
中餐	山药肉片（山药100g、猪瘦肉50g）、小白菜（100g）、米饭（粳米150g）
加餐	雪耳肉茸羹（雪耳50g、猪瘦肉30g）
晚餐	清炒马齿苋（马齿苋100g）、清蒸黄花鱼（黄花鱼150g）、小米粥（小米75g）
加餐	牛奶（220ml）、猕猴桃（200g）

注：全日加烹调油20g，蛋白质74.5g、脂肪40.1g、糖类286.0g，总热量7544kJ（1803kcal）

本章小结

消化系统疾病的发生与发展虽然原因复杂，但多与膳食因素或不良生活方式有关。例如，喜辛辣刺激、暴饮暴食、不洁饮食等常导致急性胃炎、急性胰腺炎，而食物过于精细、肥腻或膳食纤维摄入过少等不合理的膳食结构多与脂肪肝、胆石症和胆囊炎等的发生发展密切相关。而在这些疾病的病理生理状态下，患者常伴有食欲减退、进食受限、消化吸收功能障碍等临床表现，后者又进一步影响病变组织的修复，导致消化系统疾病的临床治疗和消化功能的康复过程表现为长期慢性的特点。因此，积极消除病因，注意饮食卫生、改变不良饮食和生活习惯，平衡膳食、合理营养治疗成为有效防治消化系统疾病的发生发展、促进机体康复的重要措施之一。

目标检测

A1 型选择题

答题说明：每一道题有 ABCDE 5 个备选答案，只有 1 个正确答案，其余均为干扰答案。

1. 符合急性胃炎患者频繁呕吐期的饮食要求的是

    A. 禁水禁食   B. 清流质   C. 鸡汤面   D. 牛奶   E. 蛋糕

2. 胃酸过多的慢性胃炎患者宜进食

    A. 柠檬水   B. 巧克力   C. 浓肉汤   D. 浓鸡汤   E. 豆浆

3. 下列哪种食物或营养成分不影响胃酸的分泌

    A. 蛋白质   B. 多糖类   C. 脂肪   D. 食盐   E. 蔗糖

4. 消化性溃疡患者症状缓解期宜食用

    A. 胡椒、辣椒   B. 芹菜、韭菜   C. 生葱、生蒜

    D. 面条、软饭   E. 冷饮、浓茶

5. 符合消化性溃疡并发出血、幽门梗阻患者的营养治疗原则的是

    A. 饮热牛奶   B. 大量糖水   C. 高脂肪   D. 饮酒   E. 静脉营养

6. 合并重度高胆固醇血症的胆囊炎患者其每日胆固醇应低于多少毫克

    A. 200   B. 300   C. 400   D. 500   E. 1000

7. 脂肪肝患者宜摄入的含蛋氨酸最丰富的食物是

    A. 鱼汤   B. 鸡蛋   C. 小米   D. 黄瓜   E. 胡椒

8. 机体在急性胰腺炎应激状态下发生的主要物质代谢变化是

    A. 胰岛素分泌紊乱   B. 脂肪动员增加   C. 血浆游离脂肪酸增加

    D. 血清酮体增加   E. 以上都对

9. 符合重症胰腺炎患者早期营养治疗原则的是

    A. 清流质   B. 浓流质   C. 半流质

    D. 禁食不禁水   E. 静脉营养

（李华文）

第九章　心血管系统疾病的膳食护理

第一节　高　血　脂

案例引导

　　临床案例　患者刘某，男，65岁。因"突发心悸、胸闷、气促，伴胸痛2小时"就诊。

　　个人史：患者半年前开始反复出现活动后胸闷、气促，胸骨后绞痛感，并向肩背部放射，持续数秒后可自行缓解，全身乏力等不适，在当地镇卫生院就医，诊断为"肩部风湿"，热敷缓解。2小时前，患者无明显诱因，胸闷再发，肩部撕裂样疼痛并逐渐加剧，伴恶心、呕吐，呕吐物为胃内容物，伴大汗淋漓，全身不适感加剧。遂就诊县医院急诊科，以"①急性心肌梗死；②高血压"收院治疗。

　　体格检查：体温36.7℃，脉搏82次/分，呼吸20次/分，血压160/95mmHg。

　　辅助检查：心电图、心肌酶谱、X线片等检查。心电图示：窦性心动过缓，急性下壁心肌梗死。Ⅱ、Ⅲ、aVF导联之ST段呈弓背向上抬高0.1~0.25mV。右室导V_3R~V_6R呈rS型，其ST段不抬高。

　　诊断　①冠状动脉粥样硬化性心脏病（急性下壁心肌梗死Killip Ⅱ级）；②原发性高血压3级（极高危险组）。

　　提问　根据现有资料，请回答：

　　1. 饮酒对动脉粥样硬化的发生、发展有何影响？

　　2. 请给出该患者的营养治疗与膳食护理要点。

一、概述

血脂的主要成分为三酰甘油（TG）、胆固醇和胆固醇脂（TC）、磷脂及游离脂肪酸等。

这些成分在血浆中，除游离脂肪酸直接与血浆白蛋白结合运输，其余均与载脂蛋白结合形成水溶性的脂蛋白而参与代谢，而脂蛋白又分为：CM（乳糜微粒）、VLDL（极低密度脂蛋白）、LDL（低密度脂蛋白）、HDL（高密度脂蛋白）等不同形式。其中，LDL 主要转运胆固醇至肝外组织，由肝细胞和外周组织的 LDL 受体介导进行代谢，部分人群的 LDL 受体遗传缺陷，导致 LDL 滤过动脉内膜，沉积内膜下间隙导致动脉硬化，并影响血胆固醇水平。而 HDL 主要参与逆向转运至肝脏代谢，与动脉粥样斑块形成负相关。

血脂代谢异常，实质是指脂蛋白代谢异常，俗称高血脂症（hyperlipidemia）。主要包括：①血清总胆固醇（TC）水平过高；②血清三酰甘油（TG）水平过高；③混合型高脂血症（TC、TG 均升高）；④血清高密度脂蛋白胆固醇（HDL-C）水平过低。

影响血脂水平的主要膳食因素有：食物脂肪摄入的总量及其不同饱和度的脂肪酸比例，动物脂肪和植物脂肪的比例，胆固醇、卵磷脂以及膳食纤维的摄入量等，此外，糖类摄入过多、肥胖、年龄、性别等也是重要影响因素。

高血脂作为脂质代谢障碍的表现，也可算作代谢性疾病，但其对健康的损害主要是在心血管系统，血清总胆固醇（TC）或低密度脂蛋白胆固醇（LDL-C）升高是冠心病和缺血性脑卒中的独立危险因素之一，导致冠心病及其他动脉粥样硬化性疾病。因此，对血脂异常的防治必须及早给予重视。

二、营养治疗

（一）营养治疗目标

控制能量，合理搭配膳食，限制饱和脂肪和胆固醇的摄入，多摄入富含膳食纤维的食物，同时适当运动，有效调节和控制血脂水平，预防动脉硬化等并发症发生。

（二）营养治疗原则

1. 控制能量 总能量以保持理想体重为原则，肥胖者每日可减少热量供应 5%，适当开展中等强度的耐力有氧运动或保持适度体力劳动。

2. 限制脂肪和胆固醇的摄入 膳食脂肪能促进胆汁分泌，其水解产物形成混合微胶粒，促进胆固醇在肠黏膜细胞中参与形成乳糜微粒而转运入血液，从而使血胆固醇水平升高。故严格限制富含饱和脂肪酸和胆固醇的动物性脂肪，如猪油、肥猪肉、奶油等摄入。以植物油脂为主，如大豆油、麦胚油、玉米油等，并减少烹调油用量，特别是大豆油含较多卵磷脂，具有乳化作用，有利于胆固醇的代谢。

饱和脂肪酸是血脂升高的主要因素，其与抑制低密度脂蛋白受体的活性有关，但饱和脂肪酸的碳链长短也影响脂肪的消化吸收，如富含中链脂肪酸的椰子油，对血脂影响并不大。棕榈油的饱和脂肪酸含量虽然达 50%，多数人误解而不敢食用，但其并不含胆固醇，而是饱和脂肪酸、单不饱和脂肪酸及多不饱和脂肪酸 3 种成分混合构成。深海鱼油等含有丰富的不饱和脂肪酸，如 DHA（二十二碳六烯酸）、EPA（二十碳五烯酸），应多摄入，但其不饱和双键易氧化，不宜过度补充，应按照 0.4mg/1g PUFA 同时摄入维生素 E。研究表明，单不饱和脂肪酸降低总胆固醇和 LDL 的同时，不降低 HDL，可能更有利于血脂的控制，如美国大杏仁、夏威夷果等坚果类油脂以及茶油、橄榄油等，这类油脂中不仅单不饱和脂肪酸丰富，而且也同时含有多不饱和脂肪酸、维生素 E 和多酚类等抗氧化活性成分。故建议膳食中饱和脂肪酸、单不饱和脂肪酸和多不饱和脂肪酸的摄入比例以 3:4:3 为宜，脂肪供热比为 20%~25%，单纯胆固醇升高的患者，可降低到 18%~20%。

轻度血脂异常，限制胆固醇 <300mg/d，高胆固醇血脂患者可降低到 200mg/d。少吃动物内脏、猪脑、禽类肉皮、蛋黄、肥肉、猪油等含胆固醇高的食物，多摄入芹菜、香菇、木耳、

海带、山楂、大蒜、洋葱、苹果等富膳食纤维的食物，增加饱腹感，同时有效减少脂肪和胆固醇的摄入。

3. 保证优质蛋白质 高血脂患者多数会主动选择控制动物肉类摄入量，但优质蛋白的摄入也受到限制，故应在其限制畜禽类肉类时，可相应增加摄入鱼类和大豆蛋白等，蛋白质供热比以 13%～15% 为宜，单纯三酯甘油升高以及三酯甘油和胆固醇均升高者，可增加到 18%～20%。

4. 适量碳水化合物和膳食纤维 单糖和双糖类的过多摄入，除了可导致能量过剩引起肥胖以外，还可促进多余的碳水化合物合成三酯甘油，造成血浆 VLDL 和三酯甘油升高，且降低 HDL。故碳水化合物的供热比一般应控制在 50%～60% 范围，而单纯三酯甘油升高患者可降低至 50% 左右。以复合糖类食物为主，如荞麦、燕麦、谷类、红薯等。谷类、粗杂粮等富含的膳食纤维可降低胆固醇和胆酸的吸收。此外，植物类食物中含有类似胆固醇结构的化合物，如谷类固醇、豆固醇等可竞争性抑制胆固醇吸收。需引起注意的是，以植物性食物为主的膳食模式，富含粗纤维，过多摄入有抑制微量元素吸收的副作用。

5. 充足的维生素和矿物质 B 族维生素，如叶酸、烟酸，维生素 B_6 和维生素 B_{12} 以及维生素 C、维生素 E、钙、镁、铬、硒、较低的锌/铜比值等均有利于降低血胆固醇、减少动脉硬化的形成。建议多摄入新鲜蔬菜及瓜果类，适当摄入廋肉类以供给足够的矿物质和维生素类。

6. 其他 饮食清淡少油，荤素搭配，三餐规律，适当体育锻炼。

三、膳食护理

(一) 健康教育

1. 加强营养指导和健康教育 向患者及家属介绍高血脂的成因及其可能的危害，解释合理搭配饮食、耐力性有氧运动如何对高血脂的发生、发展过程的影响，建议患者适度开展体育锻炼，控制体重。

2. 加强饮食指导 指导患者合理调整膳食结构，改变喜高热量、高脂肪、过于油腻的饮食习惯，食物不宜过于精细，应荤素搭配，多摄入粗杂粮和新鲜蔬菜水果。

(二) 食物的选择

1. 宜用食物 富含优质植物蛋白的豆类及其制品、鱼类、猪瘦肉、牛肉、去皮鸡肉，蛋清等；富含膳食纤维的粗杂粮，如玉米、荞麦、燕麦、薯类等；富含矿物质、维生素及膳食纤维的食物，如苦瓜、茭白、芥菜、芹菜、竹笋、木耳、罗汉果、苹果等；富含降脂、降压作用等特殊成分的食物，如海带、牛蒡茶、洋葱类以及香菇、木耳等菌藻类。

2. 忌 (少) 用食物 动物油脂、动物内脏及油腻食品，如猪油、肥肉、鸡蛋黄、带皮禽肉、油炸食品等；过咸、过甜的食品，如咸菜、蔗糖、糖果点心等；少饮酒。

3. 高血脂食谱举例 高血脂日常饮食见表 9-1。

表 9-1 高血脂日常饮食举例

餐次	食物及用量
早餐	脱脂牛乳（低脂奶粉 30g）、玉米饼（玉米糁 80g）、木耳豆腐丝（黑木耳 50g、豆腐皮 50g）
加餐	苹果（200g）
中餐	虾仁豆腐（虾仁 30g、北豆腐 60g）、苦瓜牛肉（苦瓜 150g、牛肉 80g）、大米饭（粳米 100g）
加餐	牛蒡茶（220ml）
晚餐	红薯米饭（红薯 100g、粳米 100g）、清蒸小黄鱼（小黄鱼 150g）、杂菌煲（香菇、茶树菇、杏鲍菇等各 30g）
加餐	牛奶（220ml）

注：全日加玉米油 10g，蛋白质 78.1g、脂肪 40.3g、糖类 306.4g，总热量 7950kJ（1900kcal）

第二节 原发性高血压

一、概述

高血压是以体循环动脉压增高为主要表现的临床综合征，是我国居民患病率较高的心血管疾病之一。高血压除了本身症状带来的健康威胁以外，还可引起心脑肾等全身器官的病变，并是冠心病、脑卒中等其他心血管疾病的主要危险因素，成为居民死亡主要病因之一。高血压中，95%以上患者的病因不明，称为原发性高血压，其余不到5%是继发于其他疾病，称为继发性高血压。高血压的发生与发展是一个长期的慢性过程，虽然原发性高血压的发病机制至今尚未阐明，但与超重、肥胖、钠盐、长期神经紧张以及年龄、性别、性格、遗传因素等有关，更与不平衡的膳食结构、吸烟饮酒等不良生活习惯密切相关。

二、营养治疗

（一）营养治疗目标

低脂少盐，适度运动，控制体重，心情愉快，控制血压，减少并发症，提高患者生存质量。

（二）营养治疗原则

1. 控制适宜体重 研究证实，肥胖者高血压的患病率是正常体重者的 1～2 倍；超过理想体重20%的人群发病率是低于20%的8倍，因此，超重或肥胖是高血压的重要危险因素，特别是向心性肥胖。适当控制能量摄入，以维持理想体重为原则，一般患者可按照每日总热量略减少5%，为 6276～8368kJ/d，或按照 83.68～104.6kJ/（kg·d）供给；增加体力活动，可增加能量消耗，同时有利于降低血压，向心性肥胖者尤应特别注意。

2. 适量的碳水化合物，增加膳食纤维 晚期高血压多有胰岛素抵抗现象，适量的糖类有利于延缓病情，减少并发症，故碳水化合物供热比以45%～60%为宜，减少主食 100～200g/d。但也不宜过度限制，以维持对胰岛素分泌的适度刺激。以淀粉类复合糖类食物为主，多选用粗粮，如糙米、小米等富含膳食纤维的食物，特别是含水溶性纤维的燕麦、豆荚、蔬菜类等，有助于降低血浆胆固醇，并控制血糖。少食果糖、蔗糖等精制糖类食品。

3. 适量的脂肪 适量脂肪摄入有助于改善高血压患者的血脂紊乱症状，一般脂肪供热比控制在20%～25%或更低，或40～50g/d；动物脂肪低于10%，并减少饱和脂肪酸、增加单不饱和脂肪酸及多不饱和脂肪酸的摄入比例。胆固醇摄入不超过300mg/d，伴高脂血症者控制在200mg/d以内。为保证优质蛋白质来源而必须摄入动物性食物时，应尽量避免过多摄入富含饱和脂肪酸和胆固醇的动物内脏、蛋黄、肥肉、贝类、鱼子等，可选用低脂肪、低胆固醇食物，如去皮鸡肉、鱼肉、蛋（去蛋黄）等。油脂以富含维生素E、亚油酸的植物性来源为主，如豆油、玉米油、芝麻油、花生油等。鱼油等含 $\omega-3$ 系列脂肪酸有利于改善前列腺素的代谢、改善血管内皮功能，抑制血管平滑肌细胞的增殖。全天减少烹调油，15～25g/d为宜。

4. 充足的优质蛋白 膳食蛋白与血压呈负相关，建议蛋白质的供热比为15%～20%，并以植物蛋白为主，可占总蛋白摄入量的50%以上，宜多摄入大豆制品。动物蛋白约占总蛋白的30%，但高蛋白动物食物，如牛肉、猪肉、全鸡蛋等食物中脂肪含量也较高，摄入过多时饱和脂肪酸和胆固醇也相应增加，宜选用鱼、瘦肉、牛奶及其制品等。

5. 限制钠盐 钠摄入过多，加重肾排钠和水负担，增加心脏负荷，同时，高钠也增加血管对升压物质的敏感性，引起小动脉痉挛，与高血压的病理形成过程有关。我国居民膳食调查结果表明，食盐摄入量在 10～14g/d，高于 WHO 建议量的 6g/d 的 2 倍以上，且北方高于南方。建议减少烹调用盐，同时应注意酱油等调味品和盐腌制品也是钠的重要来源。轻度高血压和预防者，可采用低盐饮食，食盐控制在 2～4g/d 或酱油 10～20ml，少用一切咸腌制品。中度高血压患者采用无盐少钠饮食，食盐摄入不超过 2g/d 或钠少于 1000mg/d，不用酱油。重度高血压或急进型高血压患者则应采用低钠饮食，全日钠的摄入严格控制在 500mg 以下，同时限制油菜、芹菜、松花皮蛋、豆腐干、猪肾等一切含钠高的食物。

6. 多摄入钙、钾和镁 膳食中充足的钙、钾、镁可防止血压的升高。缺钙可削弱对抗交感神经兴奋的作用，降低甲状旁腺素的舒张血管作用，增强血管紧张素Ⅱ的作用；充足的膳食钙，有利于血管平滑肌松弛，降低外周血管阻力，有益血压下降，宜牛奶、豆制品、海带、紫菜、虾皮、芝麻、海鱼、贝壳类、蔬菜等富含钙的食物。钾有促进尿钠排泄、抑制肾素释放、舒张血管、减少血栓素等作用，宜香蕉、荔枝、菠菜、西红柿、山药、马铃薯、蘑菇、黄豆、绿豆、海带、羊腰、猪腰等富含钾的食物。镁能降低血管紧张性和收缩性、减少细胞钙的摄取，促进舒血管作用的前列腺素 I_2 产生，宜香蕉、橘子、山慈姑、茄子、萝卜、干苔菜、坚果类、海参、墨鱼、沙丁鱼、贝类、龙井茶等富含镁的食物。

7. 限制饮酒和饮淡茶 酒精摄入量与血压水平及高血压患病率呈线性相关，是高血压和脑卒中的独立危险因素，建议高血压应限制酒精量在 25g/d 以下，并尽早戒酒。绿茶中富含的茶多酚类有保护血管的作用，可降低血脂，但不宜饮浓茶。

8. 多吃蔬菜水果 新鲜蔬菜和水果，特别是野果，如酸枣、刺梨、沙棘等食物中富含 β-胡萝卜素、维生素 C、硒、植物黄酮类等有利于调节脂类、糖类等物质代谢，维护血管内皮正常功能的物质，建议多摄入或额外补充这些营养素或生物活性物质。

9. 其他 少量多餐，生活规律，控制情绪，调节生活和工作节奏，并适度开展低强度耐力耗氧运动，不仅可达到直接降低血压的目的，还可控制体重，减少脂类和血糖紊乱。

三、膳食护理

（一）健康教育

1. 开展营养指导和健康教育 可积极开展高血压病防治讲座和营养咨询，耐心解释高血压的成因及发生、发展过程，提高患者主动控制血压的意识。引导患者在坚持、规律合理服药的基础上，饮食节制，平衡营养，并积极开展体育锻炼，保持合理体重，科学安排生活和工作之间关系，保持心情愉快，避免情绪激动和疲劳过度。

2. 加强饮食个性化指导 食物清淡，低脂少盐，优质植物蛋白为主，避免大鱼大肉、忌饮酒吸烟、荤素、粗细搭配，适当采用微量营养素补充剂。

（二）食物的选择

1. 宜用食物 富含优质蛋白、低脂低胆固醇食物，如脱脂奶粉、鱼类、豆制品等。富含钙、钾、镁等有利降压食物，如柿子、桃、梨、香蕉、苹果、山楂、西瓜、桑葚、芹菜、荠菜、菠菜、胡萝卜、番茄、丝瓜、黄瓜、绿豆、干苔菜、玉米、坚果类、虾米、海参、墨鱼、沙丁鱼、贝类等。富含降脂、降压活性成分的食物，如大蒜、洋葱香菇、木耳、山楂、海带、海鱼、菊花、龙井茶等。

2. 忌（少）用食物 咸腌肉类、动物内脏、肥肉、蛋黄、松花皮蛋等高脂、高胆固醇的食物，以及辛辣、刺激性的调味品和浓咖啡、浓茶等。加碱或发酵粉、小苏打制备的面食和糕点等属于高钠食物。注意用 MAO 抑制剂（单胺氧化酶抑制剂）时，不宜富含酪胺的食物，如扁豆、蘑菇、腌肉制品、发酵食品、红葡萄酒、啤酒等。

3. 高血压食谱举例　高血压食谱见表 9 – 2。

表 9 – 2　高血压食谱举例

餐次	食物及用量
早餐	蔬菜包子（青菜 50g、面粉 50g）、燕麦粥（燕麦 50g）、核桃粉（30g，开水冲服）
加餐	苹果（200g）
中餐	清炒莴苣丝（莴苣 100g）、丝瓜虾米汤（丝瓜 100g、虾米 30g）、大米饭（粳米 100g）
加餐	绿茶（220ml）
晚餐	清蒸海鱼（海鲈鱼 150g）、冬瓜豆腐汤（冬瓜 100g、南豆腐 100g）、玉米饭（玉米 50g、粳米 100g）
加餐	山楂片（30g）

注：全日加玉米油 20g，食盐 4g，蛋白质 70.8g，脂肪 42.0g，糖类 298.7g，总热量 7766kJ（1856kcal）

第三节　冠 心 病

一、概述

冠心病是冠状动脉粥样硬化性心脏病的简称，是指冠状动脉的粥样硬化性器质性改变或严重痉挛等功能性改变导致管腔狭窄或阻塞，而引起心肌缺血、缺氧、甚至梗死的一类心脏疾病，严重危害人体健康。发病因素包括高血脂、高血压、肥胖、糖尿病、吸烟、精神紧张、遗传等，冠心病的形成是一个慢性发展过程，与膳食不平衡关系密切。随着物质生活水平的提高和工作节奏的加快，我国居民冠心病的发病率呈逐年上升的趋势，多发生在中、老年人群，男性高于女性。

二、营养治疗

（一）营养治疗目标

控制能量，纠正血脂异常，限制精制糖类，多摄入膳食纤维，改变不良生活方式，预防动脉粥样硬化，减少并发症，提高患者生存质量。

（二）营养治疗原则

1. 控制总能量　适当轻体力活动，合理控制能量，预防超重和肥胖，供热比略减少 5%，以保持标准体重为宜。

2. 限制脂肪和胆固醇　血清总胆固醇（TC）或低密度脂蛋白胆固醇（LDL – C）升高是冠心病和缺血性脑卒中的独立危险因素之一，因此，限制膳食中脂肪总量以及饱和脂肪酸、胆固醇的摄入量是冠心病防治的重要措施。膳食中脂肪供热比以 20% ~ 25% 为宜，饱和脂肪酸供热比应少于总能量的 10%，胆固醇每日总量少于 300mg。避免动物内脏、肥肉、猪油、黄油等食品；植物奶油蛋糕、含植脂末的珍珠茶和咖啡伴侣等富含氢化油，而后者与心血管疾病高度正相关，应避免过多摄入此类食物。适当摄入富含 ω – 3 多不饱和脂肪酸的深海鱼类以及富含单不饱和脂肪酸的坚果类、橄榄油、茶油等。

3. 适量的碳水化合物和充足的膳食纤维　碳水化合物摄入过多可影响三酰甘油水平，应限制富含葡萄糖、蔗糖等精制糖类的甜品。多摄入富含膳食纤维的蔬菜、水果以及杂粮类、菌藻类。每日摄入膳食纤维以 20 ~ 30g 为宜。

4. 充足的优质蛋白质 大豆蛋白是植物类优质蛋白，而且富含膳食纤维。鱼肉、瘦肉、兔肉等是优质动物蛋白且含脂肪和胆固醇相对较少。带皮禽肉、肥瘦肉等动物性食物应少摄入。

5. 充足的维生素和矿物质 维生素 C、维生素 E、β-胡萝卜素、硒、铬等有保护血管内皮作用，或降低血胆固醇水平。B 族维生素均可加强糖类、脂肪酸和胆固醇代谢，降低血脂，改善冠状动脉血管功能。叶酸、维生素 B_6、维生素 B_{12} 等促进蛋氨酸代谢，有利于减少同型半胱氨酸血症，而后者是动脉粥样硬化的重要危险因素之一。钙、钾与高血压呈负相关，锌铜比例过高可增加血胆固醇含量。应多吃新鲜水果、蔬菜和瘦肉类、脱脂牛奶等。

6. 限盐、禁烟、少饮酒 高血压也是动脉粥样硬化的重要危险因素之一，食盐摄入应控制在 6g 以下。吸烟可加重冠脉收缩痉挛。流行病调查研究表明少量红酒类有利于扩张血管，减少冠状动脉狭窄，预防脉粥样硬化，但高浓度白酒应避免。

三、膳食护理

（一）健康教育

1. 开展营养指导和健康教育 积极开展冠心病的防治健康教育，引导患者从改变生活方式开始，生活有规律，避免过劳，学会舒缓工作紧张压力，注意休息，善于调节紧张情绪，保持心情愉快；同时合理营养，平衡膳食，规律预防用药，延缓冠心病的发生发展，防止病情恶化，提高生存质量。

2. 加强饮食指导 指导膳食搭配，饮食清淡，低脂、低盐，少甜食，多摄入蔬菜水果、菌藻类；定期评估患者营养状况，并依据病情及时调整营养治疗方案。

（二）食物的选择

1. 宜用食物 富含优质蛋白质及不饱和脂肪酸的深海鱼类；富含膳食纤维的粗杂粮类，如大麦、荞麦、玉米、薯类等；富含维生素、矿物质及膳食纤维的新鲜蔬菜、水果类，如芹菜、芥兰、苹果等；富含降脂、降压作用和（或）拮抗血管内皮氧化等特殊成分的食物，如大豆（豆固醇）、洋葱、大蒜（含硫化合物）、香菇、木耳、绿茶（多酚类）、黑米（花色苷）等。

2. 忌（少）用食物 动物油脂及油炸类，如动物内脏（心、肝、肾）、肥肉、猪油、黄油、贝类、鱿鱼、墨鱼等；过咸、过甜的食品，如咸菜、甜食等。可引起血管痉挛的食品，如浓茶、浓咖啡、芥末、烈性白酒等。

3. 冠心病食谱举例 冠心病食谱见表 9-3。

表 9-3 冠心病食谱举例

餐次	食物及用量
早餐	粗粮粥（燕麦 50g、莜麦 50g）、凉拌香菇丝（香菇 100g）
加餐	脱脂牛奶（低脂奶粉 30g）
中餐	芹菜香干（芹菜 100g、香干 50g）、香菇肉片汤（香菇 100g、猪瘦肉 30g）、米饭（粳米 100g）
加餐	绿茶（220ml）
晚餐	清水菜心（菜心 100g）、无花果炖瘦肉（无花果干 30g、猪瘦肉 100g）、荞麦馒头（荞麦粉 100g）
加餐	苹果（200g）

注：全日加玉米油 20g，胆固醇 234mg，蛋白质 79.0g，脂肪 42.5g，糖类 278.3g，总热量 7581kJ（1812kcal）

知识拓展

成人疾病的胎儿起源学说

　　成人疾病的胎儿起源学说（fetal origins of adult disease），是英国南安普顿大学临床流行病学教授 David Barker 在 20 世纪 90 年代提出的，他对 1944 - 1945 年荷兰饥荒时期的 2414 名孕妇的营养状况和其后代的健康状况之间关系进行了一系列深入研究后首次发现，这些孕妇在孕期的营养缺乏对其后代的心血管疾病、糖代谢异常、高血压病、向心性肥胖和血脂异常等一系列代谢性疾病的发生、发展有着重要影响，并提出以下观点：胎儿在胚胎发育关键时期发生的适应性改变可能产生永久性后果，可"规划（或决定）"着一个人其成年以后所患的疾病，即胎儿的器官如果长久适应了其母亲子宫内营养不良环境，出生后在其成长期如果摄入丰富和过量的营养成分反而不能很好地适应这些与母体内相异的营养状况，成年后更加容易患某些代谢性综合征类疾病。该领域研究随后受到全球学者的关注，使得医学界对胎儿的营养、代谢发育研究更加重视。随后的美国一项 22 000 人的调查研究也表明，与正常出生体重者相比，出生体重 < 2.2kg 的婴儿其成年后患高血压的相对风险为 1.26，患 2 型糖尿病则为 1.75，而与后天的生活方式无关，且低出生体重与成人疾病的关系呈连续性。David Barker 教授的这一发现获得了英国皇家学会威康金奖，Feldberg 基金会奖、Prince Mahidol 医学奖和达能国际营养学奖。

本章小结

　　心血管疾病的发病率逐年升高，成为我国居民死亡的主要原因之一。心血管疾病的慢性发生、发展过程与膳食因素关系密切，包括不合理的膳食结构如高糖类、高脂肪、高饱和脂肪酸、高胆固醇饮食以及食盐摄入过多等不利膳食因素；与精神紧张、工作压力大、不注意劳逸结合、缺乏体力活动等不良生活方式也有关；还涉及遗传因素、社会经济因素等多方面原因。由于心血管疾病的成因十分复杂，同时这些疾病往往又是不可逆的。因此，可采用综合干预措施，重在预防。目前可选择的营养干预措施包括：平衡膳食，维持理想体重，食物粗细搭配，多摄入富含维生素、膳食纤维的新鲜蔬菜水果、特别是富含黄酮类等生物活性物质的野果、野菜等，适量补充钙、锌、硒，可达到延缓病情发展、控制疾病恶化、减少并发症、提高患者生存质量的目的。

目标检测

A1 型选择题

答题说明：每一道题有 ABCDE 5 个备选答案，只有 1 个正确答案，其余均为干扰答案。

1. 高血脂患者不适宜下列哪种食物

　　A. 粗粮　　　B. 海带　　　C. 甜点心　　　D. 黑木耳　　　E. 大豆

2. 不符合冠心病营养防治原则的是

　　A. 适量红酒　　B. 避免运动　　C. 限制脂肪　　D. 限制胆固醇　　E. 多粗杂粮

3. 同型半胱氨酸血症是下列哪种疾病的独立危险因素之一

　　A. 痛风　　　B. 慢性肾炎　　C. 急性胃炎　　D. 苯丙酮尿症　　E. 动脉粥样硬化

4. 下列哪种因素可有助于降低血压
   A. 超重和肥胖　　　　　B. 减少运动　　　　　　　C. 食用腌肉
   D. 充足膳食钙　　　　　E. 常饮白酒

5. 世界卫生组织建议每天食盐量不宜超过
   A. 6　　　　B. 8g　　　　C. 10g　　　　D. 12g　　　　E. 14g

（李华文）

第十章 泌尿系统疾病的膳食护理

案例引导

临床案例 患者覃某，男，49岁，身高172cm，体重56kg，公司职员。1周前因尿量减少、尿色较红、水肿入院。

个人史：两年前曾因尿频、尿急、血尿、颜面及双下肢水肿到当地县医院检查发现肾功能异常。

体格检查：体温37.5℃，脉搏80次/分，呼吸18次/分，血压160/100mmHg。

辅助检查：尿蛋白（＋＋），WBC 0～1/HP，RBC 10～20/HP，颗粒管型 0～1/HP，尿蛋白定量3.0g；血 BUN 8.3mmol/L，Cr 156μmol/L。

诊断 慢性肾小球肾炎

提问 根据现有资料，请回答：

　　1. 该病的营养治疗原则是什么？

　　2. 请为该患者制订合理的营养护理计划。

泌尿系统包括肾脏、输尿管、膀胱和尿道，具有排泄、内分泌及代谢等基本功能，这些功能与营养存在着直接或间接的依存关系。当泌尿系统发生病变，功能出现障碍或减退时，患者的饮食安排应随着肾功能的减退程度、个体差异以及是否接受透析治疗而进行调整，使摄入的营养成分能适应病理状态下泌尿系统的功能改变，尽量减轻肾脏的负担，以预防肾功能的恶化或促进肾功能的恢复。

第一节 肾小球肾炎

一、概述

肾小球肾炎是具有蛋白尿、水肿，且常伴有高血压、血尿和肾功能损害等临床表现的一种肾小球疾病。临床上分型颇多，表现亦不相同，本节就与饮食治疗关系较密切的两种常见肾炎进行分述。

（一）急性肾小球肾炎

急性肾小球肾炎（acute glomerulonephritis，AGN），简称急性肾炎。是由于多种病因（细菌、病毒、原虫感染等）引起的急性肾小球疾患，多数是由于溶血性链球菌感染后，机体发生免疫反应，抗原抗体复合物沉积在肾小球而引起的病理改变，导致肾小球发生炎症损伤，表现为毛细血管内皮增生和系膜增殖性改变，肾小管功能基本正常。链球菌感染后的急性肾小球肾炎在儿童和青少年中发病较多，也偶见于老人，男性发病率高于女性，约 $2 \sim 3 : 1$。

（二）慢性肾小球肾炎

慢性肾小球肾炎（chronic glomerulonephritis CGN）简称慢性肾炎，是由多种原因引起的一组肾小球疾病，以免疫炎症为主，可原发或继发于其他疾病。本病病程长，尿常规检查有程度不等的蛋白尿、血尿和管型尿，早期肾功能可正常，但大多数患者有不同程度肾功能减退。本病可发生在不同年龄，以中青年为多，男女发病率之比为2:1。

二、营养治疗

（一）急性肾小球肾炎

1. 营养治疗目标 防止水钠潴留、控制循环血容量，减轻水肿与高血压等症状；预防致死性合并症，如高血压脑病、心力衰竭及急性肾功能衰竭等；减轻肾脏负担、增加机体抵抗力，促进肾小球病变的修复。

2. 营养治疗原则 采用低蛋白饮食，限制水分及钠盐的摄入，少尿或无尿时应控制钾的摄入，供给富含维生素的食物。其目的是减轻肾脏负担，减少因组织蛋白分解而引起的血清氮水平升高，消除水肿，降低血压，节约膳食蛋白质有利于组织修复。

（1）适宜的热能 患者在静息状态下，因炎症因素而导致热能需求有所增高，经综合考虑热能供给应予以满足基本需要。每日供给热能为 $6.27 \sim 8.36MJ$（$1500 \sim 2000kcal$）或按 $105 \sim 126kJ/$（$kg \cdot d$）计算。热能的主要来源为碳水化合物和脂肪，以节约有限蛋白质，保证机体基本需求的潴留利用，促进组织修复，避免病情加重。如经消化道不能满足机体热能需求，可考虑在机体承受摄水量的前提下通过静脉供给热能，避免输液给机体带来较大水负荷。

（2）低蛋白质 患者在炎症病理生理状态下，分解代谢的加强和组织修复的需要，机体对蛋白质的需求始终是增加的，但过多的氮质代谢负担，又无法实施蛋白质的足量供给，因此一定时期内采用限制性支持是临床营养蛋白供给的合理手段，并根据病情实时调整蛋白质的摄入量。起病初期，患者有少尿、氮质血症、肾功能不良等情况时，要限制蛋白质的摄入，可按 $0.6g/$（$kg \cdot d$）供给，成人每日为 $20 \sim 30g$。应提供高生物价蛋白，优先选用牛奶及奶制品，其次选用蛋类、鱼类、肉类，少用豆类及其制品。轻症患者或经过一段时间的治疗，患者的尿量增多，每日尿量达 1000ml 以上，同时体重也逐渐减轻时，可逐渐增加蛋白质的摄入，但不宜超过 $0.8g/$（$kg \cdot d$），病情好转后可增至 $1.0g/$（$kg \cdot d$），一直持续至病情恢复并稳定 $2 \sim 3$ 个月以后，方可恢复正常的蛋白质摄入量。

（3）限制水分 水分排出的障碍使机体对水的需要量明显减少，但不同病情条件下水量的需求差别较大，可根据机体状态及前一天代谢量进行计算。对明显水肿及少尿者，每日摄水量约为前一日的尿量再加 500ml。若患者出现呕吐等丢失水分的情况，则要补充丢失的水分，补充液以橘子汁等碱性饮料为好。接受透析者应根据病情需要适当放宽摄入量，最好根据患者体重增减情况来估计患者的液体平衡状况。若患者无明显水肿、高血压，并且尿量正常者，进液量不宜限制，但由于肾脏调节水的功能存在缺陷，不宜大量饮水。

（4）适宜的矿物质

1）控制钠盐摄入　一般急性肾小球肾炎都应限制钠盐的摄入，采用低盐或无盐饮食。急性起病，当患者出现明显水肿和严重高血压时，可采用无盐或低钠饮食，每日摄入的钠量控制在 500mg 以下，除了不能食用食盐外，还要禁食各种含钠高的食品，如香肠、咸菜、肉松等。为了增进味感，可佐以糖、醋、芝麻酱、番茄酱等进行调味，必要时可加些糖色，使食品色、香、味、形俱全，增进食欲。当水肿减轻后给予低盐饮食，全日烹调用盐量不应超过 2g（或酱油 10～15ml）。咸菜、泡菜、咸鸡蛋、松花蛋、腌肉、海味、咸面包、挂面等均含程度不等的钠盐，应慎食。

2）钾盐摄入　应根据尿量多少而定，当尿量少时，限制钾盐的摄入尤为重要，不要再摄入含钾高的食物，如鲜蘑菇、香菇、红枣、豆类、橘子、香蕉等。

3）限制磷的摄入　少吃动物内脏、沙丁鱼、鱼卵、黄豆等含磷丰富的食物。

4）适当补充钙、锌。

（5）适宜的脂肪　急性肾炎常伴有高血压，为防治高胆固醇血症的发生，应维持正常或偏低脂肪的饮食，以植物油为主，不宜多食动物脂肪，以防血脂升高。

（6）充足的维生素　摄入富含维生素 A、维生素 B_1、维生素 B_2、维生素 C、维生素 D 及叶酸的食物，有助于肾功能恢复及预防贫血。其中维生素 C 在抗过敏性炎症方面有良好作用，每日维生素 C 的摄入量应在 300 mg 以上，宜选择新鲜蔬菜、水果作为补充。

急性肾小球肾炎患者膳食营养成分推荐，见表 10－1。

表 10－1　急性肾小球肾炎患者膳食营养成分推荐值

营养成分	轻型	中度和重度型
蛋白质	稍限，0.8～1.0g/（kg·d）或 50～60g/d	0.6～0.8g/（kg·d）或 40～50g/d
食盐	4～5g/d	无盐或低盐（2～3g/d，或钠 800～1200mg/d）
水分	不限	前 1 天尿量 +（500～1000）ml
能量	126～146kJ/（kg·d）（轻体力劳动）	105～126kJ/（kg·d）（卧床）
维生素	丰富，维生素 C＞300mg/d	同前

（二）慢性肾小球肾炎

1. 营养治疗目标　减轻肾脏负担，控制病情，减缓患者不适反应，尤其是针对一些轻型慢性肾炎或隐匿型肾小球肾炎，应通过饮食治疗控制无症状性血尿、蛋白尿；水肿、高血压和肾功能减退的患者应通过低盐、低蛋白的饮食控制病情的发展，防止肾功能进行性恶化。

2. 营养治疗原则　通过供给合理营养，纠正异常代谢，减轻水肿，防止蛋白质进一步分解，从而减轻蛋白质代谢产物对肾脏造成的负担，增强机体抵抗力，预防感染，减少发作诱因，预防病情恶化。

由于慢性肾炎分型多，临床症状复杂，因此营养治疗应根据患者肾功能水平，确定营养素供给量，并密切结合病情，及时修订饮食配方，以利于病情稳定和恢复。

（1）正常量的优质蛋白质　根据肾功能损害程度确定膳食蛋白质摄入量。对于病程长、肾功能损害不严重的患者，不需严格限制蛋白质摄入量，以免降低其机体抵抗力，造成营养不良。供给量为 0.8～1.0g/（kg·d），以不超过 1.0g/（kg·d）为宜，其中优质蛋白质应占 50% 以上，可选用鸡蛋、牛乳、鱼类和瘦肉等生物价高的动物蛋白。出现氮质血症时，应限制蛋白质的摄入量在 30g/d 左右，必要时可适量口服必需氨基酸。

（2）限制钠盐摄入　有水肿和高血压者，应限制钠盐的摄入，采用低盐饮食，每天 2～3g 为宜。水肿严重者，每天食盐摄入量应在 2g 以下，或采用无盐饮食。同时，由于慢性肾炎多尿期或长期限制钠盐摄入量，容易造成机体钠含量的不足或缺乏，故应定期检查血钾、血钠水平。

（3）保证能量供给　以碳水化合物和脂肪为能量主要来源，供给量应视体力活动强度而定，以满足机体需要。休息患者可按 126～146kJ（30～35kcal）/（kg·d）摄取，每日总能量在 8.37～9.21MJ（2000～2200kcal）为宜。

（4）充足的矿物质和维生素　宜多摄取各种维生素含量丰富的食物，如新鲜蔬菜和水果。有贫血表现时，应供给 B 族维生素和富含铁的食物，如动物肝脏等。但血钾高时，应慎重选择蔬菜和水果，如含钾高的毛豆、苋菜、香蕉。

三、膳食护理

（一）急性肾小球肾炎

1. 营养治疗原则　根据患者病情制定合理的营养治疗原则，宣传营养指导的重要意义，介绍有关营养知识；指导患者正确选择食物，合理安排餐次；嘱咐并监督患者做好饮食宜忌。

2. 认真监测并记录　认真观察病情变化，评估营养指导的效果，严密观察患者水肿消退情况，每日在相同条件下、固定时间内测量患者体重、血压。体重的改变反映液体容量的改变，血压上升、脉压增大表示体内水分增加。准确记录 24 小时出入量；仔细观察昼夜尿量、尿蛋白量、尿比重变化。根据病情变化及时修正营养治疗计划。

3. 积极处理营养护理中的问题

（1）食欲不振　与长期低盐饮食有关。可采用以下护理措施：注意饮食品种的多样化，做到色、香、味、形俱全，以增进食欲；将盐集中放入一个菜中，可将盐末撒在菜面上，使舌部味蕾受到刺激而引起食欲，充分利用酸味佐料，肉食最好用烤法来烹调加以芳香类蔬菜，如芹菜；避免食用盐腌食物。

（2）恶心、呕吐　先找出恶心、呕吐的原因，如难闻的气味、刺激的食物、高度紧张的心理等；每晚临睡前饮水适量可减少氨对胃肠道的刺激；进食清淡易消化食物，忌油腻；耐心抚慰患者，镇静其情绪，让患者平卧，头偏向一侧，及时记录呕吐物的量和性状，必要时留取标本送验。

4. 食物选择

（1）宜选用消肿利尿食物，如赤小豆、茯苓粥、鲤鱼、鲫鱼、羊乳、冬瓜、西瓜等。

（2）多选用碱性食物，如土豆、芋头、番茄、茄子、冬瓜、黄瓜、胡萝卜、西瓜、鸭梨及水果汁等，有利于肾功能恢复。

（3）限制含嘌呤的食物，如动物内脏、豆类及其制品。为了减轻肾脏负担，还应限制刺激肾脏细胞的食物，如菠菜、芹菜、小萝卜、豆类等。

（4）忌用刺激性食物，如葱、蒜、辣椒等。

5. 举例　急性肾小球肾炎营养食谱举倒，见表 10-2。

（二）慢性肾小球肾炎

1. 消除患者顾虑　慢性肾炎因病程长，反复发作，应鼓励患者，消除思想顾虑和恐惧心理，使患者增强战胜疾病的信心，以最佳心理状态接受饮食护理。对住院患者做好营养治疗要求的解释工作，使其熟悉饮食护理的重要性，并充分熟悉饮食控制内容和方法，积极主动配合饮食护理，以利于稳定症状，控制病情发展，避免诱发肾炎急性发作或病情反复，减少住院次数，减轻治疗带来的心理负担。

2. 食物选择

（1）宜用食物　在适合病情的蛋白质供给量范围内，各种食物均可使用，且优质蛋白质应占总蛋白质的 50% 以上。

（2）忌（少）用食物　食盐用量按病情决定。少尿期血钾高时，忌用含钾量高的蔬菜和水果。忌用酒精类饮料及刺激性食物。

3. 举例　慢性肾小球肾炎食谱举例，见表10-3。

表10-2　急性肾小球肾炎食谱举例

餐次	食物及用量
早餐	粥（粳米50g）、甜面包（面粉50g、白糖15g）、肉松15g
加餐	鸭梨（100g）
中餐	米饭（大米100g）、牛肉末冬瓜（冬瓜200g、牛肉20g）
加餐	酸奶（100g）
晚餐	米饭（大米100g）、鱼香茄子（茄子200g）、糖拌西红柿（西红柿200g、白糖20g）

注：全日加烹调油20g，蛋白质35g、脂肪30g、糖类320g，总热量7000kJ（1673kcal）

表10-3　慢性肾小球肾炎食谱举例

餐次	食物及用量
早餐	加糖牛奶（牛奶100g、白糖15g）、开花馒头（面粉50g）
加餐	豆腐脑（10g）
中餐	糖包（面粉100g、白糖30g）、冬瓜汤（番茄50g） 肉丝炒香菇（猪肉50g、干香菇75g）
加餐	瘦肉汤面（面粉50g、瘦肉20g）
晚餐	米饭（大米100g）、清蒸鱼（草鱼100g）、炒时蔬（新鲜绿色蔬菜200g）

注：全日加烹调油25g，蛋白质87g、脂肪65g、碳水化合物300g，总热量8598kJ（2055kcal）

第二节　肾病综合征

一、概述

肾病综合征（nephrotic syndrome，NS）是一组包括慢性肾炎在内的多种原因引起的以大量蛋白尿、严重水肿、低蛋白血症和高脂血症等为主要表现的临床症候群。肾病综合征大致可分为3类：①光镜下肾小球无明显病理改变的原发性肾病综合征；②原发性肾小球肾炎和继发性肾小球疾病导致的肾病综合征；③其他肾脏疾病。

原发性肾病综合征主要病理改变为肾小球毛细细血管滤过膜损害，孔径增大，上皮细胞负电荷减少或消失，基膜增厚，有免疫复合物沉积，系膜细胞增生。小儿以微小病变型多见，成人则以系膜增殖、局灶硬化或膜增殖型多见。

二、营养治疗

（一）营养治疗目标

纠正低蛋白血症引起的免疫功能下降、营养不良或贫血，控制高脂血症的方法，纠正水钠潴留，预防肾功能衰竭。

（二）营养治疗原则

给予充足的热能，足够的优质蛋白质，适量的脂肪，充足的维生素，低钠盐饮食，以纠正脂类等代谢紊乱，改善低蛋白血症，促进肾功能恢复。

1. 足够的蛋白质　肾病综合征时，大量血浆蛋白从尿中排出，机体处于负氮平衡，出现低蛋白血症，血浆胶体渗透压下降，水肿顽固难消，机体抵抗力下降。因此，在无肾功能衰竭时，急性期应给予高蛋白饮食1.2~1.5g/（kg·d），多摄入优质蛋白质，如鱼和肉类等食物，以缓解低蛋白血症及其随之引起的一些合并症。但高蛋白饮食可使肾血流量及肾小球滤过等负担加重，导致病变肾小球毛细血管处于高压状态，同时摄入大量蛋白质也使尿蛋白增加，这些均可加速肾小球的硬化。因此，对于慢性、非急性期的肾病综合征患者应在保证较高比例优质蛋白质的同时适当控制其摄入数量，以 0.7 ~ 1.0g/（kg·d）为宜。出现慢性肾功能损害时，则应采用低蛋白饮食，蛋白质总供给量以 0.6 ~ 0.8g/（kg·d）为宜，优质蛋白占 2/3 以上，每天约需 25g 蛋清、50g 瘦肉、100ml 牛奶。

对于小儿肾病综合征，膳食蛋白质供给量应在 2g/（kg·d）的基础上再增加 50%，满足生长发育的需要。

2. 适量的脂肪　肾病综合征患者常有高脂血症，可引起动脉硬化及肾小球损伤、硬化等，应限制脂肪的摄入。每日膳食脂肪 50 ~ 70g，供能占总热量的 20% 左右；同时要注意脂肪种类的选择，以富含多不饱和脂肪酸的鱼油、植物油等油脂类为主。脂肪胆固醇含量应低于 200mg/d，饱和脂肪酸供能应低于总热量的 7%，单不饱和脂肪酸及多不饱和脂肪的供能均应占总热量的 10%。

3. 充足的碳水化合物　对于肾病综合征患者，摄入足够的碳水化合物可以供给人体足够的热量，同时避免蛋白质过多用于产热而消耗，有利于改善氮质血症，还可使低蛋白饮食的氨基酸得到充分利用。其供能应占总热能的 65% ~ 70%。

4. 充足的能量　肾病综合征患者需卧床休息，为促进食欲，食物品种应多样化，且色香味形俱全，满足患者对能量的需求，确保蛋白质的充分利用。成人能量供给以 126 ~ 146kJ（30 ~ 35kcal）/（kg·d），或每日总量为 8.37 ~ 10.46MJ（2000 ~ 2500kcal）为宜。

5. 限制钠盐　限钠饮食是纠正水、钠潴留的一项有效治疗措施。根据患者水肿和高血压的不同程度，可给予低盐、无盐或低钠饮食。尤其在应用大剂量激素治疗时，应严格限制钠盐的摄入量。

6. 适宜的矿物质和维生素　应供给富含钙、铁、锌及多种维生素的食物。

7. 适量的膳食纤维　增加膳食纤维的摄入量，尤其是可溶性膳食纤维的摄入，可减少胆固醇吸收，吸附肠内胆汁酸，促使其从肠道排出；还能减少脂蛋白的合成，加速 LDL 清除。可溶性膳食纤维主要存在于燕麦、豆类、谷类麸皮、玉米外皮、琼脂及果胶中。

三、膳食护理

（一）健康教育

向患者讲解本病的饮食治疗原则及食疗对疾病转归、康复的重要意义。指导患者正确选择食物，合理安排餐次，养成规律进餐习惯；倾听患者的想法，采纳其良好的建议，使患者积极参与制定饮食计划，并乐意接受为其制定的食谱，同时向患者进行科学的烹饪方法及食品卫生安全教育，为患者出院后长期食疗打好基础。

（二）食物选择

1. 宜用食物　各种谷类、蛋类、禽类、肉类、蔬菜类、水果类及植物油等均可食用。

2. 忌（少）用食物　如病情需要限制钾、钠摄入量时，饮食应限盐，忌用咸菜、含盐挂面、钾量高的蔬菜、水果。忌食动物油、辣椒、芥末、胡椒等刺激性食物。

3. 肾病综合征食谱举例　肾病综合征食谱见表 10 - 4。

表 10 - 4　肾病综合征食谱

餐次	食物及用量
早餐	米粥（粳米 50g）、馒头（面粉 50g）、煮鸡蛋 55g
加餐	牛乳加糖（牛乳 220ml，白糖 20g）

续表

餐次	食物及用量
中餐	米饭（粳米150g）、炖牛肉（瘦牛肉100g、酱油5ml） 炒卷心菜（卷心菜150g、鸡毛菜76g、瘦猪肉250g、豆油10ml）
加餐	牛乳加糖（牛乳220ml、白糖20g）
晚餐	米饭（粳米150g），鸡肉婉冬瓜（鸡肉100g、冬瓜200g、豆油10ml、盐1g）

注：全日烹调油25g，蛋白质98.g，脂肪62g，碳水化合物397g，总热量10.7MJ（2557kcaI）。

第三节　肾功能衰竭

一、概述

（一）急性肾功能衰竭

急性肾功能衰竭（acute renal failure，ARF），简称急性肾衰竭，是指由于肾小球滤过率急剧下降，引起血尿素氮和肌酐上升，早期以少尿、水电解质紊乱和尿毒症为主要表现的一组综合征。以肾小球滤过率减少和肾小管功能降低为主。

急性肾功能衰竭按其病程演变可分为3个阶段：①少尿期，属病情危急阶段，持续时间3天到数周不等，此期间由于水、电解质、酸碱平衡紊乱，致使氮质代谢产物潴留；②多尿期，尿量逐渐增多，临床症状开始好转，血尿素氮和肌酐开始下降，但持续多尿可发生低钾血症、失水、低钠血症；③恢复期，当血尿素氮和肌酐明显下降时，尿量开始逐渐恢复正常，但由于营养失调严重，组织蛋白大量消耗，患者常感觉软弱无力、消瘦、面色苍白，还可能出现四肢肌肉萎缩和周围神经症状。肾功能恢复需3～12个月。

（二）慢性肾功能衰竭

慢性肾功能衰竭（chronic renal failure）（简称慢性肾衰竭）又称慢性肾功能不全，是指由于各种原因造成的慢性进行性肾实质损害，致使肾脏不能维持基本功能，出现氮质血症、代谢紊乱和各系统受累等一系列临床症状的综合征。按肾功能不全的程度可分为肾功能不全代偿期、氮质血症期及尿毒症期。

二、营养治疗

（一）急性肾功能衰竭

1. 营养治疗目标　通过合理的膳食维持患者营养，增强机体抵抗力，降低机体的分解代谢，从而减轻氮质血症，预防酸中毒和高钾血症。

2. 营养治疗原则　急性肾衰经过及时、正确的治疗，肾功能是可以恢复的，且营养治疗是重要措施之一。通过调整营养素摄入量，提供适宜的能量和必需氨基酸，维持氮平衡，增强机体抵抗力，降低分解代谢，以利于组织修复。在制定营养治疗方案时应视疾病发展阶段和是否接受透析治疗而定，根据临床病程分期处理。必要时可给予肠外营养，或肠内营养与肠外营养同时使用。

（1）低蛋白质　少尿或无尿时，一方面必须严格限制蛋白质的供给量，以避免大量氮质滞溜和酸性物质的积聚；另一方面，又要维持机体蛋白质的代谢。蛋白质可按0.26g/（kg·d）供给，全日为15～20g，主要给予高生物价的优质蛋白质。每天测定血尿素氮，保持血尿素氯在35.7mmol/L以下，并预防并发症。少尿期如持续时间较长，或创伤、大面积烧伤等丢失蛋白质较多时，除补充高生物价蛋白外，还需要配以要素膳，方可满足机体需要。随尿量的增加，每日供给20g蛋白质,待血尿素氮及肌酐逐渐下降,每日供给蛋白质45g;各项肾功能指标均正常后,给予蛋白质1.0g/(kg·d)。在多尿期最初时,由于肾小管的选择性重吸收功能尚未恢复,尿中排钾多,尿素少,因此蛋白质仍按每日20g供给。进入多尿期5~7天后,由于氮质血症有好转,每日供给蛋白质可提高至45g,其中优质蛋白应占50%以上。高生物价蛋白以选牛奶、鸡蛋等为宜,但为避免饮食单调,可适当选用其他动物蛋白,以便长期坚持。

(2) 充足的热量　足够的热量可以提高蛋白质的利用率,当分解代谢旺盛时,可按145~167kJ/(kg·d)或全天8360~12552kJ(2000~3000 kcal)供给,但少尿期患者食欲较差,很难满足这样高的热量要求。若患者病情不重,分解代谢高,一般卧床休息时,热能供给量以维持在4184~6276kJ(1000~1500kcal)为宜。

(3) 充足的矿物质与维生素　少尿及无尿期水肿明显或高血压严重时,应给予低钠膳食,每日钠供给量约500mg。若有失钠性缺钠,则参考血钠、尿钠值,酌情补给。原则上宁少勿多。如有持续性呕吐或腹泻,以致水和盐丢失过多时,可由静脉输液补充。在多尿期,膳食中应适当增加食盐,以补偿从尿中的丢失,每排出1000ml尿液,应给予食盐2g,或碳酸氢钠2g;食物中含钠量差异较大,应根据需要合理选用。在少尿及无尿期,因尿量迅速减少,尿钾排出减少,应采用低钾饮食,以防外源性钾增多而加重高钾血症。除避免高钾食物外,可以采取冷冻、加水浸泡或弃去汤汁等方法,以减少食物钾的含量。而在多尿期,由于钾的丢失较多,除多吃富含钾的水果、蔬菜外,最好口服氯化钾。少尿期还应注意补充维生素B族及维生素C。

(4) 维持水平衡　在少尿及无尿期,应严格限制液体量,以防急性肺水肿及稀释性低钠血症,食物中含水量及其氧化所生的水应计算在内(1g蛋白质生水0.43ml,1g脂肪生水1.07ml,1g碳水化合物生水0.55ml)。一般每日以供给500ml为宜,如有发热、呕吐或腹泻,可酌情增加饮水量,不能口服时,可由静脉输液来补充。多尿期初,水的供给虽可增至1200ml/d,若尿量过多,每日入水量可按排尿量的2/3供给,尿量恢复正常后,入液量可达1500~2000ml/d。

(二) 慢性肾功能衰竭

1. 营养治疗目标　通过合理的膳食调配,以缓解尿毒症症状,延缓残存肾单位的破坏速度,纠正代谢紊乱,阻止或延缓肾功能恶化的进程,改善患者的营养状态。

2. 营养治疗原则

(1) 充足的热能　为提高蛋白质的生物利用率,减少体内蛋白分解,必须供给足够的能量。供给标准为126~146kJ(30~35kcal)/(kg·d)。由于限制了蛋白质的摄入,热能的主要来源为碳水化合物和脂肪。

(2) 低蛋白质　限制蛋白质摄入可以减少氮质代谢产物在体内的堆积,保护残存肾单位,延缓病情进展,因此,适宜的蛋白质摄入在慢性肾衰的营养治疗中具有决定性的作用。一般是根据内生肌酐清除率和血尿素氮含量来考虑膳食中蛋白质的供应量。最低供给量为0.3~0.5g/(kg·d),其中50%以上应为优质蛋白。为满足慢性肾衰患儿生长发育的需要,蛋白质的摄入量不应低于1.0~2.0g/(kg·d),优质蛋白应占50%以上。

(3) 适宜的脂肪　由于慢性肾衰可能出现脂肪代谢紊乱,导致高脂血症,诱发动脉粥样硬化,而影响血清总胆固醇的主要成分是饱和脂肪酸、胆固醇以及能量的过剩。因此,控制膳食脂肪摄入是控制慢性肾衰脂肪代谢异常的关键。在脂肪供给上要降低饱和脂肪酸和胆固醇的摄入,注意多不饱和脂肪酸(P)与饱和脂肪酸(S)的比值,P/S的比值以(1~1.5):1为佳。脂肪的供热比应达到30%左右,其中饱和脂肪酸供热占总热量比应小于10%,并尽量选择植物油类。胆固醇摄入量应低于300mg/d。

(4) 维持水平衡　如患者尿量不减少,一般水分不必严格限制,以利于代谢产物的排泄，但对于肾衰竭晚期尿量少于 1000ml/d，并有水肿或心脏负担加重的患者，应限制进液量。当出现尿量过少或无尿时，还应注意避免食用含钾高的食物，以防饮食性高钾血症。

（5）适宜的碳水化合物　充足的碳水化合物可以满足机体的能量需求，减少机体组织的分解。但由于慢性肾衰竭患者存在糖代谢紊乱，为稳定血糖，应鼓励患者摄入复合碳水化合物，减少单双糖类食物的摄入。

（6）限制钠盐摄入　患者若无明显的水肿和高血压，则不必严格限制食盐，以防止低钠血症的发生；若出现水肿和高血压，应采用低盐饮食；若有严重的水肿和高血压时，需采用无盐或少钠膳食。

（7）低磷　慢性肾衰竭时高磷血症很常见，而高磷血症可加重肾功能恶化，并使血清钙降低，应采用低磷饮食。

（8）充足的维生素　慢性肾衰竭患者由于进食减少，很容易出现水溶性维生素缺乏，应予以适当补充。但由于大剂量维生素 C 可能增加血中草酸盐浓度，导致草酸盐在软组织内沉积，加重肾功能损害，所以对于维生素 C 的补充以适量为宜。

三、膳食护理

（一）急性肾功能衰竭

急性肾功能衰竭的饮食治疗应针对临床各期的不同表现来调整不同的营养成分，对患者及家属给予必要的营养指导，鼓励患者进食以达到治疗目的。

1. 关注病情　密切关注患者的病情、分期及尿量，正确指导患者测好每日排出的尿量并正确汇总；及时将患者的病情与主管医师和营养师进行沟通，以便有针对性地调整营养支持方案。

2. 做好营养咨询工作　协助营养师对患者做好营养知识传播；指导患者正确使用麦淀粉膳食和科学选用蛋白质食物。

3. 食物选择

（1）宜用食物　可多选用藕粉、淀粉、糊精、蔗糖、粉丝、山药、桂圆、红枣等，限量使用蛋类、奶类和瘦肉等优质蛋白质食物。少尿期应以葡萄糖、蔗糖等纯糖流质为主。

（2）忌（少）用食物　急性肾衰竭患者应禁用或少用下列食物：葱、蒜、辣椒、芥末、胡椒、酒、咖啡等辛辣刺激性食物；动物内脏、大脑以及油煎、油炸食品等高脂肪食物；限制钠盐与酱油的使用。

4. 食谱举例

（1）少尿期流质膳食配方（适用急性肾衰竭短期食用）　蔗糖 50g、葡萄糖 50g 溶于 800ml 开水中，加少量酸梅精或鲜柠檬汁调味。全日分 8 次进食。白天早 8 点至晚 10 点，每 2 小时进食 100ml。全日可供能量 1.67MJ（400kcal），入液量为 800ml。少尿缓解期低蛋白、低钠、低钾膳食举例，见表 10 - 5。

（2）多尿期的饮食治疗　基本原则与少尿期相同，当病情逐步好转、尿量增多、血尿素氮下降、食欲日渐好转时，适当增加营养可加速机体修复。总热量可增至 8.4 ~ 12MJ（2000 ~ 2868kcal）/d，多尿期若尿量过多，全天的总入液量可按尿量的 2/3 计算。多尿期易失钾应注意补充。急性肾衰竭多尿期食谱举例，见表 10 - 6。

（3）恢复期　应提供充足的能量，总能量可按 10.5 ~ 12.5MJ（2500 ~ 3000kcal）/d 供给；蛋白质供给量可随血液中尿素氮的下降而逐渐提高，可按 0.6 ~ 0.8g/（kg·d）逐渐增加到 1.0 ~ 1.2g/（kg·d）以确保组织恢复的需要，其中生物价高的蛋白质应占总蛋白的 1/3 ~ 1/2；多吃富含维生素的新鲜食品。慎重防止病情转变成肾功能不全。

（二）慢性肾功能衰竭

1. 关注病情，做好营养咨询工作　密切关注患者的病情分期，加强与营养师及患者的沟通，以便有针对性地调整营养方案。向患者解释营养治疗对本病是极其重要而又需要长期坚持的治疗手段，对延缓肾功能的恶化具有重要作用。指导患者正确使用麦淀粉饮食和科学选用蛋白质食物。

2. 开展营养评估　由于本病为慢性演变过程，临床常见有呕吐、腹泻等胃肠道症状，绝大多数患者均存在不同程度的营养不良。因此，应随时监测患者的各项营养指标并进行合理的饮食指导。

3. 食物选择

（1）宜用食物　宜多选用麦淀粉、藕粉、凉粉、粉丝、土豆、地瓜、山药、芋头、南瓜等；适量选用米、面、蜂蜜、蔗糖、鸡蛋、牛奶、鱼、虾、畜禽瘦肉等；根据血钾情况选择蔬菜水果的种类及数量。

（2）忌（少）用食物　限用豆类及其制品、坚果类等富含非必需氨基酸的食物；少用谷类、深绿色蔬菜、巧克力等含镁丰富的食品；伴有高钾血症的患者应禁用香蕉、黄豆、水果干等含钾丰富的食品；限盐，禁用咸菜、盐腌制品、松花蛋等含钠丰富的食品。

4. 慢性肾衰竭食谱举例，见表10-7。

表10-5　急性肾衰竭少尿期食谱（少尿期流质膳食）

餐次	食物及用量
早餐	牛奶150ml、甜面包25g
午餐	西红柿蛋花面条汤（西红柿50g、面粉50g、鸡蛋75g）
晚餐	牛奶150ml、麦片粥25g

注：全日能量3.35MJ（800kcal），蛋白质28g左右，入液量1200ml，应再口服或静脉输入必需氨基酸10~13g，使蛋白总摄入量达40g/d

表10-6　急性肾衰竭多尿期食谱（普通半流质膳食）

餐次	食物及用量
早餐	加糖牛奶200ml（牛奶200ml、白糖10g）、白米粥（大米50g）
加餐	鲜橘汁200ml
午餐	番茄蛋花面条汤（番茄150g、面粉50g、鸡蛋50g）
加餐	苹果100g
晚餐	小馄饨（瘦猪肉25g、面粉100g、油10g）

注：全天总能量6.11MJ（1460kcal），蛋白质43g，脂肪36g，碳水化合物232g

表10-7　慢性肾衰竭食谱

餐次	食物及用量
早餐	加糖牛奶100ml（牛奶100ml、白糖10g）、馒头（麦淀粉50g）
加餐	西瓜1000g
午餐	米饭（籼米50g）、白菜炒木耳（小白菜200g、黑木耳30g、油10g）
加餐	加糖藕粉糊（藕粉30g、白糖10g）
晚餐	面条（麦淀粉50g）、鸡蛋炒黄瓜（鸡蛋50g、黄瓜100g、油10g）

本章小结

泌尿系统是人体重要的排泄系统，泌尿系统疾病常引起碳水化合物、蛋白质、脂肪、电解质和维生素的代谢紊乱，带来营养不良等问题。营养不良将直接影响着肾功能的恢复以及并发症的发生，因此营养治疗非常重要。需要根据患者的临床表现，以营养状况和肾功能为依据，结合膳食习惯和饮食喜好及时调整营养治疗方案，同时应加强对患者的健康教育，提高其对疾病的认识，主动配合治疗。

目标检测

A1 型选择题

答题说明：每一道题有 ABCDE 5 个备选答案，只有 1 个正确答案，其余均为干扰答案。

1. 急性肾炎饮食治疗时，以下食物不可以选用的是
   A. 面粉　　　　B. 咸肉　　　　C. 卷心菜　　　D. 苹果　　　　E. 大米

2. 肾功能衰竭患者能量供给以哪一项为主
   A. 碳水化合物　　B. 蛋白质　　　C. 脂肪　　　　D. 膳食纤维　　E. 以上都不是

3. 慢性肾功能衰竭患者饮食治疗应首选
   A. 控制饮食　　　　　　　B. 高蛋白饮食　　　　　　　C. 低脂饮食
   D. 优质低蛋白饮食　　　　E. 少渣膳食

4. 下列关于肾病综合征患者营养护理措施错误的是
   A. 给予正常量的优质蛋白质　　B. 充足的热能　　　　　C. 限制碳水化合物
   D. 限制钠盐摄入量　　　　　　E. 限制饮水量

5. 急性肾功能衰竭时机体容易出现的矿物质紊乱是
   A. 高血钾　　　　B. 低血钾　　　C. 低血钙　　　D. 高血磷　　　E. 以上都是

（焦凌梅）

第十一章 代谢性疾病的膳食护理

学习目标

知识要求

1. 掌握 糖尿病、痛风的营养治疗原则与膳食护理。
2. 熟悉 糖尿病的食谱制定、肥胖症的营养治疗原则与膳食护理。
3. 了解 糖尿病、痛风、肥胖症的病因。

技能要求

1. 熟练掌握糖尿病患者食谱设计的技能。
2. 学会应用食品交换份法与食物血糖指数法给糖尿病患者个性化配餐。

案例引导

临床案例 患者刘某，女，49岁，会计，身高168cm，体重73kg。主诉"发现血糖升高5个月，伴口渴、乏力2个月"。

个人史：患者于5个月前因体检，检查空腹血糖8.6mmol/L，复查空腹血糖9.0mmol/L，诊断为2型糖尿病，拒绝用药，自行饮食治疗。2个月前出现口渴乏力，今至门诊查空腹血糖11.6mmol/L，入院进一步治疗。既往无特殊病史，有糖尿病家族史。

体格检查：血压110/70mmHg。尿常规显示尿糖（＋＋＋），尿酮体（－），血脂正常，肝肾功能正常，自身免疫性抗体测定阴性。

辅助检查：入院时空腹静脉血糖11.6mmol/L，餐后2小时末梢血糖14.7mmol/L，糖化血红蛋白（HbA1C）11.2%。

诊断 2型糖尿病。

提问 根据现有资料，请回答：

1. 该病的营养治疗原则是什么？
2. 请为该患者提供膳食护理指导。

第一节 糖 尿 病

一、概述

糖尿病（diabetes mellitus，DM）是一组由于胰岛素分泌和（或）作用缺陷导致的以高血糖为特征的慢性代谢性疾病。糖尿病的长期高血糖状态会引发各种器官特别是眼、肾、神经、心脏和血管等长期损害及功能障碍甚至衰竭。

WHO 1999年制定的糖尿病诊断标准为：①有糖尿病症状，随机血糖≥11.1mmol/L，空腹血糖≥7.0mmol/L，口服（75g无水葡萄糖溶于水）糖耐量试验2小时血糖≥11.1mmol/L。

如果没有出现明确的高血糖，应该另选一天对这些评判指标进行一次重复试验加以确认。若仍符合 3 项标准之一者即可诊断为糖尿病。②口服糖试验 2 小时血糖在 7.8～11.1mmol/L 之间诊断为糖耐量降低。③空腹血糖在 6.1～7.0mmol/L 之间诊断为空腹耐糖不良。除血糖外，自 2010 年 ADA 糖尿病医学诊疗标准正式将糖化血红蛋白（HbA1c）≥6.5% 纳入糖尿病诊断标准。2013 年我国糖尿病指南尚未将 HbA1c 列入糖尿病诊断标准。

糖尿病患者主要临床表现有糖耐量减低、高血糖、尿糖、多尿、多饮和多食及消瘦乏力（三多一少）等症状。其血糖得不到有效控制，易并发心血管、肾脏、眼部及神经等病变；严重病例易出现酮症酸中毒、高渗性高血糖昏迷、乳酸性酸中毒等表现，可威胁生命。但如能及早治疗，控制病情，可有效提高患者生存质量，延长寿命。

二、营养治疗

糖尿病的治疗措施主要是以营养治疗、运动治疗、药物治疗、血糖监测及健康教育等综合方法为常见，其中营养治疗是最基础的治疗措施。糖尿病的营养治疗主要是以糖尿病的长期饮食管理为主。

（一）营养治疗目标

在保证患者正常生活和儿童青少年患者正常生长发育的前提下，纠正已发生的代谢紊乱，减轻胰岛 B 细胞负荷，从而延缓并减轻糖尿病并发症的发生和发展，进一步提高其生活质量。

1. 纠正代谢紊乱 通过平衡膳食与合理营养，以控制血糖、血脂、补充优质蛋白质和预防其他必需营养素的缺乏。

2. 减轻胰岛 B 细胞负荷 合理膳食可减少胰岛 B 细胞负担并恢复部分功能。

3. 防治并发症 提供适当且充足的营养素，有利于防治糖尿病并发症的发生与发展、提高生活质量，改善整体健康水平。

4. 满足特定营养需求 对于患有 1 型或 2 型糖尿病的儿童青少年患者、妊娠期或哺乳期患者及老年糖尿病患者，应满足其在特定时期的营养需求。

（二）营养治疗原则

营养治疗应贯穿于糖尿病防治的所有阶段，医务工作者应提供给糖尿病患者最佳的营养干预方法，促使患者营养生活方式转变，最终实现长期临床结局和生活质量的改善。

1. 合理控制总热能 热能摄入量以达到或维持理想体重为宜。肥胖者体内脂肪细胞增大、增多，组织细胞对胰岛素敏感性降低，不利于治疗。减少总热能降低体重后，可以减轻胰岛素抵抗，改善血糖。热能摄入应限制在 5.02MJ（1200kcal）以内，使体重逐渐下降至正常标准。孕妇、乳母、营养不良及消瘦者、伴消耗性疾病且体重低于标准体重者，能量摄入可增加10%～20%，从而满足生理需要并适当增加体重。不同情况下的热能供给量可参考表 11-1。

表 11-1 成人糖尿病患者能量需要推荐量 [（kJ（kcal）/kg·d）]

体重	卧床休息	轻体力劳动	中等体力劳动	重体力劳动
消瘦	105～126（25～30）	126～146（30～35）	146～167（35～40）	188～209（45～50）
正常	84～105（20～25）	105～126（25～30）	126～146（30～35）	146～167（35～40）
超重或肥胖	63～84（15～20）	84～105（20～25）	105～126（25～30）	126～146（30～35）

注：体重评价见第七章第 2 节

2. 适量碳水化合物 在合理控制总热能的基础上，患者摄入适量的碳水化合物，有利于提高其组织细胞对胰岛素的敏感性并改善葡萄糖耐量。结合我国居民的膳食特点，碳水化合物是膳食中能量的主要来源，其供给量应占总热能的 50%～60%。主食类食品富含淀粉多糖、膳食纤维、维生素和矿物质，合理选用可以较好地控制病情，并且由于这类食物体积大，饱腹感强，有助于控制体重。单糖和双糖在肠道不需要消化酶，可被直接吸收进入血液，使血糖迅速升高，还可能导致周围组织对胰岛素作用的不敏感，从而加重糖尿病的病情。因此糖尿病患者应减少或禁食单糖和双糖。

3. 限制脂肪摄入量　脂肪是重要的供能物质，糖尿病病理状态下对脂肪的关注主要在于摄入不同种类、数量脂肪后对糖代谢、胰岛素抵抗和血脂的影响及其随后表现在各系统器官的后果。长期摄入高脂肪膳食可损害糖耐量，促进肥胖、高血脂和心血管病的发生，因此，脂肪供热占总能量摄入不宜超过30%。应以不饱和脂肪酸为主，控制饱和脂肪酸的摄入，使其不超过总脂肪量的10%～15%。胆固醇摄入量应控制在每天300mg以下。

4. 适量选择优质蛋白质　糖尿病患者每日蛋白质消耗量大，摄入应接近正常人的标准，成年患者约为1g/(kg·d)，孕妇、乳母为1.5g/(kg·d)，儿童为2～3g/(kg·d)。要求蛋白质供热占总热能的12%～20%，其中至少1/3来自动物类优质蛋白质和大豆蛋白。在糖尿病肾病时，因尿中蛋白质丢失较多，因此在肾功能允许的条件下可适当增加蛋白质的摄入，但禁忌大豆蛋白；而对于氮质血症及尿毒症期的患者，必须减少蛋白质的摄入。

5. 无机盐、维生素要合理充足　对于糖尿病患者，易并发感染或酮症酸中毒，因此要注意维生素和无机盐的补充。由于糖尿病患者糖异生作用旺盛，B族维生素消耗增多，因此要适当补充B族维生素。粗粮干豆类、脏腑类、蛋类及蔬菜（尤其绿叶蔬菜）类含B族维生素较多。补充维生素C可防止因缺乏而引起的微血管病变。

由于糖尿病患者尿量增大，组织失水及细胞外液的高渗，引起机体失水导致低钾低钠血症。酮症酸中毒时要注意钠、钾、镁的补充以纠正电解质的紊乱。平时钠盐摄入不宜过高，过高易诱发高血压和脑动脉硬化。三价铬是葡萄糖耐量因子（GTF）的组成成分，作用于葡萄糖代谢中的磷酸变位酸，若没有铬的参与其活性下降，含活性铬的食物有酵母、牛肉、肝、蘑菇、啤酒等。锌能协助葡萄糖在细胞膜上转运，每一分子胰岛素含有2个锌原子，锌与胰岛素活性有关，锌的主要来源是动物性食物。

6. 补充膳食纤维　膳食纤维可以增强胃肠蠕动，吸收水分，以利于大便排出，治疗便秘；并且能使粪便中的胆汁酸排泄增多，降低血胆固醇水平；还可延缓食物在胃肠道的消化吸收，控制餐后血糖的上升幅度，尤其是可溶性纤维功效较大。因此提倡糖尿病患者的膳食中宜增加膳食纤维量，每天20～35g，食物选择以天然食物为佳。

7. 餐次安排要合理　为了减轻胰岛负担，糖尿病患者一日至少保证三餐。按早、中、晚餐各1/3的热量，或早餐1/5，中、晚餐各2/5的主食量分配。在活动量稳定的情况下，要求定时定量。注射胰岛素或容易出现低血糖者应在三餐之间加餐2～3次，晚睡前半小时加餐更加重要，加餐食品可以由正餐中匀出约25g的主食即可。见表11-2。

表11-2　糖尿病餐次安排及能量分配比例（%）

糖尿病类型	早餐	上午点心	中餐	下午点心	晚餐	睡前点心
不用药病情稳定者	20		40		40	
或者	33		33		34	
用胰岛素病情稳定者	20		40		30	10
用胰岛素病情多变者	20	10	20	10	30	10
或者按	28		28		28	16

三、膳食护理

（一）健康教育

1. 积极开展健康教育　糖尿病为慢性终身性疾病，做好健康教育是防治糖尿病的关键。护理人员可与临床医师、营养师共同承担健康教育工作。可采用群体与个体相结合的办法，利用录像、幻灯、图片、食品模具等形式开展糖尿病讲座、糖尿病咨询。使患者全面了解糖尿病的保健知识，尤其是糖尿病的饮食治疗，有利于控制血脂和防止并发症的发生与发展，让患者能带病长寿。

2. 正确开展心理治疗 对不同的糖尿病患者加强糖尿病咨询。如部分患者不重视饮食治疗或不接受饮食治疗；而有些患者则误认为糖尿病什么都不能吃，每天只吃素食，产生悲观、忧虑、恐惧的心理，应给予积极疏导。

3. 做好低血糖的护理 低血糖症状较轻者可用葡萄糖25g温水冲饮，十几分钟后症状即可消失。较重者，除饮用糖水外，还应给予一些淀粉类食品如馒头、饼干等。

（二）食物的选择

营养治疗的原则最终需落实到食谱的安排和食物的选择方面。合理、便捷地选择食物有助于控制血糖，并且有助于提高患者的生活质量。

1. 谷类食物 谷类是碳水化合物的主要来源，其他淀粉类食物如土豆、山药、芋头、粉条、凉粉等含碳水化合物也较多，选用时应注意其所含热量。提倡多选用粗杂粮，如玉米面、养麦、燕麦等代替部分米面。富含植物纤维的藻类和豆类食品食用后血糖升高缓慢，粗粮、酵母中含铬较多。

2. 动物性食物和大豆及其制品 此类食品富含蛋白质，应按照定量选用精瘦肉和豆制品，少选肥肉和内脏等富含饱和脂肪酸、胆固醇的食品。牛奶及奶制品含有较多的钙和维生素 B_2，每日 250～500ml。

3. 蔬菜 富含无机盐、维生素、膳食纤维，除萝卜、蒜苗、豌豆、毛豆等含热量较高的蔬菜之外，常见的叶类、茎类、瓜类蔬菜可以任意食用。

4. 水果 含有一定量的单糖、双糖，按照每 150～200g 带皮橘子、梨、苹果等可以换成 25g 主食适当选用。红枣、香蕉、柿子、菠萝、荔枝、龙眼肉等含糖量较高的水果或干果应慎用。

5. 烹调用油及坚果类 这些富含脂肪的食物，应严格限量食用。大约 15 粒花生米或 30 粒瓜子或 2 个核桃相当于 10g 油脂。由于动物油中含有较高的饱和脂肪酸，因此提倡尽量使用植物油。但是植物油仍然含有很高的热量，也需要限量食用。肥胖患者必须严格控制油脂类（包括花生、核桃）。非肥胖者可适当选用花生、核桃作为加餐充饥食品。

6. 酒类 每克酒精产热 29.29kJ（7kcal）。酒精代谢虽然不需要胰岛素，但是含热量高，而且长期饮用容易引起高脂血症。还有注射胰岛素和口服磺脲类降糖药的患者空腹饮酒容易引起低血糖，因此糖尿病患者应禁酒。

糖尿病的营养治疗最重要的是控制全天的总能量。制定合理的总能量应以个人饮食习惯为基础，结合病情、年龄、身高、实际体重、活动强度及季节和生长发育等情况综合考虑，再结合病情分配碳水化合物、蛋白质和脂肪的热能比。在设计食谱时先计算糖类摄入量，再计算蛋白质的摄入量，最后计算脂肪的摄入量，并用烹调用油补足脂肪的需要量。

每天总热量（kJ）＝标准体重×K［式中 K 为活动系数（劳动系数）］

标准体重可以应用简单的公式：标准体重（kg）＝身高（cm）－105

糖尿病患者的每日供给量应结合患者的体重状态（肥胖、消瘦或者理想）、体力活动、病情等，参考表 11－1 进行计算。对消瘦患者，蛋白质和脂肪的摄入量应适当提高；而肥胖者，脂肪和碳水化合物的摄入量则相应减少。

举例（案例引导）

该患者标准体重 ＝ 168－105 ＝ 63kg

该患者实际体重为 73kg，即（73－63）÷63×100％＝15.9％，属于超重体型。

每天能量需要为：63×25＝6590kJ（1575kcal）

该患者全天供热比为：碳水化合物60%，蛋白质15%，脂肪25%。即：

碳水化合物摄入量为：$1575 \times 60\% \div 4 = 236g$

蛋白质摄入量为：$1575 \times 15\% \div 4 = 59g$

脂肪摄入量为：$1575 \times 25\% \div 9 = 44g$

（三）饮食治疗中的注意事项

1. 对于糖尿病患者来说，饮食治疗需要终生坚持，但不主张过度控制膳食，把患者变成"苦行僧"，简单地告诉他们什么食物不宜吃，而应当强调"灵活性"，在总热量限制下合理配餐，让糖尿病患者享受与常人相同的生活乐趣。

2. 饮食生活会受到知识背景、地域、家庭、经济情况的影响而不同，应强调糖尿病患者饮食的个性化，每个人都有适合自己的一套食谱，并且能够根据病情的变化而随时调整。

3. 饮食治疗应该与运动、药物治疗紧密配合，协调统一，发挥综合治疗的最大优势。

（四）糖尿病食谱的设计方法

糖尿病饮食是一种需要计算和称重量的饮食，具体操作比较麻烦，可用食品交换份的方法快速简便地制定食谱。所谓食品交换份是将食物按照来源、性质分成几大类，同类食物在一定重量内所含的蛋白质、脂肪、碳水化合物和热量相似，称为"份"，且不同类食物间每一份所提供的热量也是相同的。

食品交换份的应用丰富了糖尿病患者的日常饮食，使食谱的设计趋于简单化。食品交换份根据所含类似营养素的量，把常用食物归为4类：①含碳水化合物较丰富的谷薯类食物；②含维生素、矿物质和膳食纤维丰富的蔬菜、水果类；③含优质蛋白质丰富的肉、鱼、乳、蛋、豆及豆制品类；④含能量丰富的油脂、纯糖和坚果类食物。各类食品、每一个食物交换份中所含三大产能营养素的量，见表11-3至表11-10。

表11-3　每一交换份食品的产能营养素含量表

组别	食品类别	每份质量（g）	能量（kJ）	蛋白质（g）	脂肪（g）	碳水化合物（g）	主要营养素
谷薯组	谷薯类	25	377	2.0	--	20.0	碳水化合物 膳食纤维
蔬果组	蔬菜类	500	377	5.0	--	17.0	矿物质 维生素 膳食纤维
	水果类	200	377	1.0	--	21.0	
肉蛋组	大豆类	25	377	9.0	4.0	4.0	蛋白质 矿物质
	奶类	160	377	5.0	5.0	6.0	
	肉蛋类	50	377	9.0	6.0		
油脂组	坚果类	15	377	4.0	7.0	2.0	脂肪 脂溶性维生素
	油脂类	10	377	--	10.0		

注：资料来源于北京协和医院。

表11-4　谷薯类食品能量等值交换份表

食品名称	质量（g）	食品名称	质量（g）
大米　小米　糯米　薏苡仁	25	干粉条　干莲子	25
高粱米　玉米渣	25	油条　油饼　苏打饼干	25
面粉　米粉　玉米面	25	烧饼　烙饼　馒头	35
混合面	25	咸面包　窝窝头	35
燕麦片　莜麦面	25	生面条　魔芋生面条	35

续表

食 品 名 称	质量（g）	食 品 名 称	质量（g）
荞麦面 苦荞面	25	马铃薯	100
各种挂面 龙须面	25	湿粉皮	150
通心粉	25	鲜玉米（1个，带棒心）	200
绿豆 红豆 芸豆 干豌豆	25		

注：每份谷薯类食品提供蛋白质2g，碳水化合物20g，能量376kJ（90kcal）。根茎类一律以净食部分计算

表11-5 蔬菜类食品能量等值交换份表

食 品 名 称	质量（g）	食 品 名 称	质量（g）
大白菜 元白菜 菠菜 油菜	500	白萝卜 青椒 茭白 冬笋	400
韭菜 茴香 茼蒿	500	倭瓜 南瓜 菜花	350
芹菜 苤蓝 莴笋 油菜苔	500	鲜豇豆 扁豆 洋葱 蒜苗	250
西葫芦 番茄 冬瓜 苦瓜	500	胡萝卜	200
黄瓜 茄子 丝瓜	500	山药 荸荠 藕 凉薯	150
芥蓝 瓢菜	500	慈菇 百合 芋头	100
蕹菜 苋菜 龙须菜	500	毛豆 鲜豌豆	70
鲜豆芽 鲜蘑 水浸海带	500		

注：每份蔬菜类食品提供蛋白质5g，碳水化合物17g，能量376kJ（90kcal）。每份蔬菜一律以净食部分计算

表11-6 肉、蛋类食品能量等值交换份表

食 品 名 称	质量（g）	食 品 名 称	质量（g）
热火腿 香肠	20	鸡蛋（1大个带壳）	60
肥瘦猪肉	25	鸭蛋 松花蛋（1大个带壳）	60
熟叉烧肉（无糖）午餐肉	35	鹌鹑蛋（6个带壳）	60
熟酱牛肉 熟酱鸭 大肉肠	35	鸡蛋清	150
瘦猪 牛 羊肉	50	带鱼	80
带骨 排骨	50	草鱼 鲤鱼 甲鱼 比目鱼	80
鸭肉	50	大黄鱼 黑鲢 鲫鱼	80
鹅肉	50	对虾 青虾 鲜贝	80
兔肉	100	蟹肉 水发鱿鱼	100
鸡蛋粉	15	水发海参	350

注：每份肉类食品提供蛋白质9g，脂肪6g，能量376kJ（90kcal）。除蛋类为市品重量，其余一律为净食部分计算

表11-7 大豆类食品能量等值交换份表

食 品 名 称	质量（g）	食 品 名 称	质量（g）
腐竹	20	北豆腐	100
大豆	25	南豆腐（嫩豆腐）	150
大豆粉	25	豆浆	400
豆腐丝 豆腐干 油豆腐	50		

注：每份大豆及其制品提供蛋白质9g，脂肪4g，碳水化合物4g，能量376kJ（90kcal）

表 11 – 8　奶类食品能量等值交换份表

食 品 名 称	质量（g）	食 品 名 称	质量（g）
奶粉	20	牛奶	160
脱脂奶粉	25	羊奶	160
乳酪	25	无糖酸奶	130

注：每份奶类食品提供蛋白质5g，脂肪5g，碳水化合物6g，能量376kJ（90kcal）

表 11 – 9　水果类食品能量等值交换份表

食 品 名 称	质量（g）	食 品 名 称	质量（g）
柿子　香蕉　鲜荔枝	150	李子　杏	200
梨桃　苹果	200	葡萄	200
橘子　橙子　柚子	200	草莓	300
猕猴桃	200	西瓜	500

注：每份水果提供蛋白质1g，碳水化合物21g，能量376kJ（90kcal）。每份水果一侓以市品质量计算

表 11 – 10　油脂类食品能量等值交换份表

食 品 名 称	质量（g）	食 品 名 称	质量（g）
花生油　香油（1汤匙）	10	猪油	10
玉米油　菜油（1汤匙）	10	牛油	10
豆油（1汤匙）	10	羊油	10
红花油（1汤匙）	10	黄油	10

注：每份油脂类食品提供脂肪10g，能量376kJ（90kcal）

表 11 – 11　不同能量所需的各类食品交换份数

能量（kJ）	交换单位	谷薯类 质量	谷薯类 单位	蔬果类 质量	蔬果类 单位	肉蛋类 质量	肉蛋类 单位	豆乳类 豆浆	豆乳类 牛奶	豆乳类 单位	油脂类 质量	油脂类 单位
5020	14	150	6	500	1	150	3	200	250	2	2	2
5858	16	200	8	500	1	150	3	200	250	2	2	2
6694	18	250	10	500	1	150	3	200	250	2	2	2
7531	20	300	12	500	1	150	3	200	250	2	2	2
8368	22	350	14	500	1	150	3	200	250	2	2	2

案例引导中患者的膳食，利用食品交换份法配餐如下：

依据前述已知，该患者每天能量需要量为6590kJ（1575kcal）

计算食品交换份分数为：1575÷90＝17～18份

参考表11–11分配食物，根据患者饮食习惯和嗜好选择并交换食物如下：

全天需要谷类9份，蔬菜1份，肉类4份，乳类2份，水果1份，油脂1份。将食物安排至各餐次中，制定平衡膳食。

食谱举例，见表11–12。

表 11 – 12　糖尿病患者一日膳食举例

餐次	食物及用量
早餐	稀饭（粳米50g）、蔬菜（炒时蔬100g、油10g）、牛奶（150g）
中餐	米饭（粳米125g）、清蒸黄花鱼（200g）、蔬菜（炒时蔬150g、油10g）
加餐	酸牛奶（100ml）、苹果（200g）
晚餐	米饭（粳米100g）、胡萝卜炒牛肉（牛肉50g、胡萝卜100g、油15g）
	隔水蒸蛋（鸡蛋50g）

注：全日烹调油25g，蛋白质60g，脂肪42g，碳水化合物240g，总热量6611kJ（1580kcal）

（五）血糖指数

1. 血糖指数（glycemicindex，GI） 是表示某种食物升高血糖效应与标准食品（通常为葡萄糖）升高血糖效应之比，指的是人体食用一定食物后会引起多大的血糖反应。一般情况下，血糖指数越低的食品对血糖的升高反应就越小。测量方法是食用含糖类75g或50g的食物和相当量的葡萄糖标准食物后，采用血糖曲线下面积反映机体的不同应答水平，两者之比值即为血糖指数。

2. 食物的GI值分类 一般认为，GI值低于55为低GI，55～75为中等GI，大于75为高GI食物。高GI食物进入胃肠后消化快，吸收率高，快速引起血糖应答。低GI食物在消化道停留时间长，吸收率低，葡萄糖释放缓慢，引起的血糖反应峰值低，下降速度亦慢。总体而言，精制的谷类食物和土豆的GI较高，豆类和未加工的谷类GI中等，无淀粉的水果和蔬菜GI低。由于多种原因，目前尚难制定血糖指数的统一标准，因此，对已公布的血糖指数也仅能做为患者选食的参考，见表11－13。

表11－13 常见食物血糖指数

食 物 名 称	GI 值	食 物 名 称	GI 值
葡萄糖	100.1	李子	24.0
蔗糖	65.0	樱桃	22.0
果糖	23.0	葡萄	43.0
麦芽糖	105.0	葡萄干	64.0
蜂蜜	73.0	狝猴桃	52.0
面条（小麦粉）	81.6	柑	43.0
馒头（富强粉）	88.1	*柚	25.0
烙饼	79.6	*菠萝	66.0
油条	74.9	*芒果	55.0
大米粥	69.4	香蕉	52.0
大米饭	83.2	西瓜	72.0
糙米（煮）	87.0	*花生	14.0
黑米粥	42.3	牛奶	27.6
玉米（甜，煮）	55.0	全脂牛奶	27.0
玉米面（粗粉，煮）	68.0	脱脂牛奶	32.0
玉米面粥	50.0	低脂奶粉	11.9
玉米糁粥	50.8	酸奶（加糖）	48.0
小米粥	60.5	*汉堡包	61.0
荞麦面条	59.3	白面包	87.9
荞麦面馒头	66.7	*面包（全麦粉）	69.0
马铃薯（煮）	66.4	*面包（粗面粉）	64.0
马铃薯（烤）	60.0	*面包（黑麦粉）	65.0
马铃薯（用微波炉烤）	82.0	馒头＋芹菜炒鸡蛋	48.6
马铃薯（烧烤，无油脂）	85.0	馒头＋酱牛肉	49.4
甘薯（红，煮）	76.7	馒头＋黄油	68.0
藕粉	32.6	饼＋鸡蛋炒木耳	48.4
茖粉	34.5	饺子（三鲜）	28.0
粉丝汤（豌豆）	31.6	包子（芹菜猪肉）	39.1
豆腐（炖）	31.9	硬质小麦粉肉陷馄饨	39.0

续表

食物名称	GI值	食物名称	GI值
豆腐干	23.7	牛肉面	88.6
绿豆	27.2	米饭+鱼	37.0
扁豆	38.0	米饭+芹菜+猪肉	57.1
四季豆	27.0	米饭+蒜苗	57.9
胡萝卜	71.0	米饭+蒜苗+鸡蛋	68.0
南瓜	75.0	米饭+猪肉	73.3
山药［薯蓣］	51.0	玉米粉加入人造黄油（煮）	69.0
雪魔芋	17.0	猪肉炖粉条	16.7
芋头（蒸）	47.7	西红柿汤	38.0
苹果	36.0	二合面窝头（玉米面+面粉）	64.9
梨	36.0	黑五类粉	57.9
桃	28.0		

（六）食物交换份法结合食物血糖指数指导糖尿病患者膳食配置

合理的膳食结构及热能摄入有助于改善患者的血糖和胰岛素敏感性，使疾病得到有效控制，糖尿患者的平衡膳食配制是重要手段。目前临床上广泛采用的是食物交换份法，该方法固定了各餐热量，主要是针对三大产热营养物质（即糖类、蛋白质和脂肪）的摄入量做了指导。由于食物交换份法易于掌握，且避免了食物过于固定化，已被大多数患者认可。食物血糖生成指数基于人体试验，观察了各种食物与葡萄糖相比升高血糖的速度和能力。由于GI反映了机体对食物产生的应答反应，因此，对于糖尿病患者饮食治疗有重要利用的价值。糖尿病患者配餐时，在遵循食物交换份法配餐的基础上同时注意选取低GI的食物。高GI食物每周可选择1次，中GI食物每周1天或2天选择1次，低GI值可每餐选择1次。

根据以上原则，配制案例引导中患者的一周饮食食谱如下，见表11-14。

表11-14 糖尿病患者一周食谱

	星期一	星期二	星期三	星期四	星期五	星期六	星期日
早餐	馒头 鸡蛋 炒时蔬	牛奶 鸡蛋 炒时蔬	豆浆 鸡蛋 炒时蔬	绿豆汤 鸡蛋 炒时蔬	牛奶 鸡蛋 炒时蔬	豆浆 鸡蛋 炒时蔬	粉汤 鸡蛋 炒时蔬
午餐	韭菜炒肉丝 清蒸黄鱼 炒时蔬	香菇肉片 猪肉粉条 炒笋尖	豆腐煮鱼 黄豆猪脚 炒时蔬	黄瓜炒蛋 冬笋炖鱼 炒时蔬	茄子肉丝 肉末豆腐 炒时蔬	蚕豆排骨 土豆炒肉 炒时蔬	豆干肉丝 清蒸鱼 炒时蔬
加餐	香蕉 酸奶	苹果 酸奶	酸奶	杏仁露	李子 酸奶	柚子 酸奶	樱桃 酸奶
晚餐	牛肉 清炒四季豆	水煮鱼 炒时蔬	冬瓜海螺 炒时蔬	青笋炒肉 炒时蔬	番茄炒蛋 青菜肉丝	木耳肉丝 炒时蔬	蒜薹炒肉 炒时蔬

蔬菜500g，油25g，盐6g

知识链接

美国糖尿病协会（ADA）更新《2015年ADA糖尿病医学诊疗标准》（Standardsof Medical Care in Diabetes – 2015），更新要点如下：

（1）ADA在新指南中大幅修订了对糖尿病患者他汀类药物使用的相关推荐：ADA指南将糖尿病患者按年龄分为3类，年龄<40岁者如无糖尿病之外的心血管危险因素无需使用他汀，年龄40~75岁者如无额外心血管危险因素应使用中等强度他汀治疗，年龄>75岁者如无额外心血管危险因素应使用中等强度他汀治疗。ADA新指南还推荐，应定期进行血脂监测以评估他汀治疗的依从性。

（2）美籍亚裔糖尿病前期和糖尿病患者的BMI筛查切点由$25kg/m^2$降低至$23kg/m^2$。

（3）餐前血糖目标由3.9~7.2mmol/L放宽至4.4~7.2mmol/L。

（4）舒张压目标由80mmHg放宽至90mmHg。

（5）在体力活动方面，ADA建议限制每次坐着的时间≤90分钟。

（6）不推荐使用电子烟来代替吸烟或帮助戒烟。

（7）儿童糖尿病患儿的HbA1c目标<7.5%。

第二节 痛 风

一、概述

痛风是一组与遗传有关的嘌呤代谢紊乱或与尿酸排泄障碍有关所导致的疾病。其临床特点为急性关节炎的反复发作，慢性则表现为痛风石、关节强直或畸形、肾实质损害、尿路结石、高尿酸血症等。根据尿酸增高的原因可分为原发性痛风和继发性痛风。原发性痛风属先天性遗传性，而非继发于其他疾病或其他先天性疾病的一种次要临床表现；而继发性痛风或高尿酸血症是继发于其他疾病过程中的一种临床表现，也可以由于某些药物所致。痛风在世界各地均有发生，其患病率的高低受到经济发展程度、环境、饮食习惯、年龄、种族、体质、遗传等因素的影响。男性起于青春期，女性多在更年期以后。

二、营养治疗

（一）营养治疗的目标

痛风营养治疗的目标是尽快终止急性症状，预防急性关节炎的复发；减少并发症的产生或逆转并发症。因此，治疗上既要控制急性痛风性关节炎，也要促使尿酸排泄增加，调节饮食，控制高尿酸血症。

（二）营养治疗原则

痛风营养治疗是通过限制嘌呤食物，采用适当能量，限制脂肪和蛋白质饮食，供应充足的水分及禁酒，减少外源性核蛋白，以降低血清尿酸水平并促进尿酸的排出，防止痛风的急性发作，减少药物用量。

1. 限制总能量，保持适宜体重 患者多伴有超重或肥胖，应控制能量摄入，维持正常体重，体重最好能低于理想体重10%~15%。能量供给一般为105~126kJ/（kg·d）。超体重者应减少摄入，减少能量应循序渐进，否则会引起体脂分解过快导致酮血症，进一步抑制尿酸的排泄，诱发痛风症急性发作。

2. 限制蛋白质和脂肪的摄入　蛋白质供给量约为 0.8 ~ 1.0g/（kg·d）或 50 ~ 70g/d，以含嘌呤少的谷类、蔬菜类为主要来源。优质蛋白质可选用乳类、干酪、鸡蛋等；尽量不用肉、鱼、禽类等，如一定要用，可经煮沸弃汤后食少量。在痛风性肾病时，应根据尿蛋白的丢失和血浆蛋白质水平适量补充蛋白质；但在肾功能不全，出现氮质血症时，应严格限制蛋白质的摄入量。脂肪可减少尿酸排泄，应适量限制，采用低或中等摄入量，为 40 ~ 50g/d，占总能量的 20% ~ 25%，可用蒸、煮、炖、卤、煲、灼等用油少的烹调方法烹调食物。

3. 合理供给碳水化合物　碳水化合物作为能量的主要来源，可防止组织分解产生酮体，并有增加尿酸排泄的倾向。在总能量限制的前提下，碳水化合物供能占总能量的 50% ~ 60%。单糖可增加腺嘌呤核苷酸的分解，加速尿酸的合成，应减少其摄入。蜂蜜含有较高的果糖，痛风患者不宜食用。

4. 严格限制嘌呤摄入　痛风患者应长期控制嘌呤摄入，并根据病情，调整膳食中嘌呤的含量。在急性期应严格限制嘌呤摄入，每天不超过 150mg，可选择嘌呤含量低的食物（<25mg/100g）。在缓解期，视病情可限量选用嘌呤含量中等的食物（25 ~ 150mg/100g）。无论在急性期还是缓解期，均应避免嘌呤含量高的食物。

5. 充足的维生素和矿物质　各种维生素，尤其是 B 族维生素和维生素 C 应足量供给。多供给富含矿物质的蔬菜和水果等成碱性食物，有利于尿酸的溶解与排出。由于痛风患者易患高血压、高脂血症和肾病，应限制钠盐摄入，通常用量 2 ~ 5g/d。

6. 其他

（1）酒　酒精不仅增加尿酸的合成，而且能使血乳酸浓度升高，抑制肾小管分泌尿酸，造成肾脏排泄尿酸减少。痛风与饮酒的相关性不仅与酒量有关，还与酒的种类有关。啤酒与痛风相关性最大，其次是烈酒，中等量的红酒不增加痛风的危险性。啤酒中含有大量的嘌呤，主要是鸟嘌呤核苷，啤酒花中含有异葎草酮可能对尿酸代谢有影响。

（2）饮水　每天应摄入充足的水有利于尿酸的排出。痛风患者只要肾功能正常，每天需要摄入 2000ml 以上的水。而睡前或夜间应补充水防止尿液浓缩。饮水主要以白开水、淡茶水、矿泉水以及新鲜果汁等为主。

三、膳食护理

（一）健康教育

1. 加强健康教育　对患者及其家属要加强饮食管理教育，使他们了解痛风的预防和发病知识，以及慢性关节炎的急性发作与饮食的不良习惯有密切相关，应避免喝酒和进食高嘌呤的食物，这是预防痛风性肾结石和肾病的有效措施。

2. 鼓励患者多饮水　水是人体非常重要的营养素之一，对维持生命及其他营养素的代谢是必不可少的。痛风患者更应多饮水，坚持有意识地每天至少饮水 2000 ~ 3000ml，同时坚持每日沐浴，以利于尿酸的排出，减轻症状。

3. 正确选用低嘌呤食物　向患者介绍嘌呤含量不同的食物，指导选用低嘌呤或含嘌呤少的食物，增加新鲜蔬菜和水果摄入。在饮食治疗下密切观察病情，必要时配合药物治疗。

（二）食物的选择

1. 急性期的膳食　在急性期痛风患者应严格限制嘌呤在 150mg 以下，以免增加外源性嘌呤的摄入。可选用第三类含嘌呤低的食物；蛋白质按 0.8 ~ 1.0g/（kg·d）供给，以牛奶、鸡蛋（特别是蛋白）、谷类为蛋白质的主要来源；脂肪不超过每日 50g，以碳水化物补足热量的需要。禁用含嘌呤高的肝、肾、胰、鲭鱼、鳗鱼、沙丁鱼、小虾、肉汁、肉汤、扁豆、大豆类（因含腺嘌呤高）。液体摄入量不少于每日 2000～3000ml。此外，可用碳酸氢钠、枸橼酸钠等药物使尿液碱性化。食物嘌呤含量分类见表 11－15。

表 11－15　食物嘌呤含量分类

类别	食物名称
第一类：嘌呤高的食物（每100g 食物含嘌呤 100～1000mg）	肝、肾、胰、心、脑、肉馅、肉汁、肉汤、鲭鱼、凤尾鱼、沙丁鱼、鱼卵、小虾、淡菜、鹅、斑鸡、石鸡、大豆制品、酵母、香菇、紫菜
第二类：嘌呤中等的食物（每100g 食物含嘌呤 75～100mg）	1. 鱼类：鲤鱼、鳕鱼、大比目鱼、鲈鱼、梭鱼、贝壳类、鳗鱼、鳝鱼 2. 肉食：熏火腿、猪肉、牛肉、牛舌、小牛肉、兔肉、鹿肉 3. 禽类：鸭、鸽子、鹌鹑、野鸡、火鸡
第三类：嘌呤较少的食品（每100g 食物含嘌呤 ＜75mg）	1. 鱼蟹类：青鱼、鲱鱼、鲑鱼、鲥鱼、金枪鱼、白鱼、龙虾、蟹、牡蛎 2. 肉食：火腿、羊肉、牛肉汤、鸡、熏肉 3. 麦麸：麦片、面包、粗粮 4. 蔬菜：芦笋、菠菜、蘑菇
第四类：嘌呤很少的食物	1. 粮食：大米、小麦、小米、荞麦、玉米面、精白粉、富强粉、通心粉、面条、面包、馒头、苏打饼 2. 蔬菜：白菜、卷心菜、胡萝卜、芹菜、黄瓜、茄子、甘蓝、芜青甘蓝、甘蓝菜、莴笋、刀豆、南瓜、倭瓜、西葫芦、蕃茄、山芋、土豆、泡菜、咸菜 3. 水果：各种水果 4. 蛋、乳类：鲜奶、炼乳、奶酪、酸奶、麦乳精 5. 饮料：汽水、茶、咖啡、可可、巧克力
第五类：其他食物	各种油脂、花生酱、洋菜冻、果酱、干果等

2. 缓解期的膳食　在缓解期膳食应配合药物达到尿酸负平衡，控制尿酸盐沉积和血清尿酸水平。此时，由于高蛋白质摄入能加速痛风患者生物合成尿酸，故蛋白质每日仍以不超过80g 为宜。禁用含嘌呤高的第一类食物；有限量地选用含嘌呤中等量的第二类食物，其中的肉、鱼、禽类每日（或每周五次，视病情而定）用 60～90g；第三类食物中的蔬菜只能选用 1 小份，其余的在缓解期也可适量选用；第四、五类食物一般均可自由选用。应平衡膳食，以维持理想体重。

（二）痛风患者的食谱举例

1. 痛风急性发作期　痛风急性期食谱举例，见表 11－16。

表 11－16　痛风急性期患者食谱安排

餐次	食物及用量
早餐	牛奶 250g、白米粥 100g（籼米 25g）、果酱面包（白面包 25g、果酱 15g）
中餐	米饭（籼米 75g）、蔬菜汤 100g（绿色蔬菜 20g）、番茄炒蛋（番茄 200g、鸡蛋 50g、油 10g）、炒时蔬（新鲜蔬菜 200g）、水果（250g）
晚餐	馒头（面粉 75g）、芙蓉菜花（菜花 150g、蛋清 50g）、玉米面粥（玉米面粉 25g）、凉拌胡萝卜丝（胡萝卜 200g）

注：全日烹调油 25g，蛋白质 50g，脂肪 45g，碳水化合物 250g，总热量 6694kJ（1600kcal），饮水量宜 2000～3000ml，用盐 6g。

2. 痛风缓解期　痛风缓解期食谱举例，见表 11－17。

表 11 -17　痛风缓解期患者食谱安排

餐次	食物及用量
早餐	牛奶 250g、甜发糕（面粉 50g、白糖 10g）
中餐	米饭（籼米 75g）、煮冬瓜（冬瓜 200g、油 5g）
	芹菜炒牛肉（芹菜 100g，牛肉 25g、油 10g）
	番茄豆腐汤（番茄 100g、豆腐 40g）
加餐	水果（西瓜 250g）
晚餐	馒头（面粉 75g）、米粥（籼米 25g）、炒时蔬（小白菜 150g、油 10g）、凉拌三丝（＊鸡丝 25g、蛋皮丝 35g、胡萝卜丝 50g）

注：①全日烹调油 25g，蛋白质 60g，脂肪 50g，碳水化合物 250g，总热量 7113kJ（1700 kcal），饮水量宜 2000 ～ 3000ml，用盐 6g

②＊用煮过汤的鸡肉

第三节　肥　胖　症

一、概述

肥胖症（obesity）是由于遗传、环境等特定的生物化学因子引起的一系列饮食调控和能量代谢紊乱，使体内能量摄入大于消耗，能量代谢失衡，体内脂肪积聚过多、体重增加的一种常见的营养与代谢性疾病。

根据病因可以分为遗传性肥胖、继发性肥胖和单纯性肥胖。因营养过剩所造成的肥胖称为单纯性肥胖（simple obesity），是常见的营养不良性疾病之一。肥胖症不仅是一种独立的疾病，也是高血压、心血管病、糖尿病、某些癌症和其他一些慢性病的重要危险因素之一。近年来，随着人们生活方式及膳食结构的改变、体力活动的减少，超重和肥胖症的患病率，在世界各地均迅速增长。欧美等国家肥胖症患病率一般在 20% 左右，我国成人超重率为 22.18%，肥胖率为 7.11%。肥胖症已成为世界性的公共卫生问题。肥胖评定标准见第七章表 7 -5。

二、营养治疗

（一）营养治疗目标

在确保机体蛋白质及其他各种营养素需要的前提下，维持能量摄入与消耗之间的负平衡状态，促使体重逐渐下降，接近标准体重，达到减轻体重的目的。

（二）营养治疗原则

目前，尚无真正有效的特效药物可以达到减肥的效果，同时长期服药也难免有副作用发生，而空回肠短路手术则不仅适应证有限，而且并发症也严重。因此，通过控制饮食和增加能量消耗是肥胖的最佳疗法。实施肥胖营养治疗，必须持之以恒地致力于改变原有的生活、饮食习惯，长期控制能量的摄入和增加能量的消耗，彻底纠正其能量代谢异常。

1. 膳食疗法类型。

（1）节食疗法　每天摄入的能量在 5021 ～ 7531kJ（1200 ～ 1800kcal），其中脂肪占总能量 20%、蛋白质 20% ～ 25%、碳水化合物 55%。

（2）低能量疗法　每天摄入的能量在 2510 ～ 4184kJ（600 ～ 1000kcal），脂肪占总能量 20% 以下，蛋白质 20%，碳水化合物 60%。

以上两种疗法主要适用于轻、中度肥胖者。肥胖者可根据自己的情况选择其中一种治疗方法，最好在医生的指导下进行。

（3）极低能量疗法，主要适用于重度和恶性肥胖患者，需要在医生的密切观察下进行治疗，每天摄入的能量在 837～2510kJ（200～600kcal）。

2. 营养治疗基本原则。

（1）控制能量的摄入　成年肥胖者每日能量按 62.8～83.7kJ/kg 供给，相当于正常需要量的 70%，以每月体重减少 0.5～1.0kg 为宜。对于重度肥胖者，需严格限制能量摄入，按照正常量的 50% 计算，以每周体重减少 0.5～1.0kg 为宜，循序渐进切不可急于求成而损害机体健康。

（2）供能营养素的能量分配比例　在减肥过程中，三大供能营养素的分配至关重要。正常膳食三大营养素占总热能的分配比例为蛋白质 10%～15%、脂肪为 20%～30%、碳水化合物为 55%～65%，而肥胖治疗膳食的三大营养素占总热能的分配比例约为蛋白质 25%，脂肪 15%，碳水化合物 60%。在蛋白质的选择中，动物性蛋白质应占总蛋白质的 50% 以上，烹调油应选择橄榄油、茶油、葵花子油、玉米油、花生油、豆油等植物油。

（3）保证维生素和无机盐的供给　因为受摄入的能量限制，在膳食减肥过程中，可出现维生素和无机盐等微量营养素摄入不足的问题。容易缺乏的微量营养素有维生素 B_1、维生素 B_2、烟酸及无机盐钙、铁等。为防止维生素和无机盐缺乏，在进行膳食治疗时，必须注意合理的食物选择和搭配。新鲜蔬菜、水果、豆类、牛奶等是维生素和无机盐的主要来源。也可在医生的指导下，适当补充多种维生素和无机盐制剂。

（4）增加膳食纤维的供给　适当增加膳食纤维的摄入不仅有助于预防便秘，还可以减少脂肪和糖的吸收。所以应选用富含膳食纤维的食物，且保证每天的膳食纤维摄入量为 30g 左右，相当于 500～750g 绿叶蔬菜和粗杂粮中的膳食纤维。

（5）戒酒　在进行膳食治疗时，忌饮酒。酒类主要含有乙醇，不无其他营养素，1ml 乙醇可提供能量 29kJ（7kcal），因此饮酒可导致摄入的能量过高而不利于减肥。

（6）改变膳食习惯　纠正不良的膳食习惯是减肥成功的关键之一。肥胖者常见的不良膳食习惯有不吃早餐、而午餐和晚餐特别是晚餐进食过量；爱吃零食、甜食；进餐速度过快等。肥胖者应针对这些不良习惯，提出相应的纠正方法对于减肥具有事半功倍的效果。

三、膳食护理

（一）健康教育

1. 做好健康教育　根据患者发生肥胖的起始年龄、有无遗传因素及不良饮食习惯和生活习惯等，指导患者合理膳食，改变不良的生活方式和饮食习惯。同时，还要了解患者的心理状况，如有无忧虑、自卑，或对肥胖治疗丧失信心，鼓励患者正确认识疾病，积极配合治疗。

2. 明确营养治疗的重要性　肥胖治疗首先是营养治疗，养成良好的生活方式和饮食习惯，坚持控制能量的摄入，增加能量的消耗，彻底纠正能量代谢的入超，控制体重，使体重达到或接近正常范围。避免晚餐后和睡前加餐，更不要吃高能量零食。

3. 坚持低能量、低脂肪的膳食　在正常的三餐外，不应随意增加各类食品的摄入，尤其是高能量食品，如巧克力，冰激凌，甜饮料及高脂食品，如炸鸡，炸土豆。避免选用动物内脏，肥猪肉等高脂肪、高胆固醇食物。

4. 鼓励参加体育运动　在限制饮食的情况下，还需增加一定的活动量，提倡有氧运动。运动内容因人而异，可选用打球、骑车、登山、游泳、跑步、快走等。老年肥胖者可坚持每天走路，散步或快走。运动不仅能减轻体重，还可以改善胰岛功能。

（二）食物选择

坚持平衡膳食，合理选择食物，可参见表 11 - 18。

表 11 –18　低能量膳食食物表

主食	魔芋、小米粥、老（嫩）豆腐、地瓜、粉皮等
蔬菜	芋头、土豆、甜菜、藕、苜蓿、荸荠、山药、香椿、枸杞菜、黄豆芽、胡萝卜（黄）、玉兰片、鲜姜、洋葱、胡萝卜（红）、扁豆、蒜苗、羊角豆、榆钱、苦菜、刀豆、芥菜头、西兰花（绿菜花）、辣椒（红小）、香菜、苋菜（紫）、芹菜叶、青萝卜、苤蓝、大葱（鲜）、冬寒菜、豆角、白豆角、青蒜、豇豆、豇豆（长）、豌豆苗、红菜苔、四季豆、荷兰豆、蓟菜、木瓜、韭菜、变萝卜、白菜苔、茭笋、芸豆、茄子（绿皮）、苋菜（青）、雪里蕻、小葱、菠菜、菜花、茴香、小叶芥菜、茭白、油菜、辣椒（青，尖）、南瓜、柿子椒、圆白菜、韭黄、油豆角、毛竹笋、心里美萝卜、蒜黄、茼蒿、番茄罐头（整）、茄子、丝瓜、空心菜、萝卜缨（小，红）、木耳菜、白萝卜、油菜苔、竹笋（春笋）、芹菜、芥蓝、小水萝卜、竹笋、西红柿、长茄子、苦瓜、菜瓜、西葫芦、芦笋、莴笋叶、绿豆芽、西洋菜（豆瓣菜）、黄瓜、小白菜、牛俐生菜、大白菜（青白口）、大白菜（酸菜）、大白菜（小白口）、大叶芥菜（盖菜）、旱芹、萝卜缨（白）、莴笋、葫芦、水芹、生菜、减肥笋瓜、冬瓜、竹笋（鞭笋）、面西胡瓜等
水果类	苹果、梨、柚子、无花果、甘蔗、桃罐头、猕猴桃、金橘、葡萄、桑葚、橙子、桃、樱桃、芦柑、菠萝、枇杷、杏、柠檬、李子、哈密瓜、西瓜、芒果、草莓、杨桃、杨梅、香瓜、西瓜、白兰瓜等
肉类	牛肚、羊大肠、猪小肠、鸭血（白鸭）、羊血、猪血、鸡血羊肚、野兔肉、牛肉（前腿）、牛肺、羊肉（脊背）、牛肉（后腿）、牛肉（前腱）等
蛋类	鸡蛋白、鹅蛋白、鸭蛋白等
水产类	鲜贝、海蜇头、牡蛎、海参（鲜）、海蛎肉、蟹肉、生蚝、章鱼、海蜇皮、海参（水浸）等
奶类	酸奶、果料酸奶、母乳、酸奶（中脂）、酸奶（高蛋白）、羊奶（鲜）、脱脂酸奶、牛奶、牛奶（强化维生素A，维生素D）、酸奶（橘味脱脂）、果味奶等
糕点小吃	凉粉、小豆粥、凉粉（带调料）、豆腐脑（带卤）、龟苓膏等
饮料类	鲜榨果汁、豆浆、汽水（无糖低卡）、杏仁露等
菌藻类	猴头菇（罐装）、海带（鲜）、香菇（鲜）、鲜蘑、平菇、金针菇（罐装）、水发木耳、双孢蘑菇、草菇、金针菇、海带（干）等

🖊️**知识拓展**

低热量食物选择窍门

1. 选择体积大、纤维多的食物　因为这些食物可增加饱腹感从而有效地控制食欲，如新鲜蔬菜、水果。

2. 选择新鲜的天然食物　新鲜的天然食物一般热量都比加工食物要低。如胚芽米的热量低于白米，新鲜水果的热量低于果汁，新鲜猪肉的热量低于香肠、肉干等。

3. 选择清炖、清蒸、水煮、凉拌食物　这些食物比油炸、油煎、油炒食物热量低得多，如清蒸鱼、凉拌青菜、泡菜等都属于低热量食物。

4. 肉类尽量选择鱼肉和鸡肉　肉类所含热量依种类不同而不同，即猪肉＞羊肉＞牛肉＞鸭肉＞鱼肉＞鸡肉，所以尽量选择鱼肉和鸡肉。

📖**本章小结**

　　糖尿病、痛风、肥胖症等慢性病是由多种因素引起的，除年龄、性别、遗传等因素外，与生活方式特别是膳食结构的变化有着密切关系，如偏食、食物搭配不合理、某些营养素的摄入不足或过剩等是导致以上疾病的重要因素。

糖尿病患者的营养治疗主要是合理调整三大营养素的比例，控制体重，限制饮食中胆固醇的含量，供给充足的食物纤维，科学地安排主食与副食的比例。供给充足的无机盐和维生素，忌饮酒。选择适宜糖尿病患者的食物，如大豆及其制品、粗杂粮。此外，注意加强体育锻炼。

痛风患者的营养治疗总原则是"四低一高"，即低嘌呤饮食、减轻体重、低盐低脂膳食和大量饮水。

肥胖症患者的营养治疗应注意控制膳食的热量摄入，增加蛋白质摄入，脂肪摄入要适当。膳食中必须有足够的新鲜蔬菜，少吃盐。不食用强烈刺激食欲的食物和调料，少吃夜食，养成良好的饮食习惯。同时，要注意多运动，增加能量消耗。

目标检测

A1 型选择题

答题说明：每一道题有 ABCDE 5 个备选答案，只有 1 个正确答案，其余均为干扰答案。

1. 糖尿病控制饮食的主要目的不是

    A. 纠正代谢紊乱　　　　　B. 稳定血糖　　　　　C. 保护胰岛功能
    D. 预防慢性并发症　　　　E. 控制血脂升高

2. 痛风患者需严格限制的食物是

    A. 精白面、大米　　　　　B. 西瓜、苹果　　　　　C. 牛奶、鸡蛋
    D. 猪肝、浓肉汤　　　　　E. 花生、核桃

3. 中度以上肥胖的糖尿病患者饮食总能量为

    A. 能量供给标准的上限值　　B. 能量供给标准的下限值
    C. 上限值的基础上减去 5%　　D. 下限值的基础上减去 5%
    E. 平均值的 95%

4. 在痛风患者的碳水化合物来源中，不宜选择的是

    A. 米饭　　B. 菠菜　　C. 蜂蜜　　D. 山药　　E. 苹果

5. 某女性，45 岁，体检显示体重 68kg，身高 160cm，由此可判断她的营养状况属于

    A. 肥胖　　B. 消瘦　　C. 超重　　D. 正常　　E. 瘦弱

（焦凌梅）

第十二章　外科疾病的膳食护理

第一节　围手术期的营养支持

案例引导

临床案例　患者陈某，男，45岁，银行职员。因"终末期肝硬化、上消化道出血合并腹水"，在保守治疗无效的情况下，入院接受同种异体原位肝移植。

个人史：既往乙型肝炎三十余年，近3个月来体重减轻超过10%。

体格检查：体重为50kg，身高174cm。慢性面容，皮肤巩膜黄染，腹水征阳性，肠鸣音减弱，双下肢轻度水肿。

辅助检查：CT检查示肝硬化伴腹水，门静脉高压。

患者入院第5天行同种异体原位肝移植术，术后第3天患者出现腹痛，腹腔引流管有680ml含有胆汁的混浊性液体流出，全腹压痛明显，肠鸣音消失，决定行剖腹探查。发现十二指肠球部前壁有约0.5cm×0.8cm游离穿孔，胆管吻合处有一小孔并有胆汁溢出，遂行十二指肠穿孔修补，空肠造口术。

提问　根据现有资料，请回答：

1. 该患者是否需要营养支持，如需要，采用何种方式？
2. 患者应何时进行营养支持？如何实施？

一、概述

围术期营养支持是指从患者确定入院手术治疗时起，根据患者的营养状况，贯穿手术前、手术中、手术后直至与这次手术有关的治疗基本结束为止所提供的营养支持。围术期营养支持是维持与改善器官、组织、细胞的功能与代谢，防止多器官功能衰竭发生的重要措施。护理的任务在于以"患者为中心"，遵循现代整体护理观，正确及时评价患者出现的问题，采取有效的措施，减少并发症，顺利接受营养治疗，得到最佳治疗效果和最好护理。围术期营养支持包括肠内营养与肠外营养，护理上应注意密切监测，严格按照操作规程护理以预防相关并发症。

二、术前营养诊断与营养治疗原则

（一）术前营养诊断

外科患者多数存在程度不同的营养不良。选择正确的营养状况评估方法，不仅能诊断患者是否存在营养不良，而且能够评价营养治疗的效果。

目前临床常用的比较系统又全面的评价方法，包括主观全面评估法（SGA）和营养风险筛查法（NRS）。SGA根据体重变化和身高、膳食摄入变化、胃肠情况、疾病与营养需求关系、体格检查等进行评分。NRS包括初筛和最终筛查两个部分，主要评估人体测量（BMI）、近期体重变化和近期营养摄入情况以及疾病严重程度（具体见第七章）。

（二）营养支持适应证

（1）体重在3个月内下降10%以上或在6个月内下降15%以上的患者。

（2）血清白蛋白在35g/L以下的患者。

（3）胃肠道恶性肿瘤患者。

患者是否需要进行营养支持，还应取决于手术种类和范围。手术如果有应激和感染，则分解激素分泌增加，基础代谢率增高，肌肉的分解明显增强，葡萄糖异生增多，而利用外源性氨基酸与葡萄糖的代谢功能受限。这些因素降低了术后营养支持的效果，使术后的净分解代谢得不到有效的纠正。因此，对于已有营养不良的患者，应在术前进行营养支持。

（三）术前营养治疗原则

（1）术前应尽量改善患者的血红蛋白、血清总蛋白及其他各项营养指标，最大限度地提高手术耐受力。

（2）改善患者营养状况的方式依病情而定，尽量采取肠内营养，严重营养不良且伴有消化吸收功能障碍者，可选用要素营养制剂，以减轻胃肠负担，必要时可采用肠外营养。

（3）对于没有足够时间纠正营养不良的限期手术患者，可选用肠外营养途径，必要时可选用人血制品、新鲜全血或血浆，以迅速改善其营养状态。

（4）对于急诊手术患者，应做中心静脉置管，以利于在术中和术后进行营养支持和生命监测。

（四）术前营养治疗的时机与方法

1. 时机 术前营养治疗时间的长短，应视病情与营养治疗的效果而定，一般持续7~10天，短时间的营养治疗难以达到预期效果，但对于个别病情较重而允许等待的营养不良患者，则可以延长术前营养治疗的时间，数周甚至数月，如复杂肠外瘘、慢性重症炎性肠病等。

2. 方法 营养治疗方法主要包括肠内营养（EN）和肠外营养（PN），选择营养治疗方法的原则视患者的消化道功能情况（具体见第七章）。

（1）肠内营养

1）经口营养 对于胃肠功能较好、吞咽功能正常的患者，鼓励经口营养。如口腔外科患者，骨外科、心外科、肝移植、肾移植等患者，只要胃肠、吞咽功能良好，就可以实施经口营养。先从流质膳食开始，逐渐过渡至半流质膳食、软食，直至普食。

2）管饲营养 对于存在胃肠功能、但无法吞咽的患者，可选用管饲营养。管饲营养有以下几种情况：①对于胃功能良好，没有食管反流的患者，可放置鼻胃管行鼻胃管饲。鼻胃管饲因其符合生理条件，允许使用分次投给法行推注灌食，也可以使用持续重力匀速滴注和间歇重力匀速滴注法，后者耐受性最好；②对于存在幽门梗阻、胃瘫、近端瘘或可能发生胃内容物误吸的患者推荐使用鼻肠管，如内镜下放置鼻十二指肠管、鼻空肠管等。一般采用持续重力匀速滴注和间歇重力匀速滴注法，后者耐受性好。对于分次投给法，由于短时间进食量大、速度快容易引发诸如倾倒综合征等不良反应，故不推荐使用该法；③对于严重营养不良、需要营养治疗时间较长（大于 3 周）者，可以考虑经皮放置导管法，如经皮内镜胃造口（PEG）、经皮内镜空肠造口（PEJ）、放射线下经皮胃造口（PRJ）等。该方法成功率较高，具有创伤小、并发症少、恢复快等优点。

（2）肠外营养　对于无法使用肠内营养或肠内营养供给不足，以及希望在短时间内改善患者营养状况者，可以考虑肠外营养治疗。肠外营养应优先选择周围静脉。当不能满足营养需要时，可考虑中心静脉营养及 PICC（简称外周导管，适用于进行中期至长期静脉输液治疗）。术前肠外营养治疗的能量不宜过高，一般在 105 ~ 126kJ/（kg·d）为宜，其中 30% ~ 40% 由脂肪供能，氮摄入 0.15 ~ 0.2g/（kg·d），热氮比约为 120∶1，同时添加常规剂量的微量营养素。

三、术后营养治疗原则

1. 术后营养诊断与营养治疗指征　术后营养诊断近似于术前，但营养治疗指征不同。对于一般手术创伤患者，术后数天基本可以过渡到经口膳食，只要注意细软易消化、搭配合理即可，无需术后营养治疗，但对于以下几类患者，需进行合理的术后营养治疗。

（1）术前营养治疗患者，术后继续营养治疗。

（2）严重营养不良而术前未进行营养治疗者，术后应进行营养治疗。

（3）术后估计超过 1 周以上不能进食的患者，需进行营养治疗。

（4）术后出现严重并发症的患者，因代谢需要量增加和禁食时间延长，需进行营养治疗。

2. 术后营养治疗时机与方法　在创伤感染和大手术后，虽然大部分患者的小肠功能在 6 小时后即可恢复，但营养治疗一般在术后 24 ~ 48 小时，全肠道蠕动基本恢复，机体内稳态得到稳定后，肠内营养仍为首选。根据胃肠功能、手术位置、吞咽功能等情况选择肠内营养或肠外营养。如果胃肠功能低下可选择肠外营养治疗，并依次过渡到肠外营养＋肠内营养、肠内营养，直至经口膳食。

3. 营养支持适应证

（1）营养不良患者术前要给予营养支持，术后仍需继续提供，直至能口服饮食。

（2）术前有营养不良，但因各种原因未能进行营养支持而术后短期内又不能获得足够营养的患者。

（3）术后发生并发症如肠瘘、严重感染、胃肠道功能障碍的患者。

4. 增加能量需要　手术或外伤均可导致机体能量消耗，患者必须增加能量供给，能量供给包括基础代谢、活动消耗能量及疾病应激时的能量消耗。目前，创伤感染和大手术后能量消耗的估算，通常采用两种方法：一种是通过经验公式计算，最常用的是 Hanrri – Benedict（H – B 公式），计算出患者的 BEE，再乘上相应的应激系数。另一种方法是通过间接能量测定仪来测定，是当前较为理想的方法，但仪器昂贵、对人员技术要求高。据研究表明，H – B 公式的测算结果高于实际测量值约 10%。下面以 H – B 公式为例估算能量消耗（具体见第二章）。

基础能量的消耗（BEE）　男性 $BEE = 66.47 + 13.75W + 5H - 6.76A$

女性 $BEE = 655.10 + 9.56W + 1.85H - 4.6A$

式中，W ＝体重（kg），H ＝身长（cm），A ＝年龄（a）

全天能量消耗 ＝ BEE × 活动系数 × 应激系数 × 体温系数

活动系数卧床为 1.2，轻度活动为 1.3。依据营养补给方式，计算 24 小时能量需要。

应激系数，见表 12 - 1。

体温系数：38℃1.1、39℃1.2、40℃1.3

肠外营养（合成代谢）＝1.75×BEE

经口营养（合成代谢）＝1.50×BEE；

经口营养（维持）＝1.20×BEE

能量供给方法和时机：一般术后营养治疗分为术后早期、并发症出现期和康复期 3 个阶段。术后早期被认为是高度应激期，营养治疗的作用在于保持机体内稳态的稳定，供给机体基础的能量与营养底物，降低应激反应。此时应给予低能量供应，由少到多逐渐增加，一般能量供应为 83.7～105kJ/（kg·d），不宜超过 126kJ/（kg·d）。

表 12 - 1　不同手术或创伤时的应激系数

手术	应激系数	手术	应激系数
外科小手术	1.0～1.1	复合性损伤	1.6
外科大手术	1.1～1.2	癌症	21.10～1.45
感染（轻度）	1.0～1.2	烧伤（＜20%）	1.00～1.50
感染（中度）	1.2～1.4	烧伤（20%～39%）	1.50～1.85
感染（重度）	1.4～1.8	烧伤（＞40%）	1.85～2.00
骨折	1.20～1.35	脑外伤（用激素治疗）	1.6
挤压伤	1.15～1.35		

四、特殊疾病围手术期术后营养支持治疗原则

（一）胃肠道手术

1. 胃肠道手术　术后患者需禁食 2～3 天，进行肠外营养支持，待患者排气，肠道功能初步恢复后，给予少量流质饮食，其后视病情改为少渣半流食、半流食，一般术后 10 天左右即可供给软食。

2. 直肠和肛门手术　术后需要禁食 2～3 天，之后逐渐给予清流质饮食、流食、少渣半流食，特别应限制富含膳食纤维的食物，以减少大便的次数保护伤口。

3. 阑尾切除术　术后第 1 天需要禁食，第 2 天可给流食，第 3 天改为半流食，第 5 天给予软食。若有阑尾穿孔或腹膜炎等合并症，需推迟更换饮食种类的时间。

按照"只要胃肠道有功能且安全时，就用它"的肠道中心法则，当肠道功能恢复，包括肛门排气和（或）肠鸣音恢复，即可尽早实施肠内营养。具体方法视患者的具体情况而定，如胃大部分切除等上消化道手术，术中经鼻置空肠营养管，术后 48 小时后即可开始肠内营养，结肠直肠手术 24 小时后恢复经口肠内营养。

（二）肝、胆、脾手术

肝胆手术后患者的营养支持与胃肠道手术后相似，此外，应注意采用低脂、高蛋白的半流食，减轻代谢负担。因门脉高压症行脾切除手术后的患者，由于存在肝功能障碍和食管静脉曲张，一般要限制膳食中脂肪及纤维的含量，并要将食物切碎、煮烂，不可供给带有骨或刺的食物。

（三）口腔与咽喉部的手术

当天中午禁食，晚饭时可进冷流食，第 3 天改为少渣半流食，注意食物不宜过热，以免引起伤口出血。1 周左右可进软食。

（四）其他部位手术

可根据手术创口的大小、患者状态等因素决定营养支持的时间和方式。创伤小的手术一般术后即可进食；创伤大的手术者，多伴有短时间的消化吸收障碍，需要进行肠外营养补充。随着消化道功能的恢复，逐步改为肠内营养。对于颅脑损伤和昏迷的患者，应给予管饲营养支持。恶性肿瘤患者往往术前就存在不同程度的营养不良，应视病情补充营养。严重贫血、低血容量休克、急性化脓性感染等患者，应及时输血或血浆代用品。

第二节 胃次全切除

案例引导

临床案例 患者易某，男，52岁，工人。因"近日大便色黑"到医院就诊。

个人史：患者于2个月前开始出现上腹部隐痛不适，进食后明显，伴饱胀感，食欲逐渐下降，无明显恶心、呕吐及呕血，当地医院按"胃炎"进行治疗，稍好转。近半个月自觉乏力，体重较2个月前下降3kg。

体格检查：一般状况尚可，皮肤无黄染，结膜甲床苍白，心肺未见异常，腹平坦，未见胃肠型及蠕动波，剑突下区域深压痛，直肠指检未见异常。

辅助检查：上消化道造影显示胃窦小弯侧似见约2cm大小龛影，位于胃轮廓内，周围黏膜僵硬粗糙，腹部B超检查未见肝异常。大便潜血（+）。

入院后给予全麻下行胃次全切除术。术后病理示"胃癌"。

提问 根据现有资料，请回答：

1. 该患者是否存在营养风险？
2. 若给予患者营养支持如何实施？

一、概述

胃癌在全世界恶性肿瘤中发病率居于第4位，死亡率位于肿瘤第二位，其营养不良发生率相当高，胃癌住院患者营养不良的发生率为15%～55%。患者在住院期间接受手术或围手术期放射、化学疗法等治疗后，又因饮食摄入减少、分解代谢增加而使营养不良更加明显，影响患者抗癌治疗的疗效及耐受性。营养不良的胃肠癌患者在实施术前和术后的营养支持后，术后并发症及非感染并发症发生率低于未施行营养支持者。

二、术前营养支持

（一）术前营养支持时机

胃次全切除围术期营养支持的指征及时机，虽然胃癌患者多数有营养风险，需要营养支持，但在术前无营养不良的手术患者接受肠外营养对其临床结局并无改善，且感染并发症的发生率则更高。因此，术前对患者进行营养支持应以营养评定为依据。

对胃次全切除营养支持的标准：成人BMI＜18.5kg/m²；最近1～2个月体重下降超过5%；或者血浆白蛋白浓度＜30g/L；NRS2002营养风险评分≥3分；经消化道摄入营养不能满足需要＞7天。需要提醒的是，对于危重症患者，营养支持只有在生命体征平稳（血流动力学、呼吸功能稳定，包括药物、呼吸机等治疗措施控制下）时才能进行。对有营养风险患者的营养支持治疗必须从术前7～10天开始，并持续至术后10天左右，才能充分显示其临床疗效。

（二）胃次全切除术前营养支持的指征

1. 因放疗、化疗而致恶心、呕吐、厌食，不能摄取足够营养的患者。
2. 严重的营养不良或 3 个月内体重下降 >5kg 的患者。
3. 处于严重应激状态，合并肠瘘、胃肠功能障碍、严重感染等并发症的患者。
4. 手术前后辅助化疗的患者。
5. 经消化道摄食不能满足营养需要 >7 天的患者。

三、术后营养支持

有研究发现进展期胃癌患者营养不良的发生率可达 70% ~80%。胃癌根治术后，手术应激可导致分解代谢增加以及氮丢失，加上较长时间禁食，使营养不良状况进一步加重。营养不良对于术后创伤的愈合，机体的免疫，蛋白质的代谢，呼吸肌的萎缩等方面均有明显的不良影响。胃癌术后消化道正常的解剖、生理功能被破坏，并发生一系列非生理性变化，从而影响患者对食物的摄入、消化及吸收功能，进一步导致术后营养不良、进食困难、反流性食管炎及倾倒综合征等并发症（目前称为无胃综合征）。严重者可使患者丧失工作和生活能力，甚至危及生命。合理的营养支持治疗对胃癌术后患者减少并发症、促进恢复、提高肿瘤患者对治疗的耐受性，均有积极的作用。

胃次全切除手术后体内发生一系列的代谢改变，主要表现在下列几个方面：①能量代谢增高；②蛋白质分解代谢加速；③动员体内的能量储备，主要是脂肪组织分解；④糖代谢紊乱；⑤激素影响下的水盐代谢改变；⑥负氮平衡等。早期给予肠内营养能安全有效地给患者补充营养，纠正水电解质失衡和负氮平衡，促进肠蠕动，调整肠道微生态，维护肠黏膜屏障，减少术后并发症，促进康复。术后应尽早给予肠内营养，从少量开始，逐渐增加，肠道营养供给不足时，可考虑肠内营养与肠外营养并用的方法。

（一）术后营养支持的途径与方法

传统观念认为只有胃肠道功能恢复正常以后才能对患者进行肠内营养支持，但现在认为胃癌术后予以肠内营养比肠外营养有更积极的意义，只要肠道功能存在就应首选肠内营养，这已成为近代营养治疗的原则。现代胃肠动力学研究认为，将术后 1 天内给予肠内营养定为早期肠内营养较为合理。近年来，肠内营养的观点逐渐被广泛接受，大家逐步认识到积极地进行早期肠内营养，有利于胃肠功能和形态的恢复。

营养支持的途径有 EN 和 PN 两种。营养支持途径的选择要根据患者的情况而定，胃肠道有功能者首选肠内营养，必要时经胃肠外补充部分热量、水和电解质，胃肠道无功能者则选择肠外营养。肠内营养和肠外营养各有其优缺点，两者应为互补，往往实施一段时间的肠外营养后，根据患者的情况逐步过渡到肠内营养。在实际应用中，一般按下列原则选择营养支持方法：①在肠外营养和肠内营养两者之间应选择肠内营养；②在周围静脉营养与中心静脉营养两者之间应优先选择周围静脉营养；③肠内营养不足时，可用肠外营养加强；④营养需要量较高或期望短期内改善营养状况时可用肠外营养；⑤营养支持时间较长时应设法应用肠内营养。

四、常见并发症的营养支持

（一）术后胃排空障碍

术后胃排空障碍是胃手术后常见的并发症，发生率可达 5% ~10%。表现为术后开始进食的 1~2 天内，或饮食由流质过渡至半流质时，出现餐后上腹痛、饱胀、嗳气、反酸和呕吐等症状。体检有胃振水音，胃镜和 X 线检查显示胃液潴留、胃无蠕动或蠕动减弱、吻合口水肿、慢性炎症，造影剂在胃内潴留，但部分造影剂或胃镜仍能通过吻合口，不存在消化道机械性梗阻。

术后胃排空障碍原因目前还不十分明了，可能与吻合口水肿、迷走神经切断、吻合口周围残余感染、大网膜脂肪坏死及粘连压迫等有关。术后胃排空障碍的诊断首先需与机械性肠梗阻相鉴别。临床表现为术后 4～5 天有排气，拔除胃管后，再次出现腹胀、呕吐，胃管可引流出胃液 1000～2000ml/d，停止排气排便，有时也表现为术后胃肠减压管长期无法拔除。腹痛不如机械性肠梗阻明显。体检上腹部膨隆，叩诊鼓音，可闻及振水音，无机械性肠梗阻的气过水声及肠鸣音亢进。X 线影像学及胃镜检查对胃排空障碍的诊断及鉴别诊断具有重要意义。胃排空障碍系功能性的原因，因此适用于非手术治疗，只有在保守治疗无明显效果，不能完全排除机械性梗阻时，才考虑再次手术探查。由于长期不能进食，营养支持在胃排空障碍的治疗中具有十分重要的作用。

（二）恶心、呕吐

应注意胃肠内营养液输注的浓度、速度、容量和温度，应遵循从低到高、由少到多、先增加容量、后提高浓度、速度由慢到快的原则，进行预热至 37℃ 左右为宜或使用持续加温器保证营养液的温度恒定。

（三）腹泻

一般来说每日粪便排出量 >500ml 或每日排便次数 >3 次连续超过 2 天，即可认为是腹泻，引起腹泻的原因有：营养液、患者和喂养不当三方面因素。具体主要有：全身情况的改变或乳糖酶缺乏影响人体的肠道吸收能力；灌注环节被污染而引起感染性腹泻；或由于大量使用广谱抗生素致使肠道菌群失调引起腹泻；肠道吸收和分泌功能的异常；流食内含脂肪过多引起脂肪泻等。

（四）腹胀与肠痉挛

首先要鉴别患者是否存在机械性或麻痹性肠梗阻，如果存在肠梗阻则应及时停止肠内营养。如果患者病情许可，尽可能使用含有膳食纤维较多的肠内营养制剂，必要时应用胃肠动力药或灌肠以减轻腹胀。

第三节　短肠综合征

案例引导

临床案例 患者杨某，男，63 岁，退休职工，因"剧烈腹痛 1 小时"急诊入院。患者自诉昨晚饭后约 3 小时开始出现脐周持续性疼痛，无恶心、呕吐。

个人史：患者既往有心肌梗死、2 型糖尿病、高血压病史。患者吸烟三十余年，平时服用阿司匹林、降压药和降糖药。

体格检查：身高 175cm，体重为 75kg。急性面容，心、肺无特殊，腹部轻压痛，全腹轻度肌紧张，肠鸣音减弱，直肠指检正常。

辅助检查：红细胞 3.62×10^{12}/L，血红蛋白 126g/L，血细胞比容 39.3%，血小板 276×10^9/L，白细胞 16.4×10^9/L，白蛋白 37g/L，前白蛋白 0.26g/L，尿素 69mmol/L，肌酐 72μmol/L，葡萄糖 9.2mmol/L。

患者入院后急诊行剖腹探查，发现肠系膜上动脉起始部血栓。大量小肠坏死切除，残留 60cm 小肠，行空肠回肠端吻合。术后入 ICU 观察。

提问 根据现有资料，请回答：

1. 术后该患者是否需要营养支持？

2. 若给予患者营养支持如何实施？

一、概述

短肠综合征（short-bowel syndrome，SBS）是指因各种原因引起广泛小肠切除或旷置后，肠道吸收面积显著减少，残存的功能性肠管不能维持患者营养需要，从而导致水、电解质代谢紊乱以及各种营养物质吸收障碍的综合征。SBS 临床上主要表现为严重腹泻、脱水、吸收不良、维生素缺乏、代谢障碍和进行性营养不良，在小儿可影响发育，甚至危及生命。近年来，随着对 SBS 代谢变化、残留肠道代偿机制认识的加深，SBS 患者的治疗措施也日趋完善。通过合理的营养支持和肠道康复治疗，可促进残留肠道的代偿，患者有可能治愈或能够摆脱肠外营养（PN）而长期生存。随着小肠移植技术的不断成熟，同样给 SBS 患者带来彻底治愈的希望。

二、短肠综合征的营养支持

目前，营养支持仍是 SBS 患者的首选治疗方法，部分 SBS 患者需要终身依赖肠外营养。

（一）肠外营养支持

短肠综合征患者的早期，所有患者几乎无一例外地需要接受肠外营养（PN）支持治疗，因为残留的小肠暂时无法承担消化、吸收的任务，任何经消化道的进食甚至是饮水，均可能导致腹泻，加重内环境紊乱。因此，手术后患者循环、呼吸等生命体征稳定，水、电解质紊乱纠正后即应开始 PN，尽早开始 PN 可预防营养不良的发生。由于 SBS 患者需要 PN 支持的时间往往相当长，因此营养液的输入以中心静脉途径为宜，临床上常采用颈内静脉或锁骨下静脉穿刺置管的方式。SBS 患者 PN 配方的基本原则与普通 PN 计划并无明显差异，在制订 PN 配方时应注意以下几点。

1. 在短肠早期要补充足够的水分，若有较多的肠液丢失，应予增加营养液的液体总量。

2. 热量的补充要恰当，避免摄入过多的热量，以减少代谢性并发症的发生。通常按照每天 84~105kJ/kg（20~25kcal/kg）供能，采用双能源系统，糖/脂比例为 60%~70%：30%~40%。建议脂肪乳剂的使用量不宜过大，并采用中长链脂肪乳剂代替长链脂肪乳剂，以免加重肝损害和免疫功能抑制。

3. 氮的供给量为每天 0.15~0.20g/kg，应用平衡型氨基酸作为氮源。

4. 注意补充电解质，除常规补充钾、钠、氯之外，还要补充钙、镁、磷等。

5. 补充每天正常需要量的维生素和微量元素。

6. 对于需要采取家庭肠外营养的患者，应做好患者及其家属的培训工作。具体内容包括无菌观念及无菌操作技术、全合一营养液配制、导管护理、营养输注等。

7. 应定期做生化指标检测、营养状况评价等。

（二）肠内营养支持

虽然 PN 是 SBS 患者在相当长时间内赖以生存的必要手段，但 PN 不仅费用昂贵，不利于患者残留肠道的代偿，而且容易出现各种并发症，有些并发症可导致不可逆的脏器损害，甚至危及患者生命安全。因此，临床上应尽可能使患者及早摆脱 PN 而过渡到肠内营养（EN），直至经口摄入。肠内营养实施得越早，越能促进肠功能代偿。但 SBS 患者临床上实施 EN 却有一定的难度，若使用不当可能导致较明显的腹泻，患者往往不愿接受 EN。如果摄入的是普通饮食，又不易被患者吸收，最后达不到营养支持的目的。为此，SBS 患者在进行 EN 时应在营养制剂选择和摄入方式等方面适当调整。由于 SBS 患者早期的消化吸收功能差，肠内营养制剂应以短肽、单糖和脂肪酸为主要成分，例如百普素、爱伦多等，这些制剂在肠道内几乎不需消化就能被小肠吸收。EN 可经口摄入，也可放置鼻饲管，用输液泵持续缓慢输入。在

EN 的同时可以逐渐添加碳水化合物与蛋白质混合食物。肠内营养需要量仍以具体测定结果为依据，从低容量、低浓度开始，循序渐进，逐渐提高输注速度和营养液浓度，否则容易加重腹泻。由于上述原因，在 EN 早期，单纯 EN 无法满足患者的营养需求，不足部分可从肠外途径补充。

三、短肠综合征营养支持的实施

典型的 SBS 病程包括急性期、代偿期和恢复期 3 个阶段，各个阶段营养支持的侧重点各不相同。

（一）急性期营养支持

SBS 早期，肠道不能适应吸收面积的骤然减少，患者可出现严重腹泻，大量体液丧失，高胃酸分泌，营养状况迅速恶化，易出现水电解质紊乱、感染和血糖波动。此阶段应以 PN 支持为主。一般说来，在短肠术后 2～3 天，当患者血流动力学和代谢状态稳定、电解质紊乱纠正后，即开始 PN 支持。由于患者此时尚处于高代谢状态，营养需要量相差很大，此时应该采用间接测热法确定患者的能量需要量，并以测定结果作为营养支持的依据。由于多数 SBS 患者需接受相当长时间的 PN 支持，不合理的 PN 配方或反复中心静脉导管感染可在很短时间内诱发肝功能损害，使 PN 无法实施，因此在制定 PN 配方时应避免过度喂养和高糖，选择具有保肝作用的氨基酸，脂肪乳剂使用量不宜过大，一般不超过总热量的 30%～35%，并采用中/长链脂肪乳剂，以免引起高脂血症，加剧肝损害和免疫功能抑制，特别对妊娠和应激状态的新生儿更应如此。

（二）代偿期营养支持

典型代偿期从术后 2 个月左右开始，至完全代偿一般需 1～2 年，包括小肠和结肠代偿。小肠切除后数天，残留肠段即开始代偿，表现为肠黏膜绒毛变长、皱襞增多、肠腺凹加深、黏膜上皮细胞更新速度加快、肠管增粗伸长、肠壁增厚、排空时间延长、小肠和结肠黏膜吸收能力有所提高，黏膜肽转运体增多。在这一阶段，肠道逐渐适应吸收面积减少所带来的变化，结构和功能代偿增强，腹泻量明显减少，应继续给予 EN 支持治疗，量可逐渐增加。配合 PN 是为了最大限度地保证营养和水化状态，逐步将常量营养素、微量营养素及液体由肠外转变为肠内途径供给，某些维生素与矿物质可改为肌内注射。除了食物和液体改变外，长期使用抑制胃肠道蠕动和抑制胃肠道分泌的药物对控制排便量也很重要，这些药物通过改善肠道吸收效率间接促进了功能性代偿过程。当 EN 供给量超过每日所需热量的一半时，可考虑逐步停用 PN。

对代偿期 SBS 患者营养评估非常重要，评价 SBS 患者每日热量和液体需要量有助于设计个体化 PN 或 EN 方案。绝大多数稳定的成年 SBS 患者吸收为正常能量需求的 1/2～2/3，因此食物摄入必须比正常多 50%，食物量的增加使得每日需进食 5～6 次。近端小肠切除的患者，由于产生肠促胰激素的肠段被切除，往往有胰腺功能不全，因而需要长期补充胰酶制剂。

（三）恢复期营养支持

这是一个完全代偿的阶段，部分患者能从肠道获得足够营养，达到营养平衡，因而有可能成功脱离 PN。这一阶段由 EN 逐渐过渡到经口摄入为主，EN 与普通饮食的比例视患者对普通膳食的消化吸收情况而定，如患者依靠普通膳食不能维持营养状况，则 EN 比例应适当增加。即使 SBS 患者的吸收功能接近正常，但由于吸收面积减少，患者往往需要摄入比需要量更多的营养物质才能满足机体需求。如患者不能耐受普通膳食和 EN，则通过 PN 维持生命。在这一阶段，仍然需注意避免脱水、电解质紊乱、酸碱失衡、微量元素和维生素的缺乏。

第四节 肠　　瘘

案例引导

临床案例 患者刘某，女，44 岁，农民。11 天前于外院行"脓肿切开引流术"，术后第 2 天发现有粪汁样物流出，保守治疗效果不显著，就诊于我院，拟诊"肠外瘘"收住入院。

个人史： 患者 8 年前出现"急性腹膜炎"于外院急诊剖腹探查，发现为"乙状结肠穿孔"，行修补术，术后恢复尚可。

体格检查： 体温 38.5℃，脉搏 86 次/分，呼吸 20 次/分，血压 100/60mmHg，身高 155cm，体重为 45kg。神志清，消瘦，贫血貌，心肺听诊无特殊，腹部平，见陈旧性手术瘢痕，右下腹见 2cm×2cm 大小瘘口，有稀薄粪汁样物流出，右下腹压痛、反跳痛，其余腹部未及明显压痛、包块等。

辅助检查： 心电图、胸片均无明显异常；B 超、CT 均提示右下腹局限性积液。

提问 根据现有资料，请回答：

1 该患者是否需要营养支持？

2. 采用何种方式？如何实施？

一、概述

肠瘘是十二指肠、小肠和大肠内瘘或外瘘的总称。常由于腹部创伤或感染、炎性肠道疾病、肿瘤、放射性损伤、手术后肠管或吻合口破裂以及先天性因素等，导致肠液外漏至腹腔或腹壁外的一种疾病状态。穿破腹壁与外界相通者称外瘘；与其他空腔器官相通或本身相通，消化道内容物不流出腔外者称内瘘。肠瘘一旦发生，将会产生一系列病理生理改变或各种并发症，在大多数情况下，这些并发症可加重机体损害，导致病情更为复杂，治疗更为困难。20 世纪 60 年代肠外营养支持应用于临床之前，肠外瘘病死率高达 50%～60%，高流量瘘死亡率近 100%。随着营养支持的广泛应用，近年来肠外瘘的治疗策略和方法均有明显的改善与发展，病死率降至 10%～20%。由此可见，营养支持在肠瘘治疗中起着十分重要的作用。

二、肠瘘的营养支持

（一）肠瘘患者的早期营养支持

营养支持实施前首先应选择营养支持的方式和途径，确定能量及营养物质需要量。肠瘘患者营养支持途径选择的主要依据。

（1）病情是否允许经胃肠道进食，患者的胃肠道功能是否紊乱。

（2）胃肠道的供给量是否可以满足患者需要。

（3）患者有无肠外营养支持的禁忌。

（4）营养支持时间的长短。

（5）能否经外周静脉输注营养物质。

临床上，绝大多数肠瘘患者早期常采用肠外营养支持方式。具体指征为：①无法获得肠内营养支持途径；②高流量瘘；③不能耐受肠内营养者。

肠外营养时首先需要确定机体能量及营养物质的需要量，而肠瘘患者机体能量消耗的差异很大。对于病情稳定、无感染的肠瘘患者，机体的能量消耗值接近 Harris Benedict 公式估算值（具体见第二章）。而对于合并腹腔感染或多器官功能障碍的肠瘘患者，机体的能量消耗明显增加，其实际能量消耗测定值为 12～15 倍的 Harris Benedict 公式估算值。实际上，对于肠瘘患者，提供充足而适当的热量十分重要。因为肠瘘患者通常需要较长时间的营养支持，适当的能量支持既可避免能量摄入不足造成的营养不良，也可防止因过度喂养引起的代谢不良反应。因此，临床上对于病情不稳定的危重患者，建议采用间接测热法进行机体静息能量消耗的测定，并由此作为提供每日能量需要量的依据。在肠瘘发生的早期，应逐步增加营养物质的摄入量，避免过快达到目标需要量。因为在创伤、应激早期，机体存在"自身相噬"现象，过高的热量或营养底物的供给，不但无法加快合成代谢，反而加重循环负担，不利于早期机体内稳态失衡的恢复，容易引起代谢紊乱，而且肠外营养过高的能量摄入也可增加细菌易位的发生率。不同情况下肠瘘患者的营养物质需要量见表 12－2。

表 12－2　低流量与高流量瘘患者的营养物质需要推荐量

项目	低流量瘘（200ml/d）	高流量瘘（500ml/d）
营养支持方式	PN 或 EN	PN 为主
蛋白质	1.0～1.5g/（kg·d）	1.5～2.0g/（kg·d）
能量	BEE 或 84～105kJ/（kg·d）	1.5 倍 BEE 或 105～126kJ/（kg·d）
脂肪	总热量的 20%～30%	总热量的 20%～30%
维生素	RDA，维生素 C 应为 2 倍 RDA	2 倍 RDA
电解质及微量元素	一般不缺乏	常需补充镁、锌、硒、钾、钠、钙

注：①BEE 为 Harris Benedict 公式估算值；②RDA 为每日正常推荐量

（二）肠瘘患者的代谢支持治疗

患者机体内环境稳定后，调节代谢紊乱、进行代谢支持是营养支持的重点，其目的是保护和支持机体重要器官的结构和功能，防止底物限制性代谢，避免因不当的营养供给而加重器官功能的损害。同时给予一些药物或生物制剂，降低高代谢反应或促进合成代谢，称为代谢调理。如给予非固醇类抗炎药物布洛芬、吲哚美辛等，它们是环氧化酶抑制剂，可阻断 PGE_2 的合成，减少 IL－2 的产生，从而降低机体的应激反应，减少蛋白分解。也可应用生长因子以促进蛋白合成，改善氮平衡，即使摄入较低的热量，也能有节氮作用，并获得正氮平衡。还可给予一些特殊营养物质，如谷氨酰胺、短链脂肪酸，以减少肠道细菌易位，降低内源性应激因素。谷氨酰胺强化的肠外营养可以降低肠瘘患者导管细菌定殖和导管相关性感染的发生。由于谷氨酰胺在肠瘘早期分解代谢占优势时并不能起到促进合成代谢的作用，待患者病情稳定、无感染存在时配合肠外营养使用。

（三）生长抑素及生长激素的应用

在肠外瘘早期，最大限度地减少肠液分泌与丢失是早期促进肠外瘘自愈的关键因素。目前在临床上肠瘘早期在进行营养支持的同时加用组胺 H_2 受体阻滞药、质子泵抑制药及生长抑素等，能减少肠瘘流量，促进瘘口自愈，缩短住院时间，这已成为备受关注的肠外瘘治疗新方法。选用质子泵抑制剂不但能减少肠液漏出量，而且能降低应激性溃疡的发生率。生长抑素或生长抑素类似物（奥曲肽）可有效减少消化液的分泌及漏出量。该方法特别适用于高流量的十二指肠和高位肠外瘘患者，在治疗后的前几天瘘流出量可减少 50%～75%。

但是，生长抑素也有着明显的负面效应，其抑制腺体分泌的同时还具有抑制蛋白合成作用，表现为抑制多种内分泌激素的分泌，抑制局部组织的胶原合成，加上肠外瘘患者常处于应激状态，其蛋白质的合成受到抑制，因此瘘道愈合成了一个漫长的过程。多年来，高代谢状态所造成的营养不良和生长抑素负面效应可导致肠瘘患者瘘口闭合延迟，这已经成为影响各种消化道瘘治疗效果的关键因素。因此，推荐合并应用生长激素，可有效通过生长激素的代谢调理，改变异常的代谢状态。

具备以下条件的肠外瘘患者可以应用生长激素治疗：①近期内（＜1个月）发生的管状瘘或可以转变为管状瘘的唇状瘘；②瘘口为单发；③无明确影响瘘自愈的因素存在；④无腹腔内严重感染或脓肿；⑤无其他重要器官疾病如肝硬化、代谢性疾病等。

具体实施方法如下：肠瘘产生后应积极纠正水、电解质和酸碱失衡，加强引流以控制感染，采用双套管负压吸引，将溢出的肠液尽量清除，给予生长抑素和肠外营养支持，以达到最大限度地减少肠液流出量，促进窦道的形成。在感染控制、窦道形成、流出的肠液量明显减少（＜100ml/d）和瘘管肉芽组织生长时，加用生长激素（思增）8U/d，单次或分两次皮下注射至瘘道愈合后3天（一般约需10天），可提高肠外瘘的自行愈合率。但生长抑素与生长激素可加重糖代谢紊乱，而且生长激素早期使用可增加危重患者的死亡率，因此在严重感染、高应激状况下应严格掌握使用的时机与剂量。生长激素还有促进细胞有丝分裂的作用，不宜应用于肿瘤患者。使用生长抑素后48小时内肠液漏出量无明显减少或治疗2～3周后无明显效果，就应停用生长抑素。

（四）术后肠内营养使用方法　肠内营养在肠瘘患者中的应用

长期肠外营养不仅可造成代谢紊乱、肝功能损害、导管相关性感染、肠道结构和功能障碍、肠道细菌易位等不良反应，而且其护理及监测复杂，价格昂贵。因此，肠瘘患者如有可能应尽早恢复肠内营养。

1. 肠瘘患者应用肠内营养的适应证

（1）腹腔感染已被控制，溢出的肠液已得到有效引流。

（2）有足够长的肠段（＞100cm）可供消化吸收。

（3）肠内有足量的胆汁、胰液等消化液与营养物混合。

注意在肠瘘早期，合并有腹腔感染、肠麻痹和肠梗阻时，应禁用肠内营养。

2. 具体实施方法

（1）高位肠瘘可应用瘘以下的肠段，只要瘘的远端有100cm以上的肠段可供消化吸收，且无消化道梗阻存在，即可通过瘘口向远端置管进行肠内喂养。

（2）低位小肠瘘、结肠瘘等则可应用瘘以上的肠段，即通过经胃或近端空肠进行肠内喂养，一般不会明显增加瘘的流量，因为在瘘口上方还存在足够长度的正常小肠，能充分吸收给予的营养物质。

（3）如有胆汁、胰液的丢失，可收集起来进行回输，以减少消化液、电解质、有关消化酶及蛋白的丢失。

（4）如能通过内堵的方法恢复消化道的连续性、控制肠液流出，则更有利于肠内营养的实施。因此，对于胃十二指肠瘘、低位肠瘘、管状瘘、唇状瘘经内堵或外堵恢复肠道连续性后均可行肠内营养。

3. 术后肠内营养使用方法　肠内营养的最佳途径是口服，对于结肠瘘、管状瘘、唇状瘘经处理不再外漏后，均可口服营养。但口服的依从性往往较差，对于不能口服的患者可考虑管饲。临床上应根据肠内营养时间的长短及肠瘘部位等因素选择途径，肠内喂养常用的方法有鼻胃管、鼻十二指肠管、鼻空肠管、胃造口或直接经高位瘘置管。肠内营养时间短的选用置管法，时间长的可选择造口法；低位肠瘘可选择置管法，而高位肠瘘则可选择瘘口下造口法，也可经瘘口向远端肠管置入喂养管。为确保肠内营养安全输注，应用肠内营养时应从低剂量、低浓度、低输注速度开始，逐渐增加营养液浓度、剂量及输注速度，同时密切监测消化道的耐受性。一般先增加用量，再增加浓度。当肠内营养无法满足机体营养需要时，可辅以肠外营养支持。

（五）再喂养综合征

再喂养综合征的临床表现主要为低磷、低镁、低钾及糖代谢异常和水平衡失调，进一步影响机体各脏器功能，严重时可使器官功能衰竭而危及生命。再喂养综合征的最好处理方法是预防，首先要注意易引起再喂养综合征的高危人群，如长期进食的患者，在营养支持实施前先要纠正电解质失衡，慢慢恢复循环容量，密切监测心脏功能。营养支持应从低剂量开始，循序渐进，同时应密切监测水、电解质平衡及代谢紊乱。营养支持应根据目前体重状况逐渐达到所需的能量及蛋白质的目标，一般需 3~4 天。营养支持开始后应持续补充钾、镁、磷等与蛋白质合成有关的电解质，还需充分补充维生素，特别是与能量代谢密切相关的 B 族维生素。密切监测血浆磷、钾、镁及进出入水量，尤其是在肠内营养支持开始的第 1 周。这样可以避免高胰岛素血症、细胞内电解质转移及临床上再喂养综合征的发生。对于已经存在心脏或肺功能不全的恶病质、严重低蛋白血症的患者，再喂养时很容易发生充血性心力衰竭，应密切监测。在长期禁食的肠外瘘患者给予肠内营养的初期，还可出现全身炎症反应综合征、肝脏淤胆、腹泻等症状，这种现象以不同组合形式出现，亦可同时出现。是因为长期禁食引起的胆汁淤积、肠黏膜萎缩水肿、肠道屏障功能受损及肠道菌群失调所致。上述现象曾被称为肠内喂养初始综合征，亦称为肠内再灌食综合征。理解其发生的原因及理论基础，有利于更好地实施肠内营养。早期反复尝试肠内营养是预防和治疗这一综合征的有效方法。

总之，营养支持在肠外瘘患者治疗中是一项重要措施，肠外或肠内营养始终贯穿于肠瘘整个治疗过程中，一般在肠外瘘早期应用肠外营养支持，待病情稳定后尽量争取应用肠内营养或肠外肠内营养相结合，需要进行确定性手术时，可在围术期应用肠外营养支持。合理、有效的营养支持不仅提高了肠瘘的自愈率，降低患者的病死率，还可促使肠瘘治疗策略的改变，从而在根本上改变肠瘘治疗的结局。

本章小结

外科特殊疾病的营养支持方式，包括外科患者围术期、胃次全切除、短肠综合征及肠瘘的营养支持的特殊给予方式、途径以及并发症的预防与处理。准确把握外科疾病营养支持的开始时间与营养支持的方式，影响着不同的治疗结局。因此，掌握外科常见疾病的营养治疗原则，了解外科患者营养不良的病因，可早发现、早治疗，促进康复。

目标检测

A1 型选择题

答题说明：每一道题有 ABCDE 5 个备选答案，只有 1 个正确答案，其余均为干扰答案。

1. 再喂养综合征是机体经过长期饥饿或营养不良，重新摄入营养物质导致以哪一项为特征的电解质代谢紊乱及由此产生的一系列症状
   A. 高磷血症　　　　　B. 低磷血症　　　　　C. 低钾血症
   D. 高钠血症　　　　　E. 高钾血症

2. 下列哪些患者适合使用安素
   A. 外伤、感染或手术后的患者　　　　　B. 肝、肾功能不全患者
   C. 急性胰腺炎患者　　D. 消化道出血患者　　E. 以上均可

3. 大面积烧伤的静息能量消耗（REE）会增加
   A. 10% 左右　　　　　B. 105kJ/（kg·d）　　　C. 20%~40% 不等

D. 高分解代谢　　　　　　　E. 50%~100%

4. 提供营养最安全、经济、方便的途径是

A. 经周围静脉　　　　　B. 管饲法　　　　　　C. 口服法

D. 经中心静脉　　　　　E. 营养灌肠

5. 危重症患者的早期肠内营养的优点

A. 预防急性应激性溃疡　　　　　B. 减弱损伤导致的高代谢反应

C. 促进细胞和体液免疫　　　　　D. 以上皆是

E. 以上均不是

（彭南海　黄迎春）

第十三章　营养与肿瘤

学习目标

知识要求

1. 掌握　肿瘤的营养治疗原则与膳食护理。
2. 熟悉　食品污染与肿瘤的关系及其防治措施。
3. 了解　营养素与肿瘤关系。

技能要求

1. 熟练掌握恶性肿瘤患者的食谱设计技能。
2. 学会应用高能量膳食满足肿瘤患者的膳食要求。

案例引导

临床案例　患者易某，女，65 岁，163cm，65kg，工人。因"两月来持续出现便血、头晕、乏力、黏痰。于 2015 年 3 月到医院进行检查。

个人史：患者过去有胃病史，2013 年 10 月发现大便发黑、带血，无血吸虫病、疫水接触史，无肛肠疾病史。个人婚育史、家族史无特殊。

体格检查：体温 36.6℃，脉搏 103 次/分，呼吸 19 次/分，血压 120/80mmHg。神志清楚，呼吸运动正常，颜面口唇无发绀。胸廓对称，两侧呼吸运动对称，心律 103 次/分，心律整齐。

辅助检查：血常规、尿常规、胸部 X 线片、CT、心电图无异常。

诊断　贲门小弯腺癌。

提问　根据现有资料，请回答：

1. 该疾病的营养治疗原则是什么？

　　肿瘤（tumor）是机体在各种致癌因素作用下，局部组织的某一个细胞在基因水平上失去对其生长的正常调控，导致其克隆性异常增生而形成的异常病变。学界一般将肿瘤分为良性和恶性两大类。肿瘤是一种严重危害人群健康影响人类寿命的恶性疾病。病因复杂，大量实验研究及临床观察资料显示，约 35% 肿瘤的发生与膳食营养因素有关。有 5%～25% 的恶性肿瘤患者直接死于营养不良和耗竭，而非肿瘤本身。在我国，消化道恶性肿瘤中营养不良的发病率高达 70%～80%。营养不良可降低肿瘤治疗的有效性，增加化疗、放疗的毒副作用，降低患者的生活质量，缩短肿瘤患者的生存时间。因此，营养治疗在临床上是肿瘤治疗中是不可少的。

第一节　食品污染与肿瘤

一、黄曲霉毒素的污染与肿瘤

（一）概述

黄曲霉毒素（aflatoxin，AF）是结构相似的一类化合物，是由黄曲霉和寄生曲霉产生的一类代谢产物，具有极强的毒性和致癌性。1962 年被命名为黄曲霉毒素。从结构来看，黄曲霉毒素均为二呋喃香豆素的衍生物，目前已分离鉴定出 20 余种。

黄曲霉毒素的毒性与结构有一定的关系。凡二呋喃环的末端有双键者，毒性比较强，具有致癌性，如黄曲霉毒素 B_1、黄曲霉毒素 G_1 和黄曲霉毒素 M_1。在粮油食品天然污染中以黄曲霉毒素 B_1 最为常见，而且其毒性与致癌性也最强，因此，在食品卫生监测中常以黄曲霉毒素 B_1 作为污染目标。

黄曲霉毒素能够溶解甲醇、乙醇及氯仿等，但不溶解于水、石油醚、乙醚和乙烷中。在紫外线照射下能够产生荧光，可利用该特性测定黄曲霉毒素。根据荧光色彩、电泳分离特性（Rf 值）及结构的不同加以鉴定，分别命名为黄曲霉毒素 B_1、B_2、G_1、G_2、M_1、M_2、P_1 及 Q_1 等。

黄曲霉毒素耐热，一般的烹调加工温度不能破坏它；在 280℃时发生裂解，毒性被破坏。在碱性条件下，黄曲霉毒素的内酯环被破坏，形成香豆素钠盐，该钠盐溶于水，可通过水洗予以去除；但如碱处理不够，酸化将使反应逆转形成原来的黄曲霉毒素。

（二）食品的污染来源

黄曲霉毒素在自然界分布广泛，土壤、粮食、种子、油料作物均可出现。通过对我国 26 个省市食品中黄曲霉毒素 B_1 的污染普查发现，受黄曲霉毒素污染较重的地区是长江流域以及长江以南的广大高温高湿地区，北方各省污染较轻。污染的品种以玉米、花生及花生油最为严重，小麦、大米、面粉较轻，豆类一般很少受污染。其他食品如胡桃、杏仁、白薯干、甜薯等也有报道曾受到污染。

（三）黄曲霉毒素的致癌作用

黄曲霉毒素对不同的动物致癌性剂量差别很大。实验证实，用黄曲霉毒素含量为 $15\mu g/kg$ 的饲料喂大鼠，经 68 周，全部出现肝癌；黄曲霉毒素诱发肝癌的能力比二甲基亚硝胺大 75 倍，是目前公认的最强的化学致癌物质之一。同时，黄曲霉毒素也可致胃腺癌、肾癌、直肠癌及乳腺、卵巢、小肠等部位肿瘤。

黄曲霉毒素对人类是否有致癌性，目前尚不能肯定。但从亚非国家及我国肝癌流行病学调查研究发现，人类膳食中黄曲霉毒素污染程度与居民原发性肝癌的发生率呈正相关。例如，非洲撒哈拉沙漠以南的高温高湿地区，黄曲霉毒素污染食品比较严重，当地居民肝癌发病较多。相反，埃及等干燥地区，黄曲霉毒素污染食品并不严重，肝癌发病较少。在菲律宾某些玉米和花生酱受黄曲霉毒素污染较严重地区，肝癌的发病率较一般地区高 7 倍以上。我国调查（广西、江苏、上海）也发现类似的情况。这说明黄曲霉毒素有可能与人的肝癌发病有关。

（四）防治措施

防治措施主要是防毒、去毒、经常性食品卫生监测，且以防霉为主。

1. 防霉　食品中霉菌生长繁殖的条件，主要取决于适宜的湿度、温度和氧气，尤以湿度最为重要。所以控制粮食中的水分是防霉的关键。在粮食收获后，应迅速将水分含量降至安全水分以下。所谓安全水分，就是使粮食不易发霉的最高水分含量。不同的粮粒其安全水分不同，如一般粮粒含水分在13%以下，玉米在12.5%以下，花生在8%以下，霉菌不易生长繁殖。粮食入仓之后应注意通风，保持粮库内干燥。采用除氧充氮的方法对防霉也有较好的效果。

2. 去毒 粮食污染黄曲霉毒素后，可采取不同方法去毒。对花生、玉米去毒的最好办法是挑出霉粒，发霉的大米可以研磨加工成精米，或者加水反复搓洗、加碱或用高压锅煮饭的方式降低毒素含量，加碱破坏适用于含黄曲霉素较高的植物油；也可在含毒素的植物油中加入活性白陶土或活性炭等吸附剂，经搅拌、静置，毒素可被吸附而去除。

二、N-亚硝基化合物的污染与肿瘤

（一）概述

N-亚硝基化合物（N-nitrosocompound）是一类毒性和致癌性很强的物质，根据其化学结构分为亚硝胺（Nitrosoamines）和亚硝酰胺（Nitrosyl Amines）两大类。

形成N-亚硝基化合物的前体包括N-亚硝化剂和亚硝化的含氮有机化合物。N-亚硝化剂包括硝酸盐和亚硝酸盐以及其他氮氧化物，还包括与卤素离子或硫氰酸盐产生的复合物；可亚硝化的有机含氮化合物主要涉及多肽、脲、脲烷、呱啶、胺、氨基酸、酰胺等。硝酸盐广泛存在于人类的环境中，如水、土壤和植物，在一定条件下硝酸盐转变为亚硝酸盐。而亚硝化的含氮有机化合物在人类食物中广泛存在，特别是胺和酰胺。

（二）食品的污染来源

食品中天然存在的亚硝胺含量极低，一般在$10\mu g/kg$以下，但其前身亚硝酸盐和仲胺等则广泛存在于自然界。施用硝酸盐化肥可使蔬菜中含有较多的硝酸盐，腌渍蔬菜时，因时间、盐分不够，蔬菜容易腐败变质，腐败菌可将硝酸盐还原为亚硝酸盐，导致亚硝酸盐含量增高。食物在烹调、烟熏、制罐过程中可使仲胺含量增高。食物霉变后，仲胺含量可增高数十倍至数百倍。肉、鱼类食品加工时，常用硝酸盐做防腐剂、发色剂，食品中的硝酸盐在细菌硝基还原酶的作用下，可形成亚硝酸盐。仲胺和亚硝酸盐在一定条件下，可在体内，也可在体外合成亚硝胺。有些加工食品，如酱油、酸渍菜、腌菜、熏鱼、腌肉、发酵食品、啤酒以及油煎咸肉均含有一定量的N-亚硝基化合物。

（三）N-亚硝基化合物的致癌作用

N-亚硝基化合物对动物具有致癌性是公认的。N-亚硝基化合物可通过消化道、呼吸道、皮肤接触或皮下注射诱发肿瘤。一次大剂量摄入，可产生以肝坏死和出血为特征的急性肝损伤。长期小剂量摄入，则产生以纤维增生为特征的肝硬化，并由此发展为肝癌。亚硝酰胺本身为终末致癌物，无须体内活化就有致癌作用，而亚硝胺本身为前致癌物，需要在体内活化、代谢产生自由基，使核酸或其他分子发生烷化而致癌。

据流行病学调查资料表明，人类某些癌症可能与N-亚硝基化合物摄入量有关。我国河南林县食管癌高发，经研究发现，该县食物中亚硝胺检出率为23.3%（低发区检出率仅1.2%），N-亚硝基化合物还对动物具有致畸作用。

至今，在300多种N-亚硝基化合物中，已发现大约有80%以上能对动物诱发肿瘤，最多见的是肝癌、食管癌及胃癌，偶见肺癌、膀胱癌及鼻咽癌。

（四）预防措施

1. 制定食品中硝酸盐、亚硝酸盐食用量及残留量标准 我国规定在肉类罐头及肉类制品中硝酸盐最大使用量为0.5g/kg，亚硝酸盐0.15g/kg；残留量以亚硝酸钠计，肉类罐头为<0.05g/kg，肉制品<0.03g/kg。

2. 防止微生物污染及食物霉变　防止蔬菜、鱼肉腐败变质，产生亚硝酸盐及仲胺，对降低食物中亚硝基化合物的含量极为重要。

3. 阻断亚硝胺合成　维生素 C 具有阻断 N–亚硝基化合物合成的作用。使亚硝酸盐被还原成氧化氮（NO），使硝酸盐离子浓度降低，阻断胺的亚硝化作用。维生素 E、维生素 A、大蒜及大蒜素可抑制亚硝胺的合成，茶叶、猕猴桃、沙棘果汁也有阻断亚硝胺合成的作用。

4. 施用钼肥　施用钼肥可以使粮食增产，且使硝酸盐含量下降。钼在植物中的作用主要是固氮和还原硝酸盐。如植物内缺钼，则硝酸盐含量增加。

第二节　营养素与肿瘤

世界各国每年死于恶性肿瘤（简称肿瘤）的人数约 600 万。我国每年因恶性瘤死亡的人数约有 130 万，1997 年以来占成人死因的第一位。肿瘤的病因异常复杂，但国内外学者认为某些营养素的缺乏、过多或不平衡与肿瘤的发生有着重要的关系。细胞及分子生物学的资料表明，某些营养素可抑制癌细胞的生长、诱导细胞分化、抑制癌基因的表达等，说明营养素与肿瘤的发生发展有着重要的关系。

一、脂类

肿瘤流行病学的资料表明，脂肪的摄入量与结肠癌、乳腺癌、动脉粥样硬化性心脏病的发病率呈正相关，而与胃癌呈负相关。膳食脂肪中多不饱和脂肪酸高与乳腺癌的发生关系密切，多不饱和脂肪酸每日摄入量超过 20g 者其乳腺癌的相对危险度为 2.78。膳食中不饱和脂肪酸增加，则增加前列腺素 E2（PGE2）、抑制自然杀伤（NK）细胞的活性，影响机体防癌作用。随着近年来对鱼油的研究增多，发现鱼油中含有的正体，ω–3 系的二十碳五烯酸（EPA）和二十二碳六烯酸（DHA），有抑制肿瘤作用。同时，在抑制大鼠乳腺癌发病的研究中发现，适当限制热能比控制脂肪酸摄入量更为有效，故应适当降低总热能的摄入，保持正常体重。脂肪占总热能的 20%～30%，且多不饱和脂肪酸、单不饱和脂肪酸和饱和脂肪酸的比例以 1:1:1 为宜。

二、蛋白质

蛋白质的摄入过低或过高均会促进肿瘤的生长。流行病学的调查表明，食管癌和胃癌患者的饮食中蛋白质的摄入量较正常对照组为低。日本平山雄的肿瘤前瞻性观察发现，经常饮两瓶牛奶的人较不饮牛奶的人胃癌发病率为低。动物实验表明，牛奶酪蛋白对胃内致癌物亚硝胺合成有抑制作用。据调查研究表明，经常服用大豆制品者，胃癌的相对危险度为 0.57，而经常饮用豆浆者相对危险度更低为 0.35。平山雄的肿瘤前瞻性观察发现人群中经常饮用"味增汁"（一种大豆酱、卷心菜、豆腐、紫菜等所制成的酱汤）者胃癌发病率亦较低。大豆中不仅含丰富的蛋白质，而且含有抑癌作用的物质—异黄酮。动物蛋白摄入过多，常伴随脂肪的摄入增加，容易引起结肠癌，两者呈正相关；即使脂肪摄入量并不增加，蛋白质摄入过多亦会增加肿瘤的发病率。由此可见，蛋白质摄入过低，易引起食管癌和胃癌；反应蛋白质的摄入过多，则易引起结肠癌、乳腺癌。因此，蛋白质的摄入应适量。一般成人蛋白质占总热能的 10%～15%，每日摄入 70～80g 蛋白质为宜。

三、碳水化合物

高淀粉膳食本身无促癌作用，而是高淀粉膳食常伴蛋白质摄入的偏低，且高淀粉膳食和大容量相联系，这种物理因素易使胃黏膜受损从而诱发胃癌。

四、热能

热能是反映三大产热营养素的间接指标，过量摄入可导致各种慢性病的发生。流行病学资料显示，某些恶性肿瘤如大肠癌、乳腺癌、前列腺癌等，与热能的过量摄入有关。荷兰对绝经后妇女的身高、体重及对特定年龄组乳腺癌发病影响的流行病学调查研究中发现，乳腺癌发病与身高、体重有关。在巴西、日本等国以及我国的台湾地区等地的研究也表明乳腺癌与这两个因素密切相关。其中，绝经后体重超重的女性其乳腺癌发生率最高。而体重超重常与摄入过量的热能有直接关系。在对 32 个国家的癌症死亡率和 23 个国家的癌症发病率与每人总热能摄入量进行相关分析的研究中，发现总热能与男性的结肠癌、直肠癌、白血病及女性乳腺癌的发病率和死亡率均密切相关，即摄入的能量越多，这些癌症的发生和死亡率就越高。

五、维生素

对于维生素的研究中，发现维生素 A、维生素 C、维生素 E 和一些 B 族维生素具有明显的抗癌功效。

1. 维生素 A 维生素 A 是抗击乳腺癌的有效手段，可以促进一种能够减慢乳腺癌细胞生长的人体蛋白的生成，研究发现癌症患者，其体内的胰岛素生长因子会相应升高，维生素 A 可抑制其升高，从而具有抗癌效应，且没有任何副作用。另外研究发现，维生素 A、β-胡萝卜素的缺乏与皮肤癌发生有关。

2. 维生素 E 维生素 E 是一种有效的抗氧化剂，可阻碍多不饱和脂肪酸氧化形成的有毒自由基对细胞的损害，还可防止肺组织免遭烟雾损害，抵抗多种癌症的发生。

3. 维生素 C 研究证明，大剂量的维生素 C 可抑制肿瘤的生长。维生素 C 可阻断诱癌物质——亚硝胺的合成，促进机体淋巴细胞生成，增强免疫能力，还可以促进干扰素合成对抗肿瘤细胞和致癌病毒。

4. B 族维生素 B 族维生素可增强人体免疫力、预防癌症。在免疫过程中，维生素 B_6、维生素 B_{12}、叶酸和泛酸是主力军，维生素 B_6 在保持健全的免疫系统方面有很重要的作用，特别是在癌症患者接受放射线治疗时，维生素 B_6 能帮助恢复被射线破坏的酶，并能提高机体免疫力。研究表明，患有宫颈癌前期病变—上皮细胞增生的妇女服用叶酸，可使增生细胞恢复正常。

六、微量元素

1. 碘 碘与甲状腺肿瘤的发病与死亡率关系密切。缺碘可发生滤泡型甲状腺癌、女性腺癌、子宫内膜癌。含碘丰富的食物有海带、紫菜及海产品等。但碘过量补给也会引起甲状腺肿大，应引起注意。

2. 硒 研究表明，硒与肝炎、肝硬化及肝癌存在因果转化关系。体内缺硒时，肝炎、肝硬化病情加重或向肝癌转化，补硒可预防肝癌，降低肝癌发病率。硒对白血病、致病物质引起的肉瘤、乳头状瘤及癌细胞的分裂、繁殖和生长均有显著的抑制作用。硒摄入不足，可诱发白血病、结肠癌、乳腺癌、男性皮肤癌等。含硒丰富的食物有动物肾、肝、肉和整粒谷豆类，如熟玉米、熟毛豆等。

3. 锌 低血锌是食管癌、胃癌的危险因素。低锌可导致亚硝基胺酸升高而促进肿瘤生长，缺锌能使实验动物脾细胞的绝对数量减少，胸腺和淋巴组织萎缩，T 细胞依赖的及 T 细胞非依赖的抗原免疫反应下降，抑制机体抗癌作用。

七、膳食纤维

膳食纤维能显著降低大肠癌、直肠癌、结肠癌、乳腺癌、胃癌、食管癌、宫颈癌、胰腺癌、口腔及咽癌肿瘤的发生率。其防癌机制主要体现在：降低大肠中致癌物的浓度；缩短肠腔内毒物通过的时间；减少致癌物和组织间的接触时间；影响某些致癌或前致癌物的产生；调节内分泌系统等。以结肠癌为例，当食用膳食纤维量为28%（非常高水平）和15%（高水平），结肠癌的发病率很低，当摄入膳食纤维为5%（低水平），则结肠癌发病率很高。

八、植物化学物

植物化学物是植物性食物非营养性成分的生物活性物质（次级代谢产物）。流行病学调查结果证明，蔬菜和水果中含有的一些生物活性物质，在每一个阶段均可抑制肿瘤的发生。

植物化学物（如芥子油甙、多酚、单萜类、硫化物）均可通过抑制Ⅰ相酶和诱导Ⅱ相酶来抑制致癌作用。植物雌激素可影响机体的激素代谢，即植物性雌激素在人体肝脏可诱导性激素结合球蛋白的合成，增加雌激素与该种转运蛋白的结合，从而降低了雌激素促肿瘤生长的作用。

第三节　肿瘤的膳食护理

一、肿瘤营养治疗的必要性

营养不良是恶性肿瘤患者的常见并发症，有40%～80%的肿瘤患者存在营养不良，约20%的恶性肿瘤患者的直接死亡原因是营养不良。因而，通过营养支持改善肿瘤患者的营养状况具有至关重要的作用。

二、肿瘤营养治疗的原则

1. 癌症患者的饮食要营养均衡且丰富

（1）高能量　代谢较高的血液系统肿瘤患者，可给予每天（146～167）kJ/kg，而实体肿瘤患者每天可给（105～167）kJ/kg。

（2）高蛋白质　大多数肿瘤患者因进食减少和肿瘤消耗，可致蛋白质丧失，每日供给量应在1.5g/kg以上。

（3）低脂肪　尤其是减少饱和脂肪酸的摄入。

（4）其他　提供充足的微量元素，选择富含维生素A和维生素C的食物，多吃高纤维素和十字花科的蔬菜，保持饮食清淡。

2. 食物多样化，适当增加调味料　注意色、香、味、形俱全，以促进患者进食，增加机体抵抗力。

3. 少量多餐　在患者食欲较好时尽量多吃一些，不必过多限制，正餐之间可加餐给予高蛋白高热量的食物。

4. 就餐环境温馨愉快，有助于食物的消化吸收。

5. 对于因手术或重度厌食以及疾病影响不能经口进食者，可通过管饲或静脉给予营养支持。

三、肿瘤营养治疗的目标

肿瘤患者的营养治疗是为了维持机体的营养需求，增强机体的抗病能力，提高其对手术、放疗或化疗的耐受性，以促进疾病康复。

四、肿瘤患者的膳食护理

（一）肿瘤患者术后膳食护理

癌症手术后应选择高热量、高蛋白、高维生素的膳食，以满足手术消耗和组织修复的需要，宜选择蛋、奶、肉汤、豆制品以及富含维生素和矿物质的新鲜水果蔬菜。

（二）肿瘤化疗患者膳食护理

化疗期由于药物的毒性作用，首先影响的是胃肠道，表现不同程度的恶心、呕吐、食欲减退、腹胀等，虽然目前各种止吐药很多，但仍有患者会有不同的反应，因此化疗患者的饮食宜清淡、富营养易消化，可进食少渣半流质或少渣软饭食，忌油腻难消化的食品。为防止或减轻骨髓抑制引起的白细胞、血小板等的下降，可选择含铁和维生素丰富的食品，如大枣、大米、马铃薯、鸡蛋、大豆、萝卜、番茄、大麦、卷心菜等，对恶心、呕吐的患者可选用芦笋、扁豆等有降逆止呕的食品。菌类中的香菇、蘑菇、猴头菇、木耳之类的食品，已被发现其中富含多糖类，对提高人体的细胞免疫功能有很大功效，化疗患者宜多服用。同时，餐次上宜少量多餐、不宜过多或暴饮，多吃新鲜蔬菜和水果、多饮水，每天饮水量在 1000 ~ 1500ml，以促进肾脏排泄，减轻药物毒性。

（三）肿瘤放疗患者食物的膳食护理

放疗后患者反应严重，常出现食欲下降，因此要鼓励患者进食，以保证营养素的摄入。宜少量多餐，吃清淡、易消化的食物，如米汤、粥、烂面、菜汤等，每餐量不宜过多，花样品种多样化，以促进患者食欲；选用生津滋阴、清凉解热的食物如梨、甘蔗、西瓜、藕等；如有吞咽疼痛的口腔溃疡者，宜选择半流质饮食或管饲营养支持，如西瓜、梨汁、甘蔗汁、绿豆汤等，忌狗肉、羊肉、葱、姜等热性食品和辛辣刺激食品。

（四）化疗患者食谱举例

化疗患者的食谱见表 13 - 1。

表 13 - 1　化疗患者食谱举例

餐次	食物及用量
早餐	花卷（面粉 50g）、水蒸蛋（鸡蛋 55g）、牛奶（牛奶 250g）
加餐	山楂香蕉饮（山楂 20g、香蕉 20g、红枣 50g、红糖 15g）
中餐	米饭（大米 100g）、山药肉片（冬瓜 200g、牛肉 20g）、炖鲫鱼（鲫鱼 150g）
加餐	绿豆薏苡仁红枣汤（绿豆 10g、红枣 50g、红糖 15g）
晚餐	米饭（大米 100g）、黄芪炖鸭（鸭子 200g）、糖拌莴笋（莴笋 200g）

注：全日加烹调油 30g，蛋白质 80g、脂肪 50g、糖类 320g，总热量 10460kJ（2500kcal）

本章小结

黄曲霉毒素是肝癌的重要致病物质、N - 亚硝基化合物摄入过多易导致肝癌和食管癌的高发，常见营养素的摄入量也与肿瘤的发生有着密切关系。营养治疗是现代综合治疗中不可缺少的重要组成部分，根据肿瘤患者不同阶段的生理特点，在手术期、放疗期、化疗期制订不同的饮食配方，以达到辅助治疗和促进康复的目的。在本章学习中，要求重点掌握肿瘤患者的营养治疗的原则和膳食护理要点。对于实际治疗工作中的顺利开展营养护理具有重要意义。

目标检测

A1 型选择题

答题说明：每一道题有 ABCDE 5 个备选答案，只有 1 个正确答案，其余均为干扰答案。

1. 黄曲霉毒素主要损害的部位是

    A. 神经   B. 肝脏   C. 肾脏   D. 膀胱   E. 胃

2. 黄曲霉毒素污染最重的食品是

    A. 奶类   B. 畜禽肉类   C. 粮谷类   D. 蔬菜   E. 水产品

3. 人体内合成亚硝基的主要场所

    A. 口腔   B. 胃   C. 肝脏   D. 小肠   E. 大肠

4. 哪种维生素可以阻断亚硝胺形成

    A. 维生素 A   B. 维生素 D   C. 维生素 C   D. 维生素 B_1 E. 维生素 B_2

5. 以下关于恶性肿瘤的说法哪项是错误的

    A. 对恶性肿瘤患者应补充适宜能量   B. 应增加膳食纤维的摄入

    C. 应该减少碳水化合物摄入量

    D. 应该控制脂肪供给量，不宜超过总能量 30%

    E. 可适当提高蛋白质的摄入量，但需要注意动物性蛋白和植物性蛋白比例

6. 哪种饮食对于肿瘤预防是错误的

    A. 多样化饮食   B. 每天吃蔬菜、水果   C. 少吃农药含量高食物

    D. 坚持服用营养补品   E. 多吃鱼类、禽类少吃饱和脂肪含量多食物

（段一娜）

附 录

附录一 中国居民膳食营养素参考摄入量（Chinese DRIs）

附表1 中国居民 DRIs－能量和蛋白质的 RNIs 及脂肪供能比

年龄（岁）	能量#　RNI（MJ）		蛋白质　RNI（g）		脂肪　AI 占能量百分比（%）
	男	女	男	女	
0 ~	0.4MJ/kg		1.5 ~ 3g/（kg·d）		45 ~ 50
0.5 ~	0.4MJ/kg		1.5 ~ 3g/（kg·d）		35 ~ 40
1 ~	4.60	4.40	35	35	35 ~ 40
2 ~	5.02	4.81	40	40	30 ~ 35
3 ~	5.64	5.43	45	45	30 ~ 35
4 ~	6.06	5.83	50	50	30 ~ 35
5 ~	6.70	6.27	55	55	30 ~ 35
6 ~	7.10	6.67	55	55	30 ~ 35
7 ~	7.53	7.10	60	60	25 ~ 30
8 ~	7.94	7.53	65	65	25 ~ 30
9 ~	8.36	7.94	65	65	25 ~ 30
10 ~	8.80	8.36	70	65	25 ~ 30
11 ~	10.04	9.20	75	75	25 ~ 30
14 ~	12.00	9.62	80	80	25 ~ 30
18 ~					
体力活动 PAL▲	20 ~ 30				
轻	10.03	8.80	75	65	20 ~ 30
中	11.29	9.62	80	70	20 ~ 30
重	13.38	11.30	90	80	20 ~ 30
孕妇		+0.84	+5，+15，	+20	20 ~ 30
乳母		+2.09		+20	20 ~ 30
50 ~					
体力活动 PAL▲					
轻	9.62	8.00	75	65	20 ~ 30
中	10.87	8.36	80	70	20 ~ 30
重	13.00	9.20	90	90	20 ~ 30
60 ~					
体力活动 PAL▲					
轻	7.94	7.53	75	65	20 ~ 30
中	9.20	8.36	75	65	20 ~ 30
70 ~					
体力活动 PAL▲					
轻	7.94	7.10	75	65	20 ~ 30
中	8.80	8.00	75	65	20 ~ 30
80 ~	7.74	7.10	75	65	20 ~ 30

注：#. 表示各年龄组能量的 RNI 与其 EAR 相同；*. 为 AI，非母乳喂养应增加 20%；▲. PAL 为体力活动水平（physical activity level）。凡表中数字缺如之处表示未制订该参考值（资料来源于中国营养学会制订的中国居民膳食营养素参考摄入量）

附表 2　中国居民 DRIs – 常量和微量元素的 RNIs 或 AIs

年龄（岁）	钙 AI mg	磷 AI mg	钾 AI mg	钠 AI mg	镁 AI mg	铁 AI mg 男	铁 AI mg 女	碘 RNI μg	锌 RNI μg 男	锌 RNI μg 女	硒 RNI μg	铜 AI mg	氟 AI mg	铬 AI mg	锰 AI mg	钼 AI mg
0 ~	300	150	500	200	30	0.3		50	1.5		15（AI）	0.4	0.1	10		
0.5 ~	400	300	700	500	70	10		50	8.0		20（AI）	0.6	0.4	15		
1 ~	600	450	1000	650	100	12		50	9.0		20	0.8	0.6	20		15
4 ~	800	500	1500	900	150	12		90	12.0		25	1.0	0.8	30		20
7 ~	800	700	1500	1000	250	12		90	13.5		35	1.2	1.0	30		30
11 ~	1000	1000	1500	1200	350	16	18	120	18.0	15.0	45	1.8	1.2	40		50
14 ~	1000	1000	2000	1800	350	20	25	150	19.0	15.5	50	2.0	1.4	40		50
18 ~	800	700	2000	2200	350	15	20	150	15.0	11.5	50	2.0	1.5	50	3.5	60
50 ~	1000	700	2000	2200	350	15		150	11.5		50	2.0	1.5	50	3.5	60
孕妇																
早期	800	700	2500	2200	400	20		200	11.5		50					
中期	1000	700	2500	2200	400	25		200	16.5		50					
晚期	1200	700	2500	2200	400	35		200	16.5		50					
乳母	1200	700	2500	2200	400	25		200	21.5		65					

注：凡表中数字缺如之处表示未制订该参考值（资料来源于中国营养学会制订的中国居民膳食营养素参考摄入量）

附表 3　中国居民 DRIs – 脂溶性和水溶性维生素的 RNIs 或 AIs

年龄（岁）	维生素A RNI μgRE* 男	维生素A 女	维生素D RNI μg	维生素E AI mgα-TE#	维生素B₁ RNI mg 男	维生素B₁ 女	维生素B₂ RNI mg 男	维生素B₂ 女	维生素B₆ AI mg	维生素B₁₂ AI μg	维生素C RNI mg	泛酸 AI mg	叶酸 RNI μgDFE▽	烟酸 RNI mgNE▲ 男	烟酸 女	胆碱 AI mg	生物素 AI μg
0 ~	400（AI）		10	3	0.2（AI）		0.4（AI）		0.1	0.4	40	1.7	65（AI）	2（AI）		100	5
0.5 ~	400（AI）		10	3	0.3（AI）		0.5（AI）		0.3	0.5	50	1.8	80（AI）	3（AI）		150	6
1 ~	500		10	4	0.6		0.6		0.5	0.9	60	2.0	150	6		200	8
4 ~	600		10	5	0.7		0.7		0.6	1.2	70	3.0	200	7		250	12
7 ~	700		10	7	0.9		1.0		0.7	1.2	80	4.0	200	9		300	16
11 ~	700		5	10	1.2		1.2		0.9	1.8	90	5.0	300	12		350	20
14 ~	800	700	5	14	1.5	1.2	1.5	1.2	1.1	2.4	100	5.0	400	15	12	450	25
18 ~	800	700	5	14	1.4	1.3	1.4	1.2	1.2	2.4	100	5.0	400	14	13	500	30
50 ~	800	700	10	14	1.3		1.4		1.5	2.4	100	5.0	400	13		500	30
孕妇																	
早期	800		5	14	1.5		1.7		1.9	2.6	100	6.0	600	15		500	30
中期	900		10	14	1.5		1.7		1.9	2.6	130	6.0	600	15		500	30
晚期	900		10	14	1.5		1.7		1.9	2.6	130	6.0	600	15		500	30
乳母	1200		10	14	1.8		1.7		1.9	2.8	130	7.0	500	18		500	35

注：* RE 为黄醇当量（retinol equivalent）；# α – TE 为 α – 生育酚当量（tocopherol equivalent）；▽ DFE 为膳食叶酸当量（dietary folate equivalent）；▲ NE 为烟酸当量（niacin equivalent）。凡表中数字缺少如之处表示未制订该参考值（资料来源于中国营养学会制订的中国居民膳食营养素参考摄入量）

附表 4　中国居民 DRIs – 部分微量营养素的 ULs

年龄(岁)	钙 mg	磷 mg	镁 mg	铁 mg	碘 μg	锌 mg (男/女)	硒 μg	铜 mg	氟 mg	铬 μg	锰 mg	钼 μg	维生素A μgRE*	维生素D μg	维生素B$_1$ mg	维生素C mg	叶酸 μgDFE▽	烟酸 mgNE▲	胆碱 mg
0 ~				10			55		0.4										600
0.5 ~				30		13	80		0.8										800
1 ~	2000	3000	200	30		23	120	1.5	1.2	200		80			50	600	300	10	1000
4 ~	2000	3000	300	30		23	180	2.0	1.6	300		110	2000	20	50	700	400	15	1500
7 ~	2000	3000	500	30	800	28	240	3.5	2.0	300		160			50	800	400	20	2000
11 ~	2000	3500	700	50	800	37 / 34	300	5.0	2.4	400		280	2000	20	50	900	600	30	2500
14 ~	2000	3500	700	50	800	42 / 35	360	7.0	2.8	400		280	2000	20	50	1000	800	30	3000
18 ~	2000	3500	700	50	1000	45 / 37	400	8.0	3.0		10	350	3000	20	50	1000	1000	35	3500
孕妇	2000	3500	700	60	1000	35	400						2400	20		1000	1000		3500
乳母	2000	3000	700	50	1000	35	400							20		1000	1000		3500
50 ~	2000	3500#	700	50	1000	37 / 37	400	8.0	3.0	500	10	350	3000	20	50	1000	1000	35	3500

（锌列自 11 岁起分男、女两栏）

注：＊RE 为黄醇当量（retinol equivalent）；▽ DFE 为膳食叶酸当量（dietary folate equivalent）；▲ NE 为烟酸当量（niacin equivalent）；# 60 岁以上磷的 UL 为 3000mg。表中数字缺少之处表示未制订该参考值（资料来源于中国营养学会制订的中国居民膳食营养素参考摄入量）

附录二 主要食物营养成分表

附表 1 谷类及谷类制品食物成分表（以每 100g 食部计）

食物名称	食部 g	能量 kJ	能量 kcal	水分 g	蛋白质 g	脂肪 g	膳食纤维 g	碳水化合物 g	维生素 A μgRE	维生素 B$_1$ mg	维生素 B$_2$ mg	维生素 C mg	钙 mg	铁 mg	锌 mg
粳米（标一）	100	1607	384	13.7	7.7	0.6	0.6	76.8	—	0.16	0.08	—	11	1.1	1.45
粳米（特级）	100	1397	334	16.2	7.3	0.4	0.4	75.3	—	0.08	0.04	—	24	0.9	1.07
米饭（蒸）	100	477	114	71.1	2.5	0.2	0.4	25.6	—	0.02	0.03	—	6	0.2	0.47
米饭（蒸）	100	490	117	70.6	2.6	0.3	0.2	26.0	—	…	0.03	—	7	2.2	1.36
米粉（干，细）	100	1448	346	12.3	8.0	0.1	0.1	78.2	—	0.03	—	—	—	1.4	2.27
米粥	100	192	46	88.6	1.1	0.3	0.1	9.8	—	…	0.03	—	7	0.1	0.20
晚籼（特）	100	1431	342	14.0	8.1	0.3	0.2	76.7	—	0.09	0.10	—	6	0.7	1.50
籼米（标准）	100	1452	347	12.6	7.9	0.6	0.8	77.5	—	0.09	0.04	—	12	1.6	1.47
苦荞麦粉	100	1272	304	19.3	9.7	2.7	5.8	60.2	—	0.32	0.21	—	39	4.4	2.02
糯米（粳）	100	1435	343	13.8	7.9	0.8	0.7	76.0	—	0.20	0.05	—	21	1.9	1.77
糯米（紫红）	100	1435	343	13.8	8.3	1.7	1.4	73.7	—	0.31	0.12	—	13	3.9	2.16
荞麦	100	1356	324	13.0	9.3	2.3	6.5	66.5	3	0.28	0.16	—	47	6.2	3.62
青稞	100	1414	338	12.4	8.1	1.5	1.8	73.2	0	0.34	0.11	0	113	40.7	2.38
糌粑	100	1075	257	49.3	4.1	13.1	1.8	30.7	—	0.05	0.15	—	71	13.9	9.55
方便面	100	1975	472	3.6	9.5	21.1	0.7	60.9	—	0.12	0.06	—	25	4.1	1.06
麸皮	100	920	220	14.5	15.8	4.0	31.3	30.1	20	0.30	0.30	—	206	9.9	5.98
富强粉	100	1485	355	11.6	10.3	1.2	0.3	75.9	0	0.39	0.08	0	5	2.8	1.58
小麦粉（标准粉）	100	1439	344	12.7	11.2	1.5	2.1	71.5	—	0.28	0.08	—	31	3.5	1.64

续表

食物名称	食部 g	能量 kJ	能量 kcal	水分 g	蛋白质 g	脂肪 g	膳食纤维 g	碳水化合物 g	维生素A μgRE	维生素B$_1$ mg	维生素B$_2$ mg	维生素C mg	钙 mg	铁 mg	锌 mg
挂面（标准粉）	100	1397	334	12.4	10.1	0.7	1.6	74.4	– –	0.19	0.04	– –	14	3.5	1.22
挂面（精白粉）	100	1452	347	12.7	9.6	0.6	0.3	75.7	– –	0.20	0.04	– –	21	3.2	0.74
烙饼（标准粉）	100	941	225	36.4	7.5	2.3	1.9	51.0	– –	0.02	0.04	– –	20	2.4	0.94
馒头（标准粉）	100	975	233	40.5	7.8	1.0	1.5	48.3	– –	0.05	0.07	– –	18	1.9	1.01
馒头（富强粉）	100	870	208	47.3	6.2	1.2	1.0	43.2	– –	0.02	0.02	– –	58	1.7	0.40
油条	100	1615	386	21.8	6.9	17.6	0.9	50.1	17	0.01	0.07	– –	6	1.0	0.75
小米	100	1498	358	11.6	9.0	3.1	1.6	73.5	– –	0.33	0.10	– –	41	5.1	1.87
小米粥	100	192	46	89.3	1.4	0.7	…	8.4	– –	0.02	0.07	– –	10	1.0	0.41
燕麦片	100	1536	367	9.2	15.0	6.7	5.3	61.6	3	0.30	0.13	– –	186	7.0	2.59
莜麦面	100	1357	324	11.0	12.2	7.2	15.3	52.5	17	0.39	0.04	– –	27	13.6	2.21
玉米（黄）	100	1402	335	13.2	8.7	3.8	6.4	66.6	– –	0.21	0.13	– –	14	2.4	1.70
玉米（鲜）	45	444	106	71.3	4.0	1.2	2.9	19.9	7	0.16	0.11	16	– –	1.1	0.90
玉米罐头	100	26	6	93.0	1.1	0.2	4.9	0.8	– –	– –	– –	– –	6	0.1	0.33
玉米糁（黄）	100	1452	347	12.8	7.9	3.0	3.6	72.0	– –	0.10	0.08	– –	49	2.4	1.16

附表2 干豆类及豆制品食物成分表（以每100g食部计）

食物名称	食部 g	能量 kJ	能量 kcal	水分 g	蛋白质 g	脂肪 g	膳食纤维 g	碳水化合物 g	维生素A μgRE	维生素B$_1$ mg	维生素B$_2$ mg	维生素C mg	钙 mg	铁 mg	锌 mg
蚕豆（去皮）	100	1431	342	11.3	25.4	1.6	2.5	56.4	50	0.20	0.20	54	2.5	3.32	2.20
赤小豆	100	1293	309	12.6	20.2	0.6	7.7	55.7	13	0.16	0.11	– –	74	7.4	1.11
豆腐	100	339	81	82.8	8.1	3.7	0.4	3.8	– –	0.04	0.03	– –	164	1.9	
豆腐（南）	100	238	57	87.9	6.2	2.5	0.2	2.4	– –	0.02	0.04	– –	116	1.5	0.59

续表

食物名称	食部 g	能量 kJ	能量 kcal	水分 g	蛋白质 g	脂肪 g	膳食纤维 g	碳水化合物 g	维生素 A μgRE	维生素 B$_1$ mg	维生素 B$_2$ mg	维生素 C mg	钙 mg	铁 mg	锌 mg
腐竹	100	1929	459	7.9	44.6	21.7	1.0	21.3	– – –	0.13	0.07	– – –	77	16.5	3.69
腐乳（白）	100	556	133	68.3	10.9	8.2	0.9	3.9	22	0.03	0.04	– – –	61	3.8	0.69
腐乳（红）	100	632	151	61.2	12.0	8.1	0.6	7.6	15	0.02	0.21	– –	87	11.5	1.67
干张	100	1088	260	52.0	245.5	16.0	1.0	4.5	5	0.04	0.05	– – –	313	6.4	2.52
香干	100	615	147	69.2	15.8	7.8	0.8	3.3	7	0.04	0.03	– – –	299	5.7	1.59
豆浆	100	54	13	96.4	1.8	0.7	1.1	0.0	15	0.02	0.02	– – –	10	0.5	0.24
豆浆粉	100	1766	422	1.5	19.7	9.4	2.2	64.6	– – –	0.07	0.05	– – –	101	3.7	1.77
豆粕	100	1297	310	11.5	42.6	2.1	7.6	30.2	– – –	0.49	0.20	– – –	154	14.9	0.50
黄豆	100	1502	359	10.2	35.1	16.0	15.5	18.6	37	0.41	0.20	– – –	191	8.2	3.34
黄豆粉	100	1749	418	6.7	32.8	18.3	7.0	30.5	63	0.31	0.22	– – –	207	8.1	3.89
绿豆	100	1322	316	12.3	21.6	0.8	6.4	55.6	22	0.25	0.11	– – –	81	6.5	2.18
豌豆	100	1310	313	10.4	20.3	1.1	10.4	55.4	42	0.49	0.14	– – –	97	4.9	2.35
芸豆（杂）	100	1280	306	9.8	22.4	0.6	10.5	52.8	– – –	– –	– – –	– – –	349	8.7	2.22

附表 3 鲜豆类食物成分表（以每 100g 食部计）

食物名称	食部 g	能量 kJ	能量 kcal	水分 g	蛋白质 g	脂肪 g	膳食纤维 g	碳水化合物 g	维生素 A μgRE	维生素 B$_1$ mg	维生素 B$_2$ mg	维生素 C mg	钙 mg	铁 mg	锌 mg
扁豆	91	155	37	88.3	2.7	0.2	2.1	6.1	25	0.04	0.07	13	38	1.9	0.72
蚕豆	31	435	104	70.2	8.8	0.4	3.1	16.4	52	0.37	0.10	16	16	3.5	1.37
黄豆芽	100	184	44	88.8	4.5	1.6	1.5	3.0	5	0.04	0.07	8	21	0.9	0.54
毛豆	53	515	123	69.6	13.1	5.0	4.0	6.5	22	0.15	0.07	27	135	3.5	1.73
豇豆	97	121	29	90.3	2.9	0.3	2.3	3.6	42	0.07	0.09	19	27	0.5	0.54

续表

食物名称	食部 g	能量 kJ	能量 kcal	水分 g	蛋白质 g	脂肪 g	膳食纤维 g	碳水化合物 g	维生素A μgRE	维生素B1 mg	维生素B2 mg	维生素C mg	钙 mg	铁 mg	锌 mg
绿豆芽	100	75	18	94.6	2.1	0.1	0.8	2.1	3	0.05	0.06	6	9	0.6	0.35
豆角	96	126	30	90.0	2.5	0.2	2.1	4.6	33	0.05	0.07	18	29	1.5	0.54
豌豆（带荚）	42	439	105	70.2	7.4	0.3	3.0	18.2	37	0.43	0.09	14	21	1.7	1.29
豌豆苗	86	141	34	89.6	4.0	0.8	1.9	2.6	344	0.05	0.11	67	40	4.2	0.77

附表 4　根茎类食物成分表（以每100g食部计）

食物名称	食部 g	能量 kJ	能量 kcal	水分 g	蛋白质 g	脂肪 g	膳食纤维 g	碳水化合物 g	维生素A μgRE	维生素B1 mg	维生素B2 mg	维生素C mg	钙 mg	铁 mg	锌 mg
百合（干）	100	1431	342	10.3	6.7	0.5	1.7	77.8	---	0.05	0.09	---	32	5.9	1.31
荸荠	78	247	59	83.6	1.2	0.2	1.1	13.1	3	0.02	0.02	7	4	0.6	0.34
茭白	78	126	30	90.8	1.3	0.2	1.3	5.7	3	0.04	0.02	41	25	0.3	0.17
甘薯白心	86	435	104	72.6	1.4	0.2	1.0	24.2	37	0.07	0.04	24	24	0.8	0.22
甘薯红心	90	414	99	73.4	1.1	0.2	1.6	23.1	125	0.04	0.04	26	23	0.5	0.15
胡萝卜（橙）	96	155	37	89.2	1.0	0.2	1.1	7.7	688	0.04	0.03	13	32	1.0	0.23
葵笋	77	106	25	91.1	1.7	0.2	2.0	4.2	---	0.05	004	12	2	0.5	0.29
芥菜头	83	138	33	89.6	1.9	0.2	1.4	6.0	---	0.06	0.02	34	65	0.8	0.39
凉薯	91	230	55	85.2	0.9	0.1	0.8	12.6	---	0.03	0.03	13	21	0.6	0.23
白萝卜	95	84	20	93.4	0.9	0.1	1.0	4.0	3	0.02	0.03	21	36	0.5	0.30
变萝卜	94	109	26	91.6	1.2	0.1	1.2	5.2	3	0.03	0.04	24	45	0.6	0.29
青萝卜	95	130	31	91.0	1.3	0.2	0.8	6.0	10	0.04	0.06	14	40	0.8	0.34
马铃薯	94	318	76	79.8	2.0	0.1	0.7	16.5	5	0.08	0.04	27	8	0.8	0.37
魔芋精粉	100	155	37	12.2	4.6	0.1	74.4	4.4	---	微量	0.10	---	45	1.6	2.05
藕	88	293	70	80.5	1.9	0.2	1.2	15.2	3	0.09	0.03	44	39	1.4	0.23

续表

食物名称	食部 g	能量 kJ	能量 kcal	水分 g	蛋白质 g	脂肪 g	膳食纤维 g	碳水化合物 g	维生素A μgRE	维生素B₁ mg	维生素B₂ mg	维生素C mg	钙 mg	铁 mg	锌 mg
山药	83	234	56	84.8	1.9	0.2	0.8	11.6	7	0.05	0.02	5	16	0.3	0.27
芋头	84	331	79	78.6	2.2	0.2	1.0	17.1	27	0.06	0.05	6	36	1.0	0.49
春笋	66	84	20	91.4	2.4	0.1	2.8	2.3	5	0.05	0.04	5	8	2.4	0.43

附表 5　茎、叶、苔、花类蔬菜食物成分表（以每100g克食部计）

食物名称	食部 g	能量 kJ	能量 kcal	水分 g	蛋白质 g	脂肪 g	膳食纤维 g	碳水化合物 g	维生素A μgRE	维生素B₁ mg	维生素B₂ mg	维生素C mg	钙 mg	铁 mg	锌 mg
菠菜（赤根菜）	89	100	24	91.2	2.6	0.3	1.7	2.8	487	0.20	0.18	82	411	25.9	3.91
菜花	82	100	24	92.4	2.1	0.2	1.2	3.4	5	0.03	0.08	61	23	1.1	0.38
大白菜（青白口）	83	63	15	95.1	1.4	0.1	0.9	2.1	13	0.03	0.04	28	35	0.6	0.61
大白菜（酸）	100	59	14	95.2	1.1	0.2	0.5	1.9	5	0.02	0.02	2	48	1.6	0.36
小白菜	81	63	15	94.5	1.5	0.3	1.1	1.6	280	0.02	0.09	28	90	1.9	0.51
大葱	82	126	30	91.0	1.7	0.3	1.3	5.2	10	0.01	0.12	8	24	…	0.13
大蒜	85	527	126	66.6	4.5	0.2	1.1	26.5	5	0.04	0.06	7	39	1.2	0.88
青蒜	84	126	30	90.4	2.4	0.3	1.7	4.5	98	0.06	0.04	16	24	0.8	0.23
蒜苗	82	155	37	88.9	2.1	0.4	1.8	6.2	47	0.11	0.08	35	29	1.4	0.46
茴香菜	86	100	24	91.2	2.5	0.4	1.6	2.6	402	0.06	0.09	26	154	1.2	0.73
麦白	74	96	23	92.2	1.2	0.2	1.9	4.0	5	--	--	--	--	--	--
金针菜	98	833	199	40.3	19.4	1.4	7.7	27.2	307	0.05	0.21	10	301	8.1	3.99
韭菜	90	109	26	91.8	2.4	0.4	1.4	3.2	235	0.02	24	42	1.6	0.43	0.41
芦笋	90	75	18	93.0	1.4	0.1	1.9	3.0	17	0.04	0.05	45	10	1.4	--
萝卜缨（小红）	93	84	20	92.8	1.6	0.3	1.4	2.7	118	0.02	--	77	--	--	--
芹菜茎	67	84	20	93.1	1.2	0.2	1.2	3.3	57	0.02	0.06	8	80	1.2	0.24

续表

食物名称	食部 g	能量 kJ	能量 kcal	水分 g	蛋白质 g	脂肪 g	膳食纤维 g	碳水化合物 g	维生素A μgRE	维生素B₁ mg	维生素B₂ mg	维生素C mg	钙 mg	铁 mg	锌 mg
花叶菜	94	54	13	95.8	1.3	0.3	0.7	1.3	298	0.03	0.06	13	34	0.9	0.27
蒿菜	82	88	21	93.0	1.9	0.3	1.2	2.7	252	0.04	0.09	18	73	2.5	0.35
雍菜	76	84	20	92.9	2.2	0.3	1.4	2.2	253	—	—	—	—	—	—
莴苣笋	62	59	14	95.5	1.0	0.1	0.6	2.2	25	0.02	0.02	4	23	0.9	0.33
乌菜	89	105	25	91.8	2.6	0.4	1.4	2.8	168	0.06	0.11	45	186	3.0	0.70
西兰花	83	138	33	90.3	4.1	0.6	1.6	2.7	1202	0.09	0.13	51	67	1.0	0.78
苋菜（青）	74	105	25	90.2	2.8	0.3	2.2	2.8	352	0.03	0.12	47	187	5.4	0.80
香椿	76	197	47	85.2	1.7	0.4	1.8	9.1	117	—	—	—	—	—	—
小葱	73	100	24	92.7	1.6	0.4	1.4	3.5	140	—	—	—	—	—	—
雪里蕻（叶用芥菜）	94	100	24	91.5	2.0	0.4	1.6	3.1	52	—	—	—	—	—	—
葱头	90	163	39	89.2	1.1	0.2	0.9	8.1	3	0.20	0.14	5	351	6.2	1.13
茅菜（蓟菜）	88	113	27	90.6	2.9	0.4	1.7	3.0	432	—	—	—	—	—	—
油菜	87	96	23	92.9	1.8	0.5	1.1	2.7	103	0.08	0.07	65	156	2.8	0.72
圆白菜	86	92	22	93.2	1.5	0.2	1.0	3.6	12	0.03	0.03	40	49	0.6	0.25
香菜	81	130	31	90.5	1.8	0.2	1.2	5.0	193	0.04	0.14	48	101	2.9	0.45

附表6 瓜菜类食物成分表（以每100g食部计）

食物名称	食部 g	能量 kJ	能量 kcal	水分 g	蛋白质 g	脂肪 g	膳食纤维 g	碳水化合物 g	维生素A μgRE	维生素B₁ mg	维生素B₂ mg	维生素C mg	钙 mg	铁 mg	锌 mg
菜瓜	88	75	18	95.0	0.6	0.2	0.4	3.5	3	0.02	0.01	12	20	0.5	0.10
冬瓜	80	46	11	96.6	0.4	0.2	0.7	1.9	13	0.01	0.01	18	19	0.2	0.07
哈密瓜	71	142	34	91.0	0.5	0.1	0.2	7.7	153	…	0.01	12	4	…	0.13
黄瓜	92	63	15	95.8	0.8	0.2	0.5	2.4	15	0.02	0.03	9	24	0.5	0.18

续表

食物名称	食部 g	能量		水分 g	蛋白质 g	脂肪 g	膳食纤维 g	碳水化合物 g	维生素 A μgRE	维生素 B₁ mg	维生素 B₂ mg	维生素 C mg	钙 mg	铁 mg	锌 mg
		kJ	kcal	g	g	g	g	g	μgRE	mg	mg	mg	mg	mg	mg
苦瓜	81	79	19	93.4	1.0	0.1	1.4	3.5	17	0.03	0.03	56	14	0.7	0.36
木瓜	86	113	27	92.2	0.4	0.1	0.8	6.2	145	0.01	0.02	43	17	0.2	0.25
南瓜	85	92	22	93.5	0.7	0.1	0.8	4.5	148	0.03	0.04	8	16	0.4	0.14
丝瓜	83	84	20	94.3	1.0	0.2	0.6	3.6	15	0.02	0.04	5	14	0.4	0.21
笋瓜	91	50	12	96.1	0.5	---	0.7	2.4	17	0.04	0.02	5	14	0.6	0.09
白兰瓜	55	88	21	93.2	0.6	0.1	0.8	4.5	7	0.02	0.03	14	---	---	---
西瓜	56	105	25	93.3	0.6	0.1	0.3	5.5	75	0.02	0.03	6	8	0.3	0.10
西葫芦	73	75	18	94.9	0.8	0.2	0.6	3.2	5	0.01	0.03	6	15	0.3	0.12
葫子（茄科）	85	113	27	92.2	0.7	0.1	0.9	5.9	163	0.01	0.06	29	49	...	0.56
辣椒（尖，青）	84	96	23	91.9	1.4	0.3	2.1	3.7	57	0.03	0.04	62	15	0.7	0.22
茄子	93	88	21	93.4	1.1	0.2	1.3	3.6	8	0.02	0.04	5	24	0.5	0.23
灯笼椒	82	92	22	93.0	1.0	0.2	1.4	4.0	57	0.03	0.03	72	14	0.8	0.19
番茄	97	79	19	94.4	0.9	0.2	0.5	3.5	92	0.03	0.03	19	10	0.4	0.13

附表 7　咸菜类食物成分表（以每 100g 食部计）

食物名称	食部 g	能量		水分 g	蛋白质 g	脂肪 g	膳食纤维 g	碳水化合物 g	维生素 A μgRE	维生素 B₁ mg	维生素 B₂ mg	维生素 C mg	钙 mg	铁 mg	锌 mg
		kJ	kcal	g	g	g	g	g	μgRE	mg	mg	mg	mg	mg	mg
八宝菜	100	301	72	72.3	4.6	1.4	3.2	10.2	---	0.17	0.03	...	110	4.8	0.53
甜蒜头	74	477	114	66.1	2.1	0.2	1.7	25.9	---	0.04	0.06	---	38	1.3	0.44
甜酸胶头	100	406	97	73.7	0.5	0.5	0.4	22.6	---	微量	微量	---	68	4.2	---
腌雪里蕻	100	105	25	77.1	2.4	0.2	2.1	3.3	8	0.05	0.07	4	294	5.5	0.74
榨菜	100	121	29	75.0	2.2	0.3	2.1	4.4	83	0.03	0.06	2	155	3.9	0.63
酱苤蓝丝	100	163	39	73.4	5.5	...	1.5	4.2	---	0.08	0.05	...	38	2.7	1.04

续表

食物名称	食部 g	能量 kJ	能量 kcal	水分 g	蛋白质 g	脂肪 g	膳食纤维 g	碳水化合物 g	维生素 A μgRE	维生素 B₁ mg	维生素 B₂ mg	维生素 C mg	钙 mg	铁 mg	锌 mg
酱黄瓜	100	100	24	76.2	3.0	0.3	1.2	2.2	30	0.06	0.01	…	52	3.7	0.89
酱萝卜	100	126	30	76.1	3.5	0.4	1.3	3.2	- - -	0.05	0.09	…	102	3.8	0.61
酱大头菜	100	151	36	74.8	2.4	0.3	2.4	6.0	- - -	0.03	0.08	5	77	6.7	0.78
酱芥菜	100	96	23	83.0	2.3	0.2	1.0	3.1	…	0.06	0.05	…	28	3.1	0.42

附表 8 菌藻类食物成分表（以每100g食部计）

食物名称	食部 g	能量 kJ	能量 kcal	水分 g	蛋白质 g	脂肪 g	膳食纤维 g	碳水化合物 g	维生素 A μgRE	维生素 B₁ mg	维生素 B₂ mg	维生素 C mg	钙 mg	铁 mg	锌 mg
海带	100	50	12	94.4	1.2	0.1	0.5	1.6	- - -	0.02	0.15	…	46	0.9	0.16
金针菇	100	109	26	90.2	2.4	0.4	2.7	3.3	5	0.15	0.19	2	- - -	1.4	0.39
口蘑	100	1013	242	9.2	38.7	3.3	17.2	14.4	- - -	0.07	0.08	…	169	19.4	9.04
木耳	100	858	205	15.5	12.1	1.5	29.2	35.7	17	0.17	0.44	- - -	247	97.4	3.18
平菇	93	84	20	92.5	1.9	0.3	2.3	2.3	2	0.06	0.16	4	5	1.0	0.61
香菇（干）	95	883	211	12.3	20.0	1.2	31.6	30.1	3	0.19	1.26	5	83	10.5	8.57
银耳	96	837	200	14.6	10.0	1.4	30.4	36.9	8	0.05	0.25	- - -	36	4.1	3.03
紫菜	100	866	207	12.7	26.7	1.1	21.6	22.5	228	0.27	1.02	2	264	54.9	2.47

附表 9 水果类食物成分表（以每100g食部计）

食物名称	食部 g	能量 kJ	能量 kcal	水分 g	蛋白质 g	脂肪 g	膳食纤维 g	碳水化合物 g	维生素 A μgRE	维生素 B₁ mg	维生素 B₂ mg	维生素 C mg	钙 mg	铁 mg	锌 mg
菠萝	68	172	41	88.4	0.5	0.1	1.3	9.5	33	0.04	0.02	18	12	0.6	0.14
草莓	97	126	30	91.3	1.0	0.2	1.1	6.0	5	0.02	0.03	47	18	1.8	0.14
橙	74	197	47	87.4	0.8	0.2	0.6	10.5	27	0.05	0.04	33	20	0.4	0.14
柑桔	77	213	51	86.9	0.7	0.2	0.4	11.5	148	0.08	0.04	28	35	0.2	0.08

续表

食物名称	食部	能量		水分	蛋白质	脂肪	膳食纤维	碳水化合物	维生素 A	维生素 B₁	维生素 B₂	维生素 C	钙	铁	锌
	g	kJ	kcal	g	g	g	g	g	μgRE	mg	mg	mg	mg	mg	mg
甘蔗汁	100	268	64	83.1	0.4	0.1	0.6	15.4	2	0.01	0.02	2	14	0.4	1.00
海棠果	86	305	73	79.9	0.3	0.2	1.8	17.4	118	0.05	0.03	20	15	0.4	0.04
金橘	89	230	55	84.7	1.0	0.2	1.4	12.3	62	0.04	0.03	35	56	1.0	0.21
梨	75	134	32	90.0	0.4	0.1	2.0	7.3	---	0.01	0.04	1	11	---	...
玉皇李	91	151	36	90.0	0.7	0.2	0.9	7.8	25	0.03	0.02	5	8	0.6	0.14
荔枝	73	293	70	81.9	0.9	0.2	0.5	16.1	2	0.10	0.04	41	2	0.4	0.17
桂圆	50	293	70	81.4	1.2	0.1	0.4	16.2	3	0.01	0.14	43	6	0.2	0.40
芒果	60	134	32	90.6	0.6	0.2	1.3	7.0	1342	0.01	0.04	23	微量	0.2	0.09
中华猕猴桃	83	234	56	83.4	0.8	0.6	2.6	11.9	22	0.05	0.02	62	27	1.2	0.57
蜜橘	76	176	42	88.2	0.8	0.4	1.4	8.9	277	0.05	0.04	19	19	0.2	0.10
柠檬汁	100	109	26	93.1	0.9	0.2	0.3	5.2	---	0.01	0.02	11	24	0.1	0.09
苹果	76	218	52	85.9	0.2	0.2	1.2	12.3	3	0.06	0.02	4	4	0.6	0.19
葡萄	86	180	43	88.7	0.5	0.2	0.4	9.9	8	0.04	0.02	25	5	0.4	0.18
红果	76	397	95	73.0	0.5	0.6	3.1	22.0	17	0.02	0.02	53	52	0.9	0.28
柿	87	297	71	80.6	0.4	0.1	1.4	17.1	20	0.02	0.02	30	9	0.2	0.08
酸枣	52	1163	278	18.3	3.5	1.5	10.6	62.7	---	0.01	0.02	900	435	6.6	0.68
桃	86	201	48	86.4	0.9	0.1	1.3	10.9	3	0.01	0.03	7	6	0.8	0.34
无花果	100	247	59	81.3	1.5	0.1	3.0	13.0	5	0.03	0.02	2	67	0.1	1.42
香蕉	59	381	91	75.8	1.4	0.2	1.2	20.8	10	0.02	0.04	8	7	0.4	0.18
杏	91	151	36	89.4	0.9	0.1	1.3	7.8	75	0.02	0.03	4	14	0.6	0.20
杏脯	100	1377	329	15.3	0.8	0.6	1.8	80.2	157	0.02	0.09	6	68	4.8	0.56
鸭梨	82	180	43	88.3	0.2	0.2	1.1	10.0	2	0.03	0.03	4	4	0.9	0.10

续表

食物名称	食部 g	能量 kJ	能量 kcal	水分 g	蛋白质 g	脂肪 g	膳食纤维 g	碳水化合物 g	维生素A μgRE	维生素B₁ mg	维生素B₂ mg	维生素C mg	钙 mg	铁 mg	锌 mg
椰子	33	967	231	51.8	4.0	12.1	4.7	26.6	- - -	0.01	0.01	6	2	1.8	0.92
樱桃	80	192	46	88.0	1.1	0.2	0.3	9.9	35	0.02	0.02	10	11	0.4	0.23
柚	69	172	41	89.0	0.8	0.2	0.4	9.1	2	- - -	0.03	23	4	0.3	0.40
枣	87	510	122	67.2	1.1	0.3	1.9	28.6	40	0.06	0.09	243	22	1.2	1.52
枣（干）	80	1105	264	26.9	3.2	0.5	6.2	61.6	2	0.04	0.16	14	64	2.3	0.65

附表 10　坚果类食物成分表（以每100g食部计）

食物名称	食部 g	能量 kJ	能量 kcal	水分 g	蛋白质 g	脂肪 g	膳食纤维 g	碳水化合物 g	维生素A μgRE	维生素B₁ mg	维生素B₂ mg	维生素C mg	钙 mg	铁 mg	锌 mg
核桃	43	1368	327	49.8	12.8	29.9	4.3	1.8	- - -	0.07	0.14	10	- - -	- - -	- - -
花生（炒）	71	2464	589	4.1	21.9	48.0	6.3	17.3	10	0.13	0.12	…	47	1.5	2.03
栗子	80	774	185	52.0	4.2	0.7	1.7	40.5	32	0.14	0.17	24	17	1.1	0.57
莲子（干）	100	1439	344	9.5	17.2	2.0	3.0	64.2	- - -	0.16	0.08	5	97	3.6	2.78
南瓜子（炒）	68	2402	574	4.1	36.0	46.1	4.1	3.8	- - -	0.08	0.16	- - -	37	6.5	7.12
松子仁	100	2920	698	0.8	13.4	70.6	10.0	2.2	2	0.19	0.25	- - -	78	4.3	4.61
西瓜子（炒）	43	2397	573	4.3	32.7	44.8	4.5	9.7	- - -	0.04	0.08	…	28	8.2	6.76
葵花子（炒）	52	2577	616	2.0	22.6	52.8	4.8	12.5	5	0.43	0.26	…	72	6.1	5.91
杏仁	100	2149	514	5.6	24.7	44.8	19.2	2.9	- - -	0.08	1.25	26	71	1.3	3.64
榛子（干）	27	2268	542	7.4	20.0	44.8	9.6	14.7	8	0.62	0.14	- - -	104	6.4	5.83

附表 11　畜肉及其肉制品食物成分表（以每100g食部计）

食物名称	食部 g	能量 kJ	能量 kcal	水分 g	蛋白质 g	脂肪 g	膳食纤维 g	碳水化合物 g	维生素 A μgRE	维生素 B$_1$ mg	维生素 B$_2$ mg	维生素 C mg	钙 mg	铁 mg	锌 mg
狗肉	80	485	116	76.0	16.8	4.6	—	1.8	157	0.34	0.20	—	52	2.9	3.18
驴肉（瘦）	100	485	116	73.8	21.5	3.2	—	0.4	72	0.03	0.16	—	2	4.3	4.26
马肉	100	510	122	74.1	20.1	4.6	—	0.1	28	0.06	0.25	—	5	5.1	12.26
羊肚	100	364	87	81.7	12.2	3.4	—	1.8	23	0.03	0.17	—	38	1.4	2.61
羊肝	100	561	134	69.7	17.9	3.6	—	7.4	20 972	0.21	1.75	—	8	7.5	3.45
羊肉（肥瘦）	90	848	203	65.7	19.0	14.1	—	0.0	22	0.05	0.14	—	6	2.3	3.22
羊肉（瘦）	90	494	118	74.2	20.5	3.9	—	0.2	11	0.15	0.16	—	9	3.9	6.06
羊肉串（烤）	100	863	206	58.7	26.0	10.3	—	2.4	52	0.04	0.15	—	4	8.5	2.28
羊肉串（炸）	100	908	217	57.4	18.3	11.5	—	10.0	40	0.04	0.41	—	38	4.2	3.84
羊肾	90	429	102	77.2	17.2	3.3	—	1.0	99	0.44	1.26	—	2	7.2	1.86
羊心	100	473	113	77.7	13.8	5.5	—	2.0	16	0.28	0.40	—	10	4.0	2.09
咖哩牛肉干	100	1364	325	13.3	45.9	2.7	…	29.5	86	0.01	0.27	0	65	18.3	7.60
牛肚	100	301	72	83.4	14.5	1.6	—	0.0	2	0.03	0.13	—	40	1.8	2.31
牛肝	100	582	139	68.7	19.8	3.9	—	6.2	20 220	0.16	1.30	9	4	6.6	5.01
牛肉（肥瘦）	100	807	193	67.4	18.1	13.4	—	0.0	9	0.03	0.11	—	8	3.2	3.67
牛肉（瘦）	100	444	106	75.2	20.2	2.3	—	1.2	6	0.07	0.13	—	9	2.8	3.71
兔肉	100	427	102	76.2	19.7	2.2	—	0.9	212	0.11	0.10	9	12	2.0	1.30
叉烧肉	100	1167	279	49.2	23.8	16.9	—	7.9	16	0.66	0.23	—	8	2.6	2.42
腊肉（培根）	100	757	181	63.1	22.3	9.0	—	2.6	…	0.90	0.11	—	2	2.4	2.26
香肠	100	2125	508	19.2	24.1	40.7	—	11.2	…	0.48	0.11	—	14	5.8	7.61
猪大肠	100	819	196	73.6	6.9	18.7	—	0.0	7	0.06	0.11	—	10	1.0	0.98
猪肚	96	460	110	78.2	15.2	5.1	—	0.7	3	0.07	0.16	—	11	2.4	1.92

续表

食物名称	食部 g	能量 kJ	能量 kcal	水分 g	蛋白质 g	脂肪 g	膳食纤维 g	碳水化合物 g	维生素 A μgRE	维生素 B₁ mg	维生素 B₂ mg	维生素 C mg	钙 mg	铁 mg	锌 mg
猪肝	99	540	129	70.7	19.3	3.5	—	5.0	4972	0.21	2.08	20	6	22.6	5.78
猪肉（肥瘦）	100	1654	395	46.8	13.2	37.0	—	6.8	114	0.22	0.16	—	6	1.6	2.06
猪肉（瘦）	100	598	143	71.0	20.3	6.2	—	1.5	44	0.54	0.10	—	6	3.0	2.99
猪肉松	100	1657	396	9.4	23.4	11.5	—	49.7	44	0.04	0.13	—	41	6.4	4.28
猪舌	94	975	233	63.7	15.7	18.1	—	1.7	15	0.13	0.30	—	13	2.8	2.12
猪肾	93	402	96	78.8	15.4	3.2	—	1.4	41	0.31	1.14	13	12	6.1	2.56
猪蹄	60	1087	260	58.2	22.6	18.8	—	0.0	3	0.05	0.10	—	33	1.1	1.14
猪小排	72	1163	278	58.1	16.7	23.1	—	0.7	5	0.30	0.16	—	14	1.4	3.36
猪血	100	230	55	85.8	12.2	0.3	—	0.9	— —	0.03	0.04	—	4	8.7	0.28
猪心	97	498	119	76.0	16.6	5.3	—	1.1	13	0.19	0.48	4	12	4.3	1.90

附表 12 禽肉及其肉品食物成分表（以每100g食部计）

食物名称	食部 g	能量 kJ	能量 kcal	水分 g	蛋白质 g	脂肪 g	膳食纤维 g	碳水化合物 g	维生素 A μgRE	维生素 B₁ mg	维生素 B₂ mg	维生素 C mg	钙 mg	铁 mg	锌 mg
鹌鹑	58	460	110	75.1	20.2	3.1	—	0.2	40	0.04	0.32	—	48	2.3	1.19
鹅	63	1049	251	61.4	17.9	19.9	—	0.0	42	0.07	0.23	—	4	3.8	1.36
鸽	42	841	201	66.6	16.5	14.2	—	1.7	53	0.06	0.20	—	30	3.8	0.82
火鸡胸脯肉	100	431	103	73.6	22.4	0.2	—	2.8	…	0.04	0.03	—	39	1.1	0.52
鸡肝	100	506	121	74.4	16.6	4.8	—	2.8	10 414	0.33	1.10	—	7	12.0	2.40
鸡腿	69	757	181	70.2	16.0	13.0	—	0.0	44	0.02	0.14	—	6	1.5	1.12
鸡血	100	205	49	87.0	7.8	0.2	—	4.1	56	0.05	0.04	—	10	25.0	0.45
鸡胸脯肉	100	556	133	72.0	19.4	5.0	—	2.5	16	0.07	0.13	—	3	0.6	0.51
鸡胗	100	494	118	73.1	19.2	2.8	—	4.0	36	0.04	0.09	—	7	4.4	2.76

续表

食物名称	食部 g	能量 kJ	能量 kcal	水分 g	蛋白质 g	脂肪 g	膳食纤维 g	碳水化合物 g	维生素A μgRE	维生素B$_1$ mg	维生素B$_2$ mg	维生素C mg	钙 mg	铁 mg	锌 mg
肯德基（炸鸡）	70	1167	279	49.4	20.3	17.3	---	10.5	23	0.03	0.17	---	109	2.2	1.66
肉鸡（肥）	74	1628	389	46.1	16.7	35.4	---	0.9	226	0.07	0.07	---	37	1.7	1.10
土鸡	58	519	124	73.5	20.8	4.5	---	0.0	64	0.09	0.08	---	9	2.1	1.06
乌骨鸡	48	464	111	73.9	22.3	2.3	---	0.3	微量	0.02	0.29	---	17	2.3	1.60
鸭肝	100	536	128	76.3	14.5	7.5	---	0.5	1040	0.26	1.05	18	18	23.1	3.08
盐水鸭（熟）	81	1305	312	51.7	16.6	26.1	---	2.8	35	0.07	0.21	---	10	0.7	2.04
鸭肉（胸脯）	100	377	90	78.6	15.0	1.5	---	4.0	---	0.01	0.07	---	6	4.1	1.17
鸭掌	59	628	150	64.7	13.4	1.9	---	19.7	11	微量	0.17	---	24	1.3	0.54
鸭肫	93	385	92	77.8	17.9	1.3	---	2.1	6	0.04	0.15	---	12	4.3	2.77
北京烤鸭	80	1824	436	38.2	16.6	38.4	---	6.0	36	0.04	0.32	---	35	2.4	1.25
北京填鸭	75	1774	424	45.0	9.3	41.3	---	3.9	30	…	---	---	15	1.6	1.31

附表 13 乳及乳制品食物成分表（以每 100g 食部计）

食物名称	食部 g	能量 kJ	能量 kcal	水分 g	蛋白质 g	脂肪 g	膳食纤维 g	碳水化合物 g	维生素A μgRE	维生素B$_1$ mg	维生素B$_2$ mg	维生素C mg	钙 mg	铁 mg	锌 mg
黄油	100	3712	888	0.5	1.4	98.0	---	0.0	---	---	0.02	---	35	0.8	0.11
牦牛乳	100	469	112	75.3	2.7	3.3	---	17.9	---	0.03	---	---	---	---	---
奶酪	100	1372	328	43.5	25.7	23.5	---	3.5	152	0.06	0.91	---	799	2.4	6.97
奶油	100	3012	720	18.0	2.5	78.6	---	0.7	1042	…	0.05	---	1	0.7	0.12
全脂牛乳粉	100	2000	478	2.3	20.1	21.2	---	51.7	141	0.11	0.73	4	676	1.2	3.14
甜炼乳（罐头）	100	1389	332	26.2	8.0	8.7	---	55.4	41	0.03	0.16	2	242	0.4	1.53
牛乳	100	226	54	89.8	3.0	3.2	---	3.4	24	0.03	0.14	1	104	0.3	0.42
酸奶	100	301	72	84.7	2.5	2.7	---	9.3	26	0.03	0.15	1	118	0.4	0.53
全脂羊乳粉	100	2084	498	1.4	18.8	25.2	---	49.0	---	0.06	1.60	---	---	---	---

附表14　禽蛋类食物成分表（以每100g食部计）

食物名称	食部 g	能量 kJ	能量 kcal	水分 g	蛋白质 g	脂肪 g	膳食纤维 g	碳水化合物 g	维生素A μgRE	维生素B₁ mg	维生素B₂ mg	维生素C mg	钙 mg	铁 mg	锌 mg
鹅蛋	87	820	196	69.3	11.1	15.6	— —	2.8	192	0.08	0.30	— —	34	4.1	1.43
白皮鸡蛋	87	577	138	75.8	12.7	9.0	— —	1.5	310	0.09	0.31	— —	48	2.0	1.00
红皮鸡蛋	88	653	156	73.8	12.8	11.1	— —	1.3	194	0.13	0.32	— —	444	2.3	1.01
鸡蛋白	100	251	60	84.4	11.6	0.1	— —	3.1	微量	0.04	0.31	— —	9	1.6	0.02
鸡蛋黄	100	1372	328	51.5	15.2	28.2	— —	3.4	438	0.33	0.29	— —	112	6.5	3.79
松花蛋（鸭）	90	715	171	68.4	14.2	10.7	— —	4.5	215	0.06	0.18	— —	63	3.3	1.48
鸭蛋	87	753	180	70.3	12.6	13.0	— —	3.1	261	0.17	0.35	— —	62	2.9	1.67
鸭蛋（咸）	88	795	190	61.3	12.7	12.7	— —	6.3	134	0.16	0.33	— —	118	3.6	1.74
鸭蛋白	100	197	47	87.7	9.9	微量	— —	1.8	23	0.01	0.07	— —	18	0.1	— —
鸭蛋黄	100	1582	378	44.9	14.5	33.8	— —	4.0	1980	0.28	0.62	— —	123	4.9	3.09
鹌鹑蛋	86	669	160	73.0	12.8	11.1	— —	2.1	337	0.11	0.49	— —	47	3.2	1.61

附表15　鱼类食物成分表（以每100g食部计）

食物名称	食部 g	能量 kJ	能量 kcal	水分 g	蛋白质 g	脂肪 g	膳食纤维 g	碳水化合物 g	维生素A μgRE	维生素B₁ mg	维生素B₂ mg	维生素C mg	钙 mg	铁 mg	锌 mg
鲅鱼	80	509	122	72.5	21.2	3.1	— —	2.2	9	0.03	0.04	— —	35	0.8	1.39
鳊鱼	59	565	135	73.1	18.3	6.3	— —	1.2	28	0.02	0.07	— —	89	0.7	0.89
草鱼	58	472	113	77.3	16.6	5.2	— —	0.0	11	0.04	0.11	— —	38	0.8	0.87
大黄鱼	66	402	96	77.7	17.7	2.5	— —	0.8	10	0.03	0.10	— —	53	0.7	0.58
带鱼	76	531	127	73.3	17.7	4.9	— —	3.1	29	0.02	0.06	— —	28	1.2	0.70
鲑鱼（大麻哈鱼）	72	581	149	74.1	17.2	7.8	— —	0.0	45	0.07	0.18	— —	13	0.3	1.11
鳜鱼	61	490	117	74.5	19.9	4.2	— —	0.0	12	0.02	0.07	— —	63	1.0	1.07
鲫鱼	54	452	108	75.4	17.1	2.7	— —	3.8	17	0.04	0.09	— —	79	1.3	1.94

续表

食物名称	食部 g	能量 kJ	能量 kcal	水分 g	蛋白质 g	脂肪 g	膳食纤维 g	碳水化合物 g	维生素 A μgRE	维生素 B₁ mg	维生素 B₂ mg	维生素 C mg	钙 mg	铁 mg	锌 mg
鲢鱼	61	433	104	77.4	17.8	3.6	—	0.0	20	0.03	0.07	—	53	1.4	1.17
鲛鱼	57	397	95	77.7	18.4	2.1	—	0.7	125	0.01	0.04	—	31	0.9	0.83
鳍鱼	54	456	109	76.6	17.6	4.1	—	0.5	25	0.03	0.09	—	50	1.0	2.08
绿鳍马面豚（橡皮鱼）	52	347	83	78.9	18.1	0.6	—	1.2	15	0.02	0.05	—	54	0.9	1.44
鲈鱼	58	439	105	76.5	18.6	3.4	—	0.0	19	0.03	0.17	—	138	2.0	2.83
鳍鳎	84	757	181	67.1	18.6	10.8	—	2.3	—	0.02	0.02	—	42	1.5	1.15
鲇鱼	65	427	102	78.0	17.3	3.7	—	0.0	—	0.03	0.10	—	42	2.1	0.53
泥鳅	60	402	96	76.6	17.9	2.0	—	1.7	14	0.10	0.33	—	299	2.9	2.76
鲆鱼	68	439	113	75.9	20.8	3.2	—	0.0	…	0.11	微量	—	55	1.0	0.53
青鱼	63	485	120	73.9	20.1	4.2	—	0.2	42	0.03	0.07	—	31	0.9	0.96
沙丁鱼（蛇鲻）	67	376	99	78.0	19.8	1.1	—	0.0	—	0.01	0.03	—	184	1.4	0.16
黄鳝	67	372	89	78.0	18.0	1.4	—	1.2	50	0.06	0.98	—	42	2.5	1.97
鲨鱼	56	492	118	73.3	22.2	3.2	—	0.0	21	0.01	0.05	—	41	0.9	0.73
鲐鱼	66	649	155	69.1	19.9	7.4	—	2.2	38	0.08	0.12	—	50	1.5	1.02
乌鳢	57	356	85	78.7	18.5	1.2	—	0.0	26	0.02	0.14	—	152	0.7	0.80
小凤尾鱼（鲚鱼）	90	519	124	72.7	15.5	5.1	—	4.0	14	0.06	0.06	—	78	1.6	1.30
小黄鱼	63	414	99	77.9	17.9	3.0	—	0.1	…	0.04	0.04	—	78	0.9	0.94
银鱼	100	497	119	76.2	17.2	4.0	—	0.0	—	0.03	0.05	—	46	0.9	0.16
鳙鱼	61	418	100	76.5	15.3	2.2	—	4.7	34	0.04	0.11	—	82	0.8	0.76
鱼籽酱（大麻哈鱼）	100	1054	252	49.4	10.9	16.8	—	14.4	111	0.33	0.19	—	23	2.8	2.69
鳟鱼	57	414	99	77.0	18.6	2.6	—	0.2	206	0.08	—	—	34	—	4.30

附表16　虾、蟹及软体动物类食物成分表（以每100g食部计）

食物名称	食部 g	能量		水分 g	蛋白质 g	脂肪 g	膳食纤维 g	碳水化合物 g	维生素A μgRE	维生素B1 mg	维生素B2 mg	维生素C mg	钙 mg	铁 mg	锌 mg
		kJ	kcal												
鲍鱼	65	351	84	77.5	12.6	0.8	---	6.6	24	0.01	0.16	---	266	22.6	1.75
蛏子	57	167	40	88.4	7.3	0.3	---	2.1	59	0.02	0.12	---	134	33.6	2.01
赤贝（泥蚶）	30	297	71	81.8	10.0	0.8	---	6.0	6	0.01	0.07	---	59	11.4	0.33
毛蛤蜊	25	406	97	75.6	15.0	1.0	---	7.1	微量	0.01	0.14	---	137	15.3	2.29
海参	93	1096	262	18.9	50.2	4.8	---	4.5	39	0.04	0.10	---	---	9.0	2.24
香海螺	59	682	163	61.6	22.7	3.5	---	10.1	微量	---	0.24	---	91	3.2	2.89
海蜇皮	100	137	33	76.5	3.7	0.3	---	3.8	---	0.03	0.05	---	150	4.8	0.55
螺蛳	37	248	59	83.3	7.5	0.6	---	6.0	---	微量	0.28	---	156	1.4	10.27
牡蛎	100	305	73	82.0	5.3	2.1	---	8.2	27	0.01	0.13	---	131	7.1	9.39
鲜贝	100	322	77	80.3	15.7	0.5	---	2.5	---	微量	0.21	---	28	0.7	2.08
乌贼（鲜）	97	351	84	80.4	17.4	1.6	---	0.0	35	0.02	0.06	---	44	0.9	2.38
淡菜（干）	100	1485	355	15.6	47.8	9.3	---	20.1	6	0.04	0.32	---	157	12.5	6.71
贻贝（鲜）	49	335	80	79.9	11.4	1.7	---	4.7	73	0.12	0.22	---	63	6.7	2.47
鱿鱼（水浸）	98	314	81	75.0	17.0	0.0	---	0.0	16	…	0.03	---	43	0.5	1.36
章鱼	78	565	135	65.4	18.9	0.4	---	14.0	…	0.04	0.06	---	21	0.6	0.68
基围虾	60	423	101	75.2	18.2	1.4	---	3.9	微量	0.03	0.06	---	36	2.9	1.55
梭子蟹	49	397	95	77.5	15.9	3.1	---	0.9	121	0.03	0.30	---	280	2.5	5.50
河虾	86	368	88	78.1	16.4	2.4	---	0.0	48	0.04	0.03	---	325	4.0	2.24
河蟹	42	431	103	75.8	17.5	2.6	---	2.3	389	0.06	0.28	---	126	2.9	3.68
龙虾	46	377	90	77.6	18.9	1.1	---	1.0	---	微量	0.03	---	21	1.3	2.79
虾皮	100	640	153	42.4	30.7	2.2	---	2.5	19	0.02	0.14	---	991	6.7	1.93
鳌虾（虾虎）	32	339	81	80.6	11.6	1.7	---	4.8	微量	0.04	0.04	---	22	1.7	3.31

附表 17　油脂类食物成分表（以每100g食部计）

食物名称	食部 g	能量 kJ	能量 kcal	水分 g	蛋白质 g	脂肪 g	膳食纤维 g	碳水化合物 g	维生素 A μgRE	维生素 B₁ mg	维生素 B₂ mg	维生素 C mg	钙 mg	铁 mg	锌 mg
牛油	100	3494	835	6.2	---	92.0	---	1.8	54	---	---	---	9	3.0	0.79
羊油（炼）	100	3745	895	0.1	0.3	99.0	---	0.9	---	---	---	---	---	---	---
鸭油（炼）	100	3753	897	0.2	---	99.7	---	0.0	71	---	---	---	---	---	---
猪油（炼）	100	3753	897	5.3	...	99.6	---	0.2	27	0.02	0.03	---	---	---	---
芝麻（白）	100	2163	517	0.1	18.4	39.6	9.8	21.7	---	0.36	0.26	---	620	14.1	4.21
菜籽油	100	6761	899	0.1	---	99.9	---	0.0	---	...	微量	---	9	3.7	0.54
茶油	100	3761	899	0.1	...	99.9	---	0.0	---	...	微量	---	5	1.1	0.34
豆油	100	3761	899	0.1	...	99.9	---	0.0	---	...	微量	---	13	2.0	1.09
花生油	100	3761	899	微量	...	99.9	---	0.0	---	...	...	---	12	2.9	0.48
混合油（菜+棕）	100	3745	895	0.1	---	99.9	---	1.0	---	0.09	---	---	13	4.1	1.27
葵花籽油	100	3761	899	0.1	...	99.9	---	0.0	---	...	...	---	2	1.0	0.11
棉籽油	100	3761	899	0.2	...	99.8	---	0.1	---	...	...	---	17	2.0	0.74
色拉油	100	3757	898	0.2	...	99.8	---	0.0	---	...	...	---	18	1.7	0.23
玉米油	100	3745	895	0.2	...	99.2	---	0.5	---	...	...	---	1	1.4	0.26
芝麻油	100	3757	898	0.1	...	99.7	---	0.2	---	...	...	---	9	2.2	0.17
棕榈油	100	3766	900	...	---	100.0	---	0.0	18	---	---	---	...	3.1	0.08

附表 18　糕点及小吃类食物成分表（以每100g食部计）

食物名称	食部 g	能量 kJ	能量 kcal	水分 g	蛋白质 g	脂肪 g	膳食纤维 g	碳水化合物 g	维生素 A μgRE	维生素 B₁ mg	维生素 B₂ mg	维生素 C mg	钙 mg	铁 mg	锌 mg
饼干	100	1812	433	5.7	9.0	12.7	1.1	70.6	37	0.08	0.04	3	73	1.9	0.91
钙奶饼干	100	1858	444	3.3	8.4	13.2	0.9	73.0	---	0.06	0.03	3	115	3.5	3.30
曲奇饼	100	2284	546	1.9	6.5	31.6	0.2	58.9	...	0.06	0.06	---	45	1.9	0.31

续表

食物名称	食部 g	能量 kJ	能量 kcal	水分 g	蛋白质 g	脂肪 g	膳食纤维 g	碳水化合物 g	维生素 A μgRE	维生素 B$_1$ mg	维生素 B$_2$ mg	维生素 C mg	钙 mg	铁 mg	锌 mg
苏打饼干	100	1707	408	5.7	8.4	7.7	- - -	76.2	- - -	0.03	0.01	- - -	…	1.6	0.35
维夫饼干	100	2209	528	10.3	5.4	35.2	0.5	47.5	- - -	0.15	0.22	- - -	58	2.4	0.54
蚕豆（炸）	100	1866	446	10.5	26.7	20.0	0.5	39.9	- - -	0.16	0.12	0	207	3.6	2.83
江米条	100	1837	439	4.0	5.7	11.7	0.4	77.7	- - -	0.18	0.03	0	33	2.5	0.84
栗羊羹	100	1259	301	24.1	3.7	0.6	0.8	70.1	- - -	0.06	0.12	0	80	0.9	0.88
绿豆糕	100	1460	349	11.5	12.8	1.0	1.2	72.2	47	0.23	0.02	0	24	7.3	1.04
麻烘糕	100	1661	397	4.4	3.8	3.8	0.3	86.9	- - -	0.01	微量	- - -	59	6.0	- -
米花糖	100	1607	384	7.3	3.1	3.3	0.3	85.5	- - -	0.05	0.09	- - -	144	5.4	- -
蛋糕	100	1452	347	18.6	8.6	5.1	0.4	66.7	86	0.09	0.09	1	39	2.5	1.01
奶油蛋糕	100	1582	378	21.9	7.2	13.9	0.6	55.9	175	0.13	0.11	- - -	38	2.3	1.88
香油炒面	100	1703	407	1.9	12.4	4.8	1.5	78.6	17	0.25	0.09	0	16	2.9	1.38
硬皮糕点	100	1937	463	7.3	8.4	20.1	1.3	62.2	40	0.23	0.05	- - -	42	1.1	0.69
月饼（豆沙）	100	1695	405	11.7	8.2	13.6	3.1	62.5	7	0.05	0.05	0	64	3.1	0.64
月饼（五仁）	100	1741	416	11.3	8.0	16.0	3.9	60.1	7	- - -	0.08	0	54	2.8	0.61
月饼（枣泥）	100	1774	424	11.7	7.1	15.7	1.4	63.5	8	0.11	0.05	- - -	66	2.8	0.81
果料面包	100	1163	278	31.2	8.5	2.1	0.8	56.2	- - -	0.07	0.07	- - -	124	2.0	0.58
黄油面包	100	1377	329	27.3	7.9	8.7	0.9	54.7	- - -	0.03	0.02	0	35	1.5	0.50
麦胚面包	100	1029	246	8.5	38.0	1.0	0.1	50.8	- - -	0.03	0.01	0	75	1.5	0.49
面包	100	13.5	312	27.4	8.3	5.1	0.5	58.1	- - -	0.03	0.06	1	49	2.0	0.75
奶油面包	100	1201	287	28.2	8.4	1.1	0.4	60.1	20	0.05	0.06	0	9	3.0	0.80
咸面包	100	1146	274	34.1	9.2	3.9	0.5	50.5	- - -	0.02	0.01	0	89	2.8	0.81
三鲜豆皮	100	992	237	51.2	6.0	10.2	0.6	30.4	74	0.05	0.08	- - -	4	1.3	0.58

续表

食物名称	食部 g	能量 kJ	能量 kcal	水分 g	蛋白质 g	脂肪 g	膳食纤维 g	碳水化合物 g	维生素 A μgRE	维生素 B$_1$ mg	维生素 B$_2$ mg	维生素 C mg	钙 mg	铁 mg	锌 mg
烧麦	100	996	238	51.0	9.2	11.0	2.3	25.6	— —	0.07	0.07	0	10	2.1	1.09
汤包	100	996	238	54.2	8.1	11.6	0.3	25.2	— —	0.07	0.07	— —	18	3.5	0.38
凉粉（带调料）	100	209	50	87.8	0.3	0.5	0.1	11.2	— —	...	...	0	9	0.8	0.21
麻花	100	2192	524	6.0	8.3	31.5	1.5	51.9	— —	0.05	0.01	0	26	— — —	3.06
热干面	100	636	152	63.0	4.2	2.4	0.2	28.5	— —	微量	微量	— —	67	2.8	...
烧饼	100	1364	326	27.3	11.5	9.9	2.5	47.6	— —	0.03	0.01	0	40	6.9	1.39
甜醅	100	784	187	50.6	7.8	0.1	2.2	38.8	0	0.01	0.03	0	3	5.1	1.60
小豆粥	100	255	61	84.0	1.2	0.4	0.6	13.1	— —	...	...	0	13	0.6	0.33
炸糕	100	1172	280	43.6	6.1	12.3	1.2	36.1	— —	0.03	0.02	— —	24	2.4	0.76

附表 19　茶及饮料类食物成分表（以每 100g 食部计）

食物名称	食部 g	能量 kJ	能量 kcal	水分 g	蛋白质 g	脂肪 g	膳食纤维 g	碳水化合物 g	维生素 A μgRE	维生素 B$_1$ mg	维生素 B$_2$ mg	维生素 C mg	钙 mg	铁 mg	锌 mg
红茶	100	1230	294	7.3	26.7	1.1	14.8	44.4	645	...	0.17	8	378	28.1	3.97
花茶	100	1176	281	7.4	27.1	1.2	17.7	40.4	885	0.06	0.17	26	454	17.8	3.98
绿茶	100	1238	296	7.5	34.2	2.3	15.6	34.7	967	0.02	0.35	19	325	14.4	4.34
可可粉	100	1339	330	7.5	24.6	8.4	14.3	35.5	22	0.05	0.16	— —	74	1.0	1.12
橘子汁	100	498	119	70.1	...	0.1	— —	29.6	2	— — —	...	2	4	0.1	0.03
浓缩橘汁	100	983	235	41.3	0.8	0.3	— —	57.3	122	0.04	0.02	80	21	0.7	0.13
沙棘果汁	100	184	44	87.5	0.9	0.5	1.7	8.9	— —	...	...	8	10	15.2	0.08
杏仁露	100	192	46	89.7	0.9	1.1	— —	8.1	— —	微量	0.02	1	4	— —	0.02
冰棍	100	197	47	88.3	0.8	0.2	— —	10.5	...	0.01	0.01	— —	31	0.9	...
冰淇淋	100	527	126	74.4	2.4	5.3	— —	17.3	48	0.01	0.03	— —	126	0.5	0.37

续表

食物名称	食部 g	能量 kJ	能量 kcal	水分 g	蛋白质 g	脂肪 g	膳食纤维 g	碳水化合物 g	维生素A μgRE	维生素B₁ mg	维生素B₂ mg	维生素C mg	钙 mg	铁 mg	锌 mg
紫雪糕	100	954	228	59.4	2.6	13.7	---	23.6	26	0.01	0.03	---	168	0.8	0.60
喜乐（乳酸饮料）	100	22.	53	86.8	0.9	0.2	---	11.8	2	0.01	0.02	微量	14	0.1	0.04

附表20 糖及糖果类食物成分表（以每100g食部计）

食物名称	食部 g	能量 kJ	能量 kcal	水分 g	蛋白质 g	脂肪 g	膳食纤维 g	碳水化合物 g	维生素A μgRE	维生素B₁ mg	维生素B₂ mg	维生素C mg	钙 mg	铁 mg	锌 mg
蜂蜜	100	1343	321	22.0	0.4	1.9	---	75.6	---	...	0.05	3	4	1.0	0.37
巧克力	100	2452	586	1.0	4.3	40.1	1.5	51.9	---	0.06	0.08	---	111	1.7	1.02
白砂糖	100	1674	400	微量	...	...	---	99.9	...	...	微量	...	20	0.6	0.06
冰糖	100	1661	397	0.6	...	...	---	99.3	...	0.01	---	0	6	0.8	0.21
红糖	100	1628	389	1.9	0.7	...	---	96.6	---	0.01	---	---	157	2.2	0.35
彩球糖	100	1657	396	1.0	...	...	---	99.0	---	...	---	---	12	0.8	0.37
奶糖	100	1703	407	5.6	2.5	6.6	...	84.5	---	0.08	0.17	---	50	3.4	0.29
水晶糖	100	1653	284	1.0	0.2	0.2	0.1	98.1	---	0.04	0.05	---	---	3.0	1.17
芝麻南糖	100	2251	538	4.2	4.8	35.6	4.7	49.7	---	0.13	0.10	---	---	10.3	10.26

附表21 淀粉制品及调味品类食物成分表（以每100g食部计）

食物名称	食部 g	能量 kJ	能量 kcal	水分 g	蛋白质 g	脂肪 g	膳食纤维 g	碳水化合物 g	维生素A μgRE	维生素B₁ mg	维生素B₂ mg	维生素C mg	钙 mg	铁 mg	锌 mg
淀粉（玉米）	100	1443	345	13.5	1.2	0.1	0.1	84.9	---	0.03	0.04	---	18	4.0	0.09
藕粉	100	1556	372	6.4	0.2	...	0.1	92.9	---	...	0.01	---	8	17.9	0.15
粉皮	100	255	61	84.3	0.2	0.3	0.6	14.4	---	0.03	0.01	---	5	0.5	0.27
粉丝	100	14.2	335	15.0	0.8	0.2	1.1	82.6	---	0.03	0.02	---	31	6.4	0.27

续表

食物名称	食部 g	能量 kJ	能量 kcal	水分 g	蛋白质 g	脂肪 g	膳食纤维 g	碳水化合物 g	维生素A µgRE	维生素B1 mg	维生素B2 mg	维生素C mg	钙 mg	铁 mg	锌 mg
豆瓣辣酱	100	247	59	64.5	3.6	2.4	7.2	5.7	417	0.02	0.20	— —	207	5.3	0.20
黄酱	100	548	131	50.6	12.1	1.2	3.4	17.9	13	0.05	0.28	— —	70	7.0	1.25
花生酱	100	2485	594	0.5	6.9	53.0	3.0	22.3	— —	0.01	0.15	— —	67	7.2	2.96
甜面酱	100	569	136	53.9	5.5	0.6	1.4	27.1	5	0.03	0.14	— —	29	3.6	1.38
芝麻酱	100	2586	618	0.3	19.2	52.7	5.9	16.8	17	0.16	0.22	— —	1170	50.3	4.01
米醋	100	130	31	90.6	2.1	0.3	— —	4.9	—	.02	0.07	— —	42	9.7	2.39
香醋	10	285	68	79.9	3.8	0.1	— —	13.0	—	— —	0.04	— —	105	5.2	0.30
熏醋	100	180	43	86.8	3.0	0.4	0.1	6.8	—	0.03	0.13	— —	37	2.9	7.79
酱油（浓）	100	264	63	67.3	5.6	0.1	0.2	9.9	…	0.01	0.05	…	30	3.0	1.12
花椒	100	1079	258	11.0	6.7	8.9	28.7	37.8	23	0.28	0.35	— —	979	27.5	1.87
茴香（籽）	100	1050	251	8.9	14.5	11.8	33.9	21.6	53	0.12	0.43	— —	639	8.4	1.90
胡椒粉	100	1494	357	10.2	9.6	2.2	2.3	74.6	10	0.12	0.28	— —	41	6.3	0.62
芥末	100	1992	476	7.2	23.6	29.9	7.2	28.1	32	0.14	0.65	— —	332	4.5	0.92
韭菜花（腌）	100	63	15	79.0	1.3	0.3	1.0	1.8	28	0.01	0.82	— —	146	20.7	1.52
辣椒油	100	3762	900	…	— — —	100.0	— —	— —	38	0.09	0.06	— —	2	9.1	1.23
味精	100	678	162	0.2	40.1	0.2	0.0	0.0	—	— —	— —	— —	— —	— —	— —
精盐	100	0	0	0.1	0.0	0.0	0.0	0.0	—	— —	— —	— —	22	1.0	0.24

附表 22　杂类食物成分表（以每100g食部计）

食物名称	食部 g	能量 kJ	能量 kcal	水分 g	蛋白质 g	脂肪 g	膳食纤维 g	碳水化合物 g	维生素A µgRE	维生素B1 mg	维生素B2 mg	维生素C mg	钙 mg	铁 mg	锌 mg
陈皮	100	1163	278	8.3	8.0	1.4	20.7	58.3	68	…	0.44	7	82	9.3	1.00
枸杞子	98	1079	258	1.67	13.9	1.5	16.9	47.2	1625	0.35	0.46	48	60	5.4	1.48

续表

食物名称	食部 g	能量 kJ	能量 kcal	水分 g	蛋白质 g	脂肪 g	膳食纤维 g	碳水化合物 g	维生素 A μgRE	维生素 B₁ mg	维生素 B₂ mg	维生素 C mg	钙 mg	铁 mg	锌 mg
蚕蛹	100	962	230	57.5	21.5	13.0	- - -	6.7	...	0.07	2.23	- - -	81	2.6	6.17
甲鱼	70	494	118	75.0	17.8	4.3	- - -	2.1	139	0.07	0.14	- - -	70	2.8	2.31
蛇	78	381	91	76.4	20.3	0.7	- - -	1.6	4	0.12	0.12	4	18	2.5	3.80
田鸡腿	35	331	79	81.7	11.8	1.4	- - -	4.7	- - -	.01	0.05	- - -	121	1.7	1.40

附表 23　酒类食物成分表（以每 100g 食部计）

食物名称	酒精 容量（%）	酒精 重量（%）	能量 kJ	能量 kcal
北京啤酒	5.4	4.3	126	30
白葡萄酒（11°）	11.0	8.8	259	62
中国红葡萄酒（16°）	16.0	12.9	381	91
二锅头（58°）	58.0	50.1	1473	352
黄酒	5.5	4.4	130	31
江米酒	15.0	12.1	356	85

注：".." 表示"未检出"；- - -. 表示未测定；微量. 表示测出的营养素含量太少；0. 表示该食物中不含这种营养素

目标检测参考答案

绪论

1. C　　2. A　　3. D　　4. E　　5. B

第一章

1. D　　2. C　　3. C　　4. B　　5. D　　6. C

第二章

1. D　　2. B　　3. A　　4. D　　5. B

第三章

1. E　　2. A　　3. C　　4. D　　5. B　　6. A　　7. D　　8. C

第四章

1. B　　2. C　　3. E　　4. A　　5. E

第五章

1. C　　2. A　　3. C　　4. D　　5. D　　6. C　　7. A　　8. C

第六章

1. D　　2. E　　3. A　　4. C　　5. B　　6. A　　7. E

第七章

1. A　　2. C　　3. D　　4. B　　5. E　　6. C

第八章

1. A　　2. E　　3. B　　4. D　　5. E　　6. A　　7. C　　8. E　　9. E

第九章

1. C　　2. B　　3. E　　4. D　　5. A

第十章

1. B　　2. A　　3. D　　4. C　　5. E

第十一章

1. E　　2. D　　3. D　　4. C　　5. C

第十二章

1. B　　2. A　　3. E　　4. C　　5. D

第十三章

1. B　　2. C　　3. B　　4. C　　5. C　　6. D

实验大纲

实验目的与要求

1. 通过实践，进一步巩固对理论知识的理解和应用能力的提高，有助于学生在将来的护理工作中开展健康教育，科学指导患者合理营养，促进健康。

2. 通过实践，掌握正常人和糖尿病患者的食谱编制原则与方法，能运用营养学知识进行食谱编制与评价。

教学目的和内容

实验一 正常人食谱编制与评价

【实验目的】

1. 掌握正常人食谱编制的原则。

2. 熟悉正常人食谱编制的步骤。

3. 巩固营养学基础理论知识，能运用营养学知识进行食谱编制与评价。

【实验内容】

1. 方法与步骤

（1）确定标准人，计算标准系数。

（2）确定标准人一天的食物构成。

（3）将全天食物合理分配到一日三餐。

（4）计算和调整。

（5）评价食谱。

2. 注意事项

（1）遵守平衡膳食原则。

（2）食物选择要因地制宜，尊重标准人的饮食习惯和风俗习惯。

（3）食谱编制应体现我国传统膳食结构的特点。

实验二 糖尿病患者食谱编制与评价

【实验目的】

1. 掌握糖尿病患者食谱编制的原则。

2. 学会用食物交换份法与食物血糖指数法，对不同合并症的糖尿病患者能熟练进行食谱编制与营养素的计算。

3. 能应用营养学的理论知识，对糖尿病患者不同病情的食谱进行评价。

【实验内容】

1. 方法与步骤

（1）根据患者的具体情况，计算全天总能量。

（2）根据全天总能量，制定相应的食物交换的总份数和不同食物的交换。

（3）根据早、中、晚三餐分别占 30% 、40% 、30% 的原则，按比例分配食物交换总份数。

（4）根据不同食物的交换份数，选择相应的食物。

（5）将设计的食谱进行评价，如有不妥之处，及时调整。

2. 注意事项

（1）糖尿病患者的饮食治疗需要终生坚持，合理搭配食物。

（2）糖尿病患者的食谱应个性化，不宜千篇一律。

（3）饮食治疗应与运动和药物治疗有效配合。

实验三　营养风险筛查

【实验目的】

1. 掌握住院患者的营养评估体系。

2. 熟悉营养状况评定的常用方法。

3. 巩固理论知识，能应用营养风险筛查工具对住院患者进行营养风险筛查。

【实验内容】

1. 方法与步骤

（1）选择目标人群。

（2）应用所掌握的营养状况评估方法快速鉴别出调查人群中营养不良危险因素。

（3）使用熟悉的营养风险筛查工具进行营养风险筛查，鉴别早期营养不良。

（4）运用临床营养状况评定方法对患者的营养状况进行综合评定。

（5）分析营养不良人群的营养不良类型。

2. 注意事项

（1）遵循营养风险筛查与评定的基本原则。

（2）筛查对象选择应根据实验调查的目的、人力及背景而定。选择调查对象的原则是具有足够的代表性。应注意对象的年龄、性别、疾病状态、心理生理情况等。

（3）调查时间：一次筛查评估后持续多长时间进行再次评估？

（4）营养状况评定应结合人体测量、实验室检查和临床症状体征做出的综合评价。

实验考核方式

1. 实验报告成绩评分。

2. 课后思考题考查评分。

实验项目汇总及课时分配

序号	实验项目名称	计划学时	实验类型			每组人数	项目类别	
			验证性	综合性	设计性		必做	选做
1	正常人食谱编制与评价	2		√		20		√
2	糖尿病患者食谱编制与评价	2		√		20	√	
3	营养风险筛查	2		√		20		√
	合计数	6	0	3			1	2

主要参考文献

[1] 陈炳卿. 营养与食品卫生学. 4 版. 北京：人民卫生出版社, 2000.

[2] 蔡美琴. 医学营养学. 上海：上海科学技术文献出版社, 2001.

[3] 葛可佑. 中国营养科学全书. 北京：人民卫生出版社, 2004.

[4] 吴坤. 营养与食品卫生学. 5 版. 北京：人民卫生出版社, 2004.

[5] 康媛, 李笑天, 等. 成人疾病的胎儿起源. 国外医学妇产科分册, 2007, 34（5）：298 – 301.

[6] 孙秀发. 临床营养学. 2 版. 北京：科学出版社, 2009.

[7] 王翠玲. 营养与膳食. 北京：科学出版社, 2010.

[8] 高永清. 临床营养学. 北京：中国协和医科大学出版社, 2011.

[9] 孙长颢. 营养与食品卫生学. 7 版. 北京：人民卫生出版社, 2012.

[10] 公共营养师培训教材（基础知识）. 2 版. 北京：中国劳动社会保障出版社, 2012.

[11] 孙孟里. 临床营养学. 北京：北京大学医学出版社, 2012.

[12] 杨长平. 公共营养与特殊人群营养. 北京：清华大学出版社, 2012.

[13] 蔡威. 临床营养学. 上海：复旦大学出版社, 2012.

[14] 辛先贵, 李一杰. 临床营养学. 2 版. 北京：中国医药科技出版社, 2012.

[15] 张雪飞. 预防医学. 9 版. 北京：中国中医药出版社, 2012.

[16] 张爱珍. 临床营养学. 3 版. 北京：人民卫生出版社, 2012.

[17] 史琳娜. 临床营养学. 北京：人民卫生出版社, 2013.

[18] 孙桂菊, 李群. 护理营养学. 南京：东南大学出版社, 2013.

[19] 让蔚清. 临床营养学. 2 版. 北京：人民卫生出版社, 2013.

[20] 中国营养学会. 中国居民膳食营养素参考摄入量. 2013 版. 北京：科学出版社, 2014.